书有道•阅无界

策划出品 | YUEKE阅客

养生药膳自己开

我的第一本药膳养生手册

CHEN WENBIN
陈文滨◎主编

中医古籍出版社
Publishing House of Ancient Chinese Medical Books

图书在版编目（CIP）数据

养生药膳自己开 / 陈文滨主编 . -- 北京 : 中医古籍出版社，2018.12

ISBN 978-7-5152-1796-3

Ⅰ . ①养… Ⅱ . ①陈… Ⅲ . ①食物养生 - 药膳 Ⅳ . ① R247.1 ② TS972.161

中国版本图书馆 CIP 数据核字（2018）第 198419 号

养生药膳自己开

陈文滨　主编

责任编辑　焦浩英

出版发行　中医古籍出版社

社　　址　北京东直门内南小街 16 号（100700）

经　　销　全国各地新华书店

印　　刷　广州广禾科技股份有限公司

开　　本　710 毫米 ×1000 毫米　1/16

印　　张　19.375

字　　数　289 千字

版　　次　2018 年 12 月第 1 版　　2018 年 12 月第 1 次印刷

书　　号　ISBN 978-7-5152-1796-3

定　　价　88.00 元

编委名单

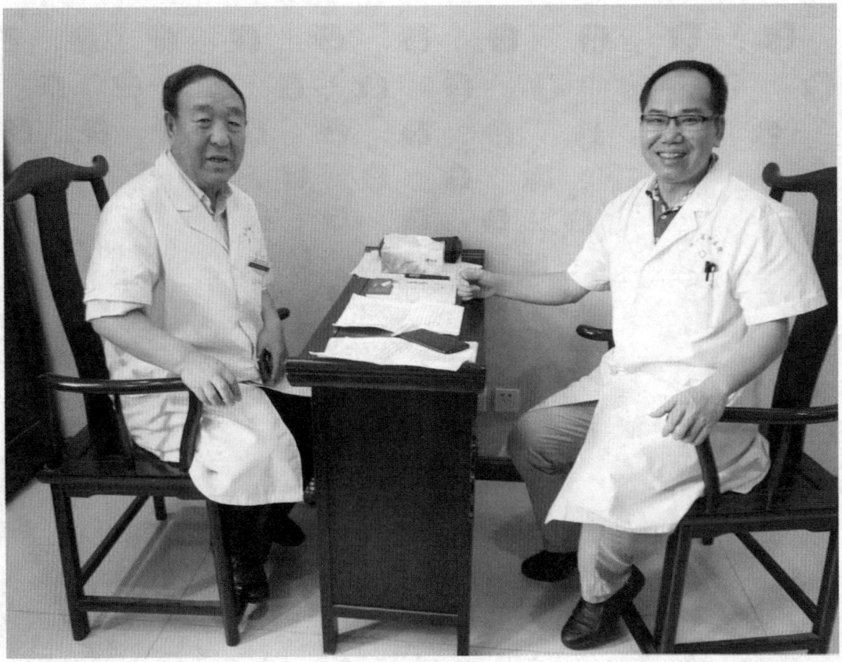

陈文滨（右）与国医大师李佃贵（左）交流中

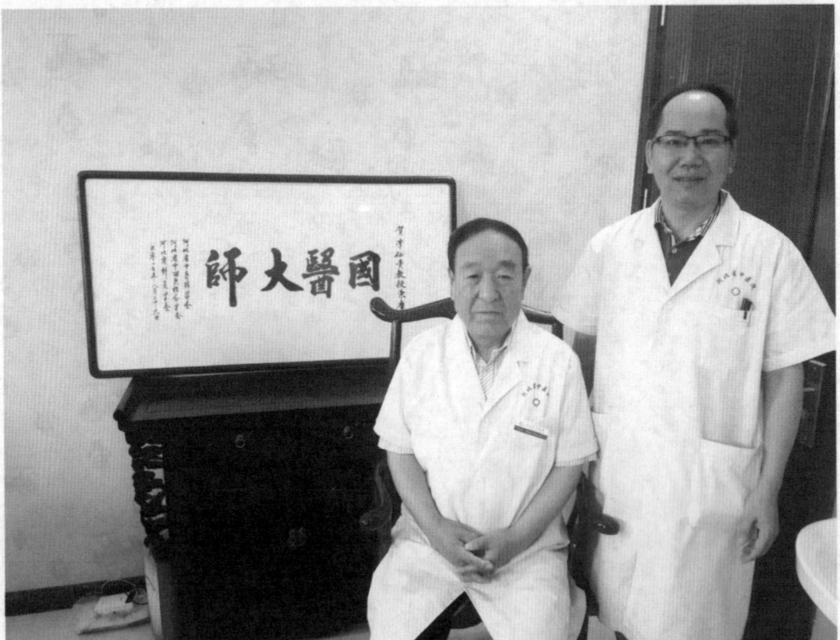

陈文滨（右）与国医大师李佃贵（左）合影

使用说明书

如何使用本书

第一步 请仔细阅读第一篇，并按望、闻、问、切的步骤，完成测试，辨明自己的体质。

第二步 根据自己的体质，阅读第二篇，了解并选定对应自己体质的常见疾病养生药膳。

第三步 根据选定的药膳方，自己动手配制专属自身的药膳佳品。

第四步 根据自己的体质，仔细阅读第三篇，选择适合自己的养生保健方案。

【温馨提示】

本书附有二维码，有任何疑问都可以扫码与专业医生取得联系，获得专业医生的专属指导。衷心希望您能从本书中受益，成为自己的养生医生，进而亲自动手制作美味药膳，让自己和家人都能吃出健康好身体。

推荐序 PREFACE

手握健康　自开药膳

上医者，治未病。

“治未病”的早期干预，以人为本的体质调理模式与丰富多彩的养生药膳保健，在防病治病中具有不可替代的作用。唐代名医孙思邈在《备急千金要方》中指出：“夫为医者，当须先洞晓病源，知其所犯，以食治之，食疗不愈，然后命药。”此即是说医生了解病情之后，宜先用食疗，食疗无效再用药。由此，足以可见药膳食疗有着不可低估的作用。

长期以来，饮食中色、香、味一直是人们饮宴的快乐享受。然而，人有男女之别、高矮胖瘦之差，体质也有寒热之分，故我们不能只凭自身喜好出发，想吃什么就吃什么，应该先了解自身的体质，掌握自己该吃的，更应该知道自己不该吃的。

文滨与我亦师亦友，是我学生中颇具特色的一位。他对中医药，尤其是对养生药膳的由衷热爱与不懈追求，是非常难能可贵、值得赞许的，也是让我感到最欣慰的地方。

《养生药膳自己开》是一部通俗易懂的书。文滨带领编委成员将其20余年来，在中医药膳食疗领域潜心研究的所学所得汇聚成册，以科普惠民，服务大众。本书的特别之处在于，结构上模拟医生看病的过程，从自我辨识体质到自我开药膳方，从自我康复保健到成为自己的保健医生，娓娓道来，让不懂中医药养生者由此登堂入室，理解中医药养生辨识体质、用膳治病的方法，体验智慧的中医药膳养生的健康理念。

可以说文滨对养生药膳的领悟与研究确实有很多独到的地方，并在这部书稿中充分地呈现出来。其用时尚、便捷的药膳方式演绎传统的草本功效，使读者可以用简单、自然的方式获得健康，在快乐享受色香味俱全的药膳的同时，又能解决药膳饮食带来的困扰，充分体现其倡导药膳饮食养生、保命之本的书写初心。感谢文滨对传统中医药膳养生的执着与热爱，当他携《养生药膳自己开》书稿来托我作序时，我欣然应允。

是为序。

李佃贵

2018 年 7 月

［作者系教授，主任医师，博士生导师。全国劳动模范，第三届国医大师，全国首届中医药高校教学名师，全国著名脾胃专家。享受国务院政府特殊津贴，全国第三、第四、第五批老中医药专家学术经验继承工作指导老师，科技部科技评审专家，教育部高校设置委员会评审专家。国家卫生计生委临床重点专科（脾胃病科）主任，国家中医药管理局浊毒证（慢性胃炎）重点研究室主任，国家中医药管理局重点专科（脾胃病科）、重点学科（中医脾胃病学）主任。行医 50 余年，德医双馨，积累了丰富的临床经验，首创浊毒理论，有效逆转肠上皮化生和异型增生等胃癌前病变，并擅长从浊毒论治多种脾胃病及内科杂病］

自序 PREFACE

药膳你吃对了吗？

民以食为天，食以安为先。健康与养生，源于膳食，却又不止于膳食，膳食的“太过”和“不及”都有害于身体。治未病最好的方法就是“让厨房替代药房”“让苦口良药变为可口药膳”成为可能。中医讲究食疗大于药疗，而健康和疾病在很大程度上都取决于饮食，因此通过药膳饮食来塑造体质、治疗疾病不失为一种“治本”的好方法。

当下，随着人们生活水平的持续改善，饮食卫生和营养知识得到了一定程度的普及，而伴随着中医药文化的强势回归，养生药膳文化不断被发掘，逐渐深入人心并走向人们的餐桌。人们普遍希望回归自然的心理日盛，日益注重特色药膳食疗和药治有效结合的治疗。

事实上，药膳食疗与日常生活息息相关，每一个人每一天的每一餐饭，所喝的汤汁其实大都有较强的药膳性质。如“生地汤”“鸡骨草汤”“淮山枸杞汤”“天麻田七汤”“灵芝汤”“花旗参汤”“金霍斛汤”“冬虫草汤”等，这些美味可口的汤大多都是药膳汤。脾胃是后天之本，饮食是生命之源、健康之本。因此，日常药膳食疗是养生不可忽视的方面。

但人们对药膳的了解往往只知其一不知其二，往往只知其好，却不懂吃、不会吃，不会根据自身体质去判断该吃什么、不该吃什么，特别是在病后用药膳来调养康复上缺乏专业指导，盲目跟风消费现象严重，少有辨证施膳，“食强药弱”的问题十分突出。清代名医叶天士曰：“药不在贵，对症则灵；食不在补，适口为珍。”因此，吃得饱，是基础；吃得对，才是健康。

我从事临床一线工作至今已 20 多年了。这 20 多年来，我几乎每日都要接受大量有关药膳饮食宜忌的咨询。有家族不良饮食习惯导致滥用膳食的，有被跟风消费误导的，有对繁杂的膳食资讯无所适从的……一遍遍重复解答，却发现事倍功半，感触良多，困顿日久。为此，我深刻地意识到，当前挖掘传承中医药文化风气日隆，养生药膳大行其道，弥补药膳食疗保健这一课，已是刻不容缓！

“吃对了，养生、保命；吃错了，伤身、害命。”本人的初衷是，从体质着手，让读者了解自己的体质是向健康出发的起点，针对不同的人群、不同的体质与身体状态，推荐不同的膳食方案。让普通百姓在日常生活中学会体质与药膳有机结合的饮食搭配，趋利避害，能够自己照顾自己，以保安康。

本书愿为中医养生药膳爱好者提供学习向导，为中医药同行提供服务参考，为关注自身健康的人们提供咨询服务，但愿《养生药膳自己开》一书对大家有所帮助，成为每个读者朋友居家生活、养生保健的良师益友。

真心祈愿每一个生命都健康永驻！

陈文宾

2018 年 7 月

目录 CONTENTS

第一篇

望闻问切辨体质

想知道自己是什么体质吗？养生药膳保健从了解体质开始，遵照中医“四诊”（望、闻、问、切）步骤，通过知识问答以辨识，为读者开启不上医院、不找专家的自我诊断模式，正确辨识自己的体质。

第二篇

常见疾病的药膳方

掌握自己的体质再选用药膳方，治病养生并不难。同一种疾病针对不同的体质所对应的药膳方有所不同，从繁多的药膳方中找到自身所需之药膳方，对症下药，方可达到药到病除的目的。

第三篇

各种体质养生保健方案

选准药膳方仍需注意自我康复保健，不同体质在饮食、中药、穴位、精神、生活、运动等方面的保健方案各不同，谨遵“医嘱”才能更好地保养身心，获得健康。

第一篇

望闻问切辨体质

（自我辨识体质：相当于医生诊断过程）

2009年中华中医药学会基于全国范围内进行的21948例流行病学调查，正式发布《中医体质分类与判定》标准，归纳总结出中国人群中存在的9种基本体质类型：平和质、气虚质、阳虚质、阴虚质、痰湿质、湿热质、血瘀质、气郁质、特禀质，其中除平和质外的8种体质，皆属于偏颇体质。并从总体特征、形态特征、常见表现、心理特征、发病倾向、对外界环境适应能力等6大方面进行了判定，标志着中医体质学研究开始规范化。

所谓体质，是在人的生命过程中，于先天禀赋和后天获得的基础上，逐渐形成的在形态结构、生理功能、物质代谢和性格心理方面的综合的、固有的一些特质。个体体质的不同，表现为在生理状态下对外界刺激的反应和适应上的某些差异性，以及发病过程中对某些致病因子的易感性和疾病发展的倾向性。所以，对体质的研究有助于分析疾病的发生和演变，为诊断和治疗疾病提供依据。

在体质的概念里，明确了体质是由先天禀赋和后天获得两方面形成的特质，先天禀赋说明体质的形成是父母赋予的，与父母的遗传有关。俗话说："龙生龙，凤生凤。"从形态和神态方面看，每个小孩与父母都会非常相似。父母健康，生出来的小孩也会非常的健壮，父母体弱多病，生出来的小孩也会很娇气。但体质会随着地域环境的变化而产生差异，也会随着年龄的变化而发生改变。一般来说，人的体质有遗传倾向，但是可以随后天的环境和习惯的变化而变化。因此，每个人的修为不一样，体质也是"善变"的，即每一个人的体质是动态的、可变的、可调的。体质既可以向好的方面转化，亦可以向疾病的方面转化，如何转化很大程度上要看个人修为，也就是说，生不生病，体质说了算。

体质往往不是单一的，常是兼夹、混合的类型居多，但是每个人的体质总是像主线、主旋律、主色调、主背景一般伴随其一生，少有变化。

第一节 | 气虚体质

（主要特征：疲乏）

做完下面小小的测试，看看你自己是气虚体质吗？

望诊

1. 你是否偏瘦，或者偏胖？ ○是；○否
2. 你是否经常面色萎黄，容易有色斑沉积，额头、口唇周围也易出现此种状况？ ○是；○否
3. 你是否有皮肤松弛的状况？ ○是；○否
4. 你是否口唇色淡，苔白，舌边有齿痕？ ○是；○否

闻诊

5. 你平时说话声音是否较低，没有力气说话，甚至有上气不接下气的感觉？ ○是；○否

问诊

6. 你是否经常便秘，但大便不结硬，或不成形，便后仍觉未尽？ ○是；○否

7. 你是否有活动量稍大就容易出虚汗的状况？ ○是；○否

8. 你是否看上去很疲倦，即使平时睡眠充足，仍然感到四肢无力、容易疲劳？ ○是；○否

9. 你是否喜欢安静，不喜欢外出或走动，总想坐着或躺着？ ○是；○否

10. 你是否血压偏低，容易出现头重脚轻的感觉，或者站起时容易出现眩晕、黑蒙的状况？ ○是；○否

11. 你是否容易出现心跳加快的状况，轻微活动后更甚？ ○是；○否

12. 你是否更容易感冒，特别是当天气变化或季节转换的时候？或者容易患传染性疾病，甚至经常发低烧不容易退去？ ○是；○否

13. 你是否经常出现遇事易忘，或者工作、学习效率下降等状况？ ○是；○否

14. 你是否有无缘无故没胃口，饭后反胃，或者经常腹胀、消化不良等状况？ ○是；○否

15. 你是否病后抗病能力弱，易迁延不愈或复发？ ○是；○否

切诊

16. 你的脉象是否虚弱而无力？ ○是；○否

上面有16个问题，都是气虚体质容易出现的症状。在回答问题的时候，您选择“是”的次数越多，就拥有更多气虚体质患者的特征，说明您气虚的程度越严重。您若总有疲倦、全身乏力、无精打采、说话的时候没有力气、不想运动的感觉，那么您应该避免劳累，忌食生冷、油腻等损伤脾胃之品，好好地补补气了。

第二节 | 阳虚体质

（主要特征：怕冷不怕热）

做完下面小小的测试，看看你自己是阳虚体质吗？

望诊

1. 你是否体形偏胖？ ○是；○否
2. 你是否面色发白，容易有黑眼圈？ ○是；○否
3. 你是否口唇色淡，舌体胖大、有齿痕？ ○是；○否
4. 你的毛发是否容易脱落？ ○是；○否

闻诊

5. 你是否说话声音低微，懒得开口说话？ ○是；○否

问诊

6. 你是否有胃脘部、背部、腰膝部、肚脐怕冷的感觉；一年四季经常手冷过肘、脚冷过膝，平时穿衣服比别人穿得多？ ○是；○否
7. 你是否冬天比常人更怕冷，夏天不喜欢吹空调、电风扇？ ○是；○否

8. 你是否经常感觉四肢关节酸痛不适，触碰冷水或天气转凉时更加明显？ ○是；○否

9. 你吃（喝）生冷、寒凉的食物是否会感到不舒服，容易拉肚子，或经常排出未消化的食物？ ○是；○否

10. 你是否感到小便次数频多，且无明显臊臭味？ ○是；○否

11. 你是否容易疲劳，即使每天睡眠充足也感到无精打采的？ ○是；○否

12. 你是否白天容易出汗，稍微活动后更加厉害？ ○是；○否

13. 你经期是否有小腹坠胀、冷痛，白带清稀，性冷淡等状况？（限女性） ○是；○否

14. 你是否有夜尿频多、性欲减退、遗精早泄等状况？（限男性） ○是；○否

15. 你是否容易情绪低落、意志消沉，经常有孤独的感觉？ ○是；○否

切诊

16. 你的脉象是否沉微无力？ ○是；○否

上面有16个问题，都是阳虚体质容易出现的症状。在回答问题的时候，您选择“是”的次数越多，就拥有更多阳虚体质患者的特征，说明您阳虚的程度越严重。您若总有疲倦怕冷、四肢冰凉、唇色苍白、排尿次数频繁、性欲减退的状况，那么您应该加强锻炼，多食温中补虚之品。

第三节 | 阴虚体质

（主要特征：怕热不怕冷）

做完下面小小的测试，看看你自己是阴虚体质吗？

望诊

1. 你是否体形偏瘦？ ○是；○否
2. 你是否经常感觉面部两颧偏红，潮热不适？ ○是；○否
3. 你是否脸上容易长色斑？ ○是；○否
4. 你是否头发干枯、皮肤没有光泽？ ○是；○否
5. 你是否经常嘴唇干得起皮，且口唇的颜色比一般人红，口腔溃疡经常发作？ ○是；○否
6. 你是否舌体干燥、瘦小，舌质偏红，舌面少苔，甚至没有舌苔或苔面花剥？ ○是；○否

闻诊

7. 你是否容易心烦意乱，经常大声地和别人说话？ ○是；○否

问诊

8. 你是否有糖尿病、甲亢、更年期综合征的疾病？ ○是；○否
9. 你的眼睛是否感觉干涩或者疼痛，看东西模糊？ ○是；○否
10. 你是否经常觉得口干，饮不解渴？ ○是；○否
11. 你是否小便短涩，大便干燥，经常便秘？ ○是；○否
12. 你是否经常想吃凉菜、喝冷饮？ ○是；○否
13. 相对于炎热的夏天，你是否更喜欢寒冷的冬天？ ○是；○否
14. 你是否经常晚上躺在床上，辗转反侧而无法入眠？ ○是；○否
15. 你晚上睡觉时，是否有“盗汗”状况？ ○是；○否
16. 你是否经常手心、脚心发热，恨不得枕着冰块睡觉？ ○是；○否
17. 你一向准时的月经，是否偶尔也会“爽约”？且月经量越来越少？（限女性） ○是；○否

切诊

18. 你的脉象是否弦细或细数？ ○是；○否

上面有18个问题，都是阴虚体质容易出现的症状。在回答问题的时候，您选择“是”的次数越多，就拥有更多阴虚体质患者的特征，说明您阴虚的程度越严重。您若总有两颧潮红，手足心热，潮热盗汗，心烦易怒，口干，头发、皮肤干枯的状况，那么您应该避免熬夜，忌食性温燥烈之品，多吃清淡、滋润的食物。

第四节 | 痰湿体质

（主要特征：体型偏胖）

做完下面小小的测试，看看你自己是痰湿体质吗？

望诊

1. 你是否大腹便便，体形肥胖，且行动笨拙？ ○是；○否
2. 你是否脸色暗黄，眼睑比别人浮肿（有轻微隆起的现象）？○是；○否
3. 你是否舌体偏大，舌苔厚腻？ ○是；○否
4. 你是否经常下肢水肿，尤其是脚踝处和小腿正前面？ ○是；○否

闻诊

5. 你是否常常感到自己有口气？ ○是；○否

问诊

6. 你是否总感到咽喉部有痰堵着？ ○是；○否
7. 在梅雨潮湿天气，你是否身体沉重，感觉周身不爽，总是“黏黏嗒嗒”的？ ○是；○否

8. 你是否经常感到关节酸痛、肌肤麻木？ ○是；○否
9. 你是否经常感到胸闷或腹部胀满？ ○是；○否
10. 你是否有头晕头重、昏昏欲睡、懒得活动、不清醒的状况？ ○是；○否
11. 你平时是否经常饮酒，吃肥甘厚味、辛辣刺激的食物？ ○是；○否
12. 你是否大便容易粘在马桶上？ ○是；○否
13. 你是否睡醒后总感到困倦？ ○是；○否
14. 你是否会小便起泡，容易混浊，味道很重？ ○是；○否
15. 你是否有高血脂、脂肪肝、痛风的疾病？ ○是；○否
16. 你平时是否容易出汗，且汗液黏腻不爽？ ○是；○否

切诊

17. 你的脉象是否濡而滑？ ○是；○否

上面有17个问题，都是痰湿体质容易出现的症状。在回答问题的时候，您选择“是”的次数越多，就拥有更多痰湿体质患者的特征，说明您痰湿的程度越严重。您若体型肥胖，总有胸闷、痰多、容易困倦、身重不爽的症状，那么您应该避免久居湿地，加强户外体育锻炼，戒除肥甘厚味的食物。

第五节 | 气郁体质

（主要特征：神情抑郁）

做完下面小小的测试，看看你自己是气郁体质吗？

望诊

1. 你是否体形偏瘦？ ○是；○否
2. 你是否脸色偏青，对精神刺激的适应能力差，面部表情减少，容易皱眉？ ○是；○否
3. 你的眼睛是否容易疲劳、发红、疼痛？ ○是；○否
4. 你是否舌边偏红，舌苔白？ ○是；○否
5. 你是否经常闷闷不乐，无缘无故叹气？ ○是；○否

闻诊

6. 你是否感觉郁闷，懒得说话，或者烦躁易怒，容易和别人吵架？ ○是；○否

问诊

7. 你是否敏感多疑、情绪多变，或者容易精神紧张、焦虑不安，或者多愁善感、感情脆弱？ ○是；○否
8. 你是否感到工作压力大，甚至难以应付，经常在情绪波动较大的情况下，出现偏头痛的现象？ ○是；○否
9. 你是否咽喉部有异物感，且吐之不出、咽之不下？ ○是；○否
10. 你是否经常有胁肋部或乳房胀痛，月经不调的状况？ ○是；○否
11. 你是否睡眠质量很差，难入眠，容易醒来？ ○是；○否
12. 你是否胸部胀满，有憋闷感，食欲减退？ ○是；○否
13. 你是否身体某个部位疼痛或不适，经检查找不到原因，或两肋部串痛，位置不固定？ ○是；○否
14. 你是否不喜欢阴雨天气，感觉情绪低落，抑郁寡欢？ ○是；○否
15. 你的排便是否不规律，便秘和腹泻常常反复交替？ ○是；○否

切诊

16. 你的脉象是否弦细？ ○是；○否

上面有16个问题，都是气郁体质容易出现的症状。在回答问题的时候，您选择“是”的次数越多，就拥有更多气郁体质患者的特征，说明您气郁的程度越严重。您若总是处于忧郁脆弱、敏感多疑、失眠、惊恐的状态，那么您应该多运动、多交际，开阔胸襟，知足常乐。

第六节 | 湿热体质

（主要特征：爱长痘）

做完下面小小的测试，看看你自己是湿热体质吗？

望诊

1. 你是否体形偏胖？ ○是；○否
2. 你是否看起来很不清爽，面部或鼻部有油腻感？ ○是；○否
3. 你是否容易脸上起痘，后背、臀部也起小疖肿？ ○是；○否
4. 你的头发是否容易油腻，并且容易脱落？ ○是；○否
5. 你是否舌质偏红，舌苔黄腻？ ○是；○否
6. 你是否眼睛红赤，牙龈肿痛、灼热或出血？ ○是；○否

闻诊

7. 你是否烦躁易怒，容易和别人吵架？ ○是；○否
8. 你是否口气很重，汗味、体味很大？ ○是；○否

问诊

9. 你是否总感觉胸闷，且喉咙有黄痰？ ○是；○否
10. 你是否感觉口干口苦，身重困倦？ ○是；○否
11. 你是否常常感到恶心、厌食？ ○是；○否
12. 你是否对潮湿环境或气温偏高，尤其夏末秋初湿热交蒸的气候很难适应？ ○是；○否
13. 你是否大便燥结或黏滞不爽，容易粘马桶，并有解不尽的感觉？ ○是；○否
14. 你是否有尿色浓（深）、尿频、尿急、尿痛、血尿的状况，且尿液臭秽难闻？ ○是；○否
15. 你是否白带量多，且颜色发黄、有异味，外阴感到瘙痒？（限女性） ○是；○否
16. 你是否阴囊部位经常感觉潮湿、瘙痒？（限男性） ○是；○否
17. 你是否经常感觉肝区域两胁肋部胀痛？ ○是；○否
18. 你是否有黄疸、胆囊炎、痈疮、尿路感染等疾病？ ○是；○否

切诊

19. 你的脉象是否滑数？ ○是；○否

上面有19个问题，都是湿热体质容易出现的症状。在回答问题的时候，您选择“是”的次数越多，就拥有更多湿热体质患者的特征，说明您湿热的程度越严重。您若出现肢体沉重、口苦食差、尿色黄浊、肛门灼热的状况，那么您应该戒烟酒，忌食大补、辛辣、肥甘厚味食物，适当吃点清热的“苦”味食物。

第七节 | 血瘀体质

（主要特征：肤色晦暗）

做完下面小小的测试，看看你自己是血瘀体质吗？

望诊

1. 你的皮肤是否会不知不觉中出现青紫瘀斑（皮下出血）？ ○是；○否
2. 你的皮肤是否容易出现肤质粗糙的状况，有皮屑，干燥，甚者如鱼鳞？ ○是；○否
3. 你是否面色晦暗或容易出现褐斑，鼻部暗滞，眼眶暗黑？ ○是；○否
4. 你手指甲或脚趾甲面是否高低不平，有条状或点状白色花纹，甚至增厚变硬？ ○是；○否
5. 你的头发是否容易脱落？ ○是；○否
6. 你是否口唇颜色偏暗，舌质青紫或有瘀点，舌下静脉曲张？ ○是；○否
7. 你的眼睛是否布有细微血丝？ ○是；○否
8. 你是否常常牙龈出血？ ○是；○否

闻诊

9. 你是否经常感觉心情不舒畅，性格烦躁易怒，容易与别人吵架？ ○是；○否

问诊

10. 你的疼痛部位是否固定不变，感觉像针刺一样的痛？ ○是；○否

11. 你的疼痛感觉是否夜晚更明显？ ○是；○否

12. 你是否有脑中风、冠心病、胸痹、慢性关节痛等疾病？ ○是；○否

13. 你是否容易忘事（健忘）？ ○是；○否

14. 你是否痛经，月经颜色偏暗，甚至夹有血块？（限女性）○是；○否

15. 你是否有静脉曲张？ ○是；○否

切诊

16. 你的脉象是否细涩？ ○是；○否

上面有16个问题，都是血瘀体质容易出现的症状。在回答问题的时候，您选择“是”的次数越多，就拥有更多血瘀体质患者的特征，说明您血瘀的程度越严重。您若有面色晦暗、皮肤粗糙呈褐色、色素沉着，或有紫斑、口唇暗淡的状况，那么您应该避免不良生活习惯，规律作息，加强运动，舒畅心情，适当服用田七、丹参等养血活血之品。

第八节 | 特禀体质

（主要特征：容易过敏）

做完下面小小的测试，看看你自己是特禀体质吗？

望诊

1. 你的皮肤是否容易起风团，会因为过敏而出现紫红色的瘀点或瘀斑？ ○是；○否
2. 你轻轻抓一下皮肤是否会出现明显的抓痕？ ○是；○否
3. 就算不感冒，你是否也容易出现打喷嚏、鼻塞、流鼻涕、流眼泪、鼻子发痒、眼睛发痒发红等症状？ ○是；○否
4. 你是否有“五迟”（指立迟、行迟、语迟、发迟、齿迟）、“五软”（指头项软、口软、手软、足软、肌肉软）、解颅的状况？ ○是；○否

闻诊

无

问诊

5. 当季节、天气、温度、环境等发生变化，或空气中有异味时，你是否会出现咳嗽、喘不过气的状况，鼻炎、哮喘等疾病容易发作？ ○是；○否
6. 你对药物、食物、花粉、气味、化妆品、金属等物品是否容易产生过敏反应，如出现打喷嚏、鼻子发痒、皮肤起红点等状况？ ○是；○否
7. 你在室内待久了是否会有喉咙发痒，咽喉肿痛，声音沙哑，眼睛发痒、流泪，打喷嚏，鼻痒鼻塞，呼吸困难等状况？ ○是；○否
8. 你食用牛奶、啤酒、海鲜、辣椒、竹笋、无花果、杧果、柚子等食物时，是否会发生眼红、面颊或嘴唇肿痛、皮肤起疹等状况？ ○是；○否
9. 你晒太阳后是否容易出现皮炎，如红斑、水疱、麟屑等状况？ ○是；○否
10. 你接触动物（如猫、狗等）后，是否会出现打喷嚏、流泪、眼睛红肿、咳嗽、呼吸不畅、皮肤炎症等过敏反应？ ○是；○否

切诊

11. 你的脉象是否弦细？ ○是；○否

上面有11个问题，都是特禀体质容易出现的症状。在回答问题的时候，每选择一个“是”，意味着您越符合特禀体质患者的特征。若您经常无原因地鼻塞、打喷嚏、流鼻涕，患有哮喘，皮肤容易起荨麻疹，那么您应该健康饮食，通过运动增强抵抗力，避免接触容易引起过敏的物质。

第九节｜平和体质

（主要特征：身体健康）

做完下面小小的测试，看看你自己是平和体质吗？

望诊

1. 你是否体形适中，不胖不瘦？ ○是；○否
2. 你的头发是否浓密有光泽，不易毛糙、脱落？ ○是；○否
3. 你的面色、肤色是否润泽，不易长色斑或起皱纹？ ○是；○否
4. 你是否目光有神，不易产生黑眼圈或起眼袋？ ○是；○否
5. 你是否口唇淡红，比较红润？ ○是；○否
6. 你是否嗅觉通利、味觉正常？ ○是；○否

闻诊

7. 你平时说话声音是否清晰洪亮、底气十足？ ○是；○否

问诊

8. 你是否胃口良好，二便正常？ ○是；○否
9. 你是否能够较好地适应四季温度变化，耐受寒热？ ○是；○否
10. 你是否能适应外界自然气候和社会环境的变化？ ○是；○否
11. 你是否精力充沛，不容易疲乏？ ○是；○否
12. 你是否感到生活快乐、心情愉悦？ ○是；○否
13. 你是否平时不容易生病，生病了也很快能够治愈？ ○是；○否
14. 你是否睡眠安和，不容易被吵醒，不容易做噩梦？ ○是；○否
15. 你是否记忆力良好，不容易忘事？ ○是；○否

切诊

16. 你的脉象是否和缓有力？ ○是；○否

上面有 16 个问题，在回答问题的时候，如果每选择一个“是”，说明您越符合平和体质人士的特征。那么恭喜您先天的遗传条件良好，后天调养得当，希望您保持良好的饮食起居和生活习惯。

第二篇

常见疾病的药膳方

（自我开药膳方：相当于医生开出的处方）

药膳您会吃吗？您吃对了吗？

“吃饭了吗？”“吃饱了吗？”这些传统的问候方式，特别在20世纪50年代到70年代后期最盛行，直到今天，广州人见面还不忘客气一下：“食饭未先？”说明人们见面最关心的还是吃的问题，当时人们将能够吃饱、穿暖视为生活是否幸福的唯一的评判标准，似乎问候吃饭问题才能表达出对对方的关心。“民以食为天”，这种传统的问候方式，从一个侧面体现了中国的饮食文化源远流长并且深入人心。但随着人们生活水平的提高，佳肴玉食其实早已是人间的快乐享受。如何吃好，吃得科学、吃得健康，成为国人格外关注的话题。希望读者通过阅读本章内容，能正确掌握药膳调理方法，促进自身健康，改善自身体质，延缓衰老。

第一节｜亚健康人群对症药膳方

（一）咳嗽

咳嗽是肺系疾病的主要症候之一。引起咳嗽的常见疾病有上呼吸道感染、支气管炎、肺炎、急性咽喉炎等。

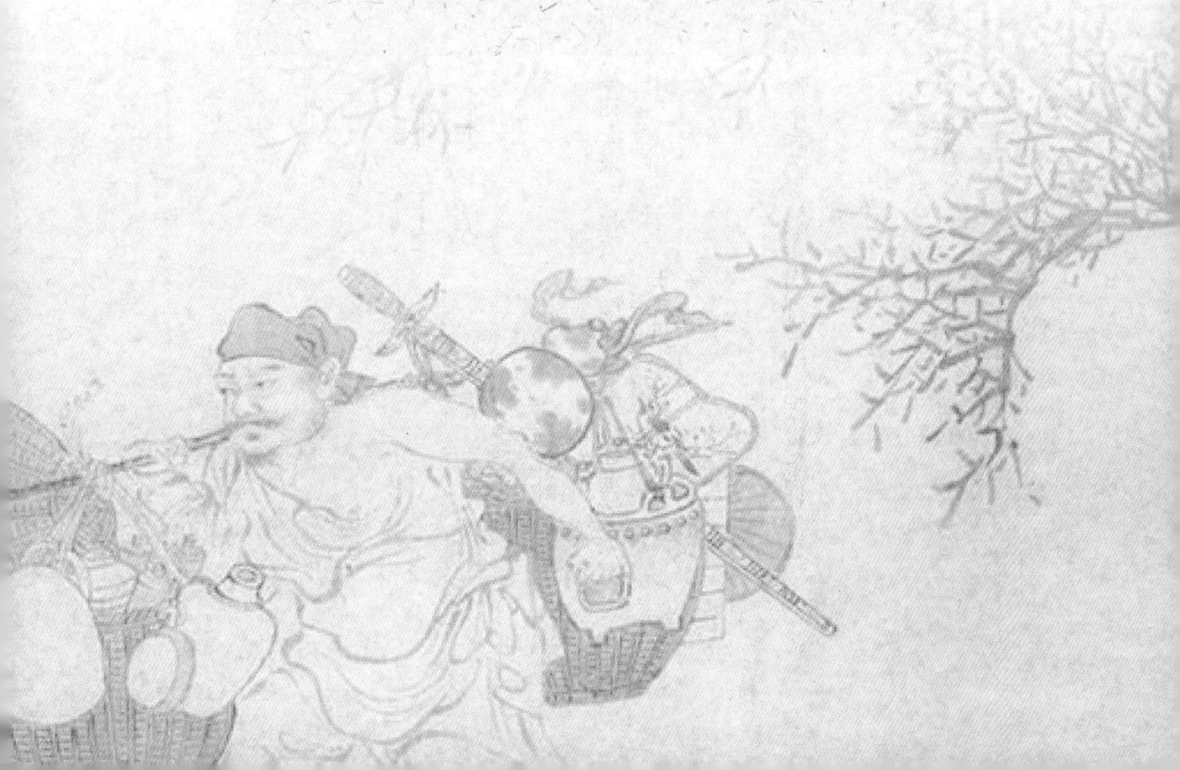

【痰湿体质】

陈皮薏米粥

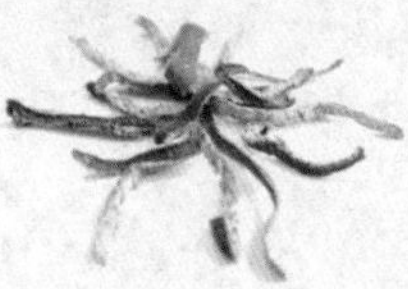

陈皮

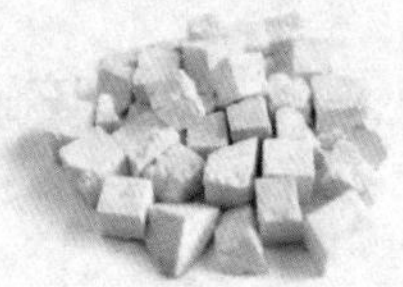

茯苓

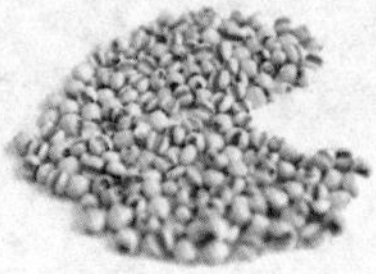

薏米

材料

陈皮 五克　薏米 三十克

茯苓 十五克　大米 一百克

做法

① 把陈皮、薏米、茯苓和大米一起放入锅中，再加入适量清水；

② 大火煲沸后，改用小火煲成粥，调味即可食用。

适应证

用于咳嗽痰多白稀，喉中呼噜作响，出现胸闷、呼吸急促等症。

【气虚体质】

黄芪虫草鸡汤

材料

黄芪　十克　冬虫夏草　五克

生姜　十克　鸡　　肉　二百克

做法

①将鸡肉洗净，切成小块备用；

②把黄芪、冬虫夏草、生姜和鸡肉一起放入炖盅，加入适量清水；

③大火煲沸后，改用小火隔水炖两小时，调味即可食用。

适应证

用于咳嗽反复不停，特别是清晨痰白而稀，伴有容易出汗、怕冷、气短、口淡、口吐涎沫等症。

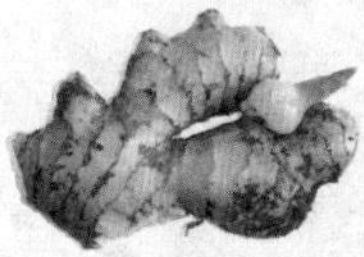

生姜

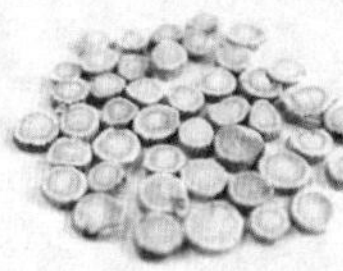

黄芪

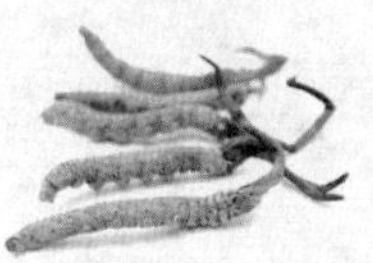

冬虫夏草

【阴虚体质】

冰糖燕窝川贝饮

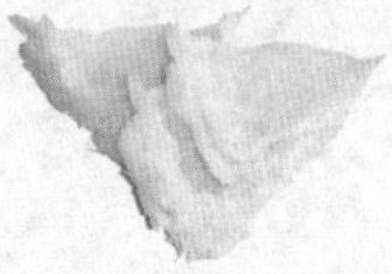

燕窝

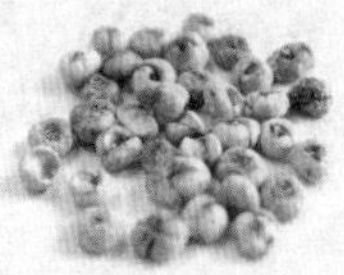

川贝母

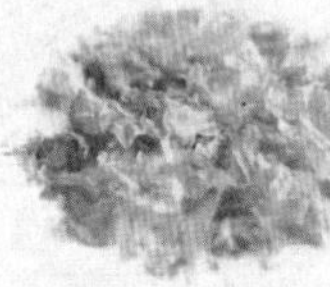

银耳

材料

燕窝　十克　　川贝母　五克
银耳　十五克　冰　糖　适量

做法

①将燕窝、银耳洗净，浸泡三十分钟备用；
②把川贝母、燕窝和银耳一起放入炖盅，加入适量清水；
③大火煲沸，改用小火隔水炖一个小时，再加冰糖调味即可饮用。

适应证

用于干咳无痰，身体消瘦兼有口干、盗汗、潮热等症。

第一节 | 亚健康人群对症药膳方

（二）咽喉炎

咽喉炎是耳鼻喉科常见疾病之一，分为急性咽喉炎和慢性咽喉炎。急性咽喉炎由细菌或病毒感染所致，多发于冬春季节，临床表现为咽痛、咽干、咽痒，吞咽困难，咳嗽，咯痰等。慢性咽喉炎是由于急性咽喉炎治疗不彻底而反复发作，临床症状为咽部有异物感、灼热感，痒、刺痛和微痛等，常有晨起频繁的刺激性干咳，重者可引起恶心、呕吐。

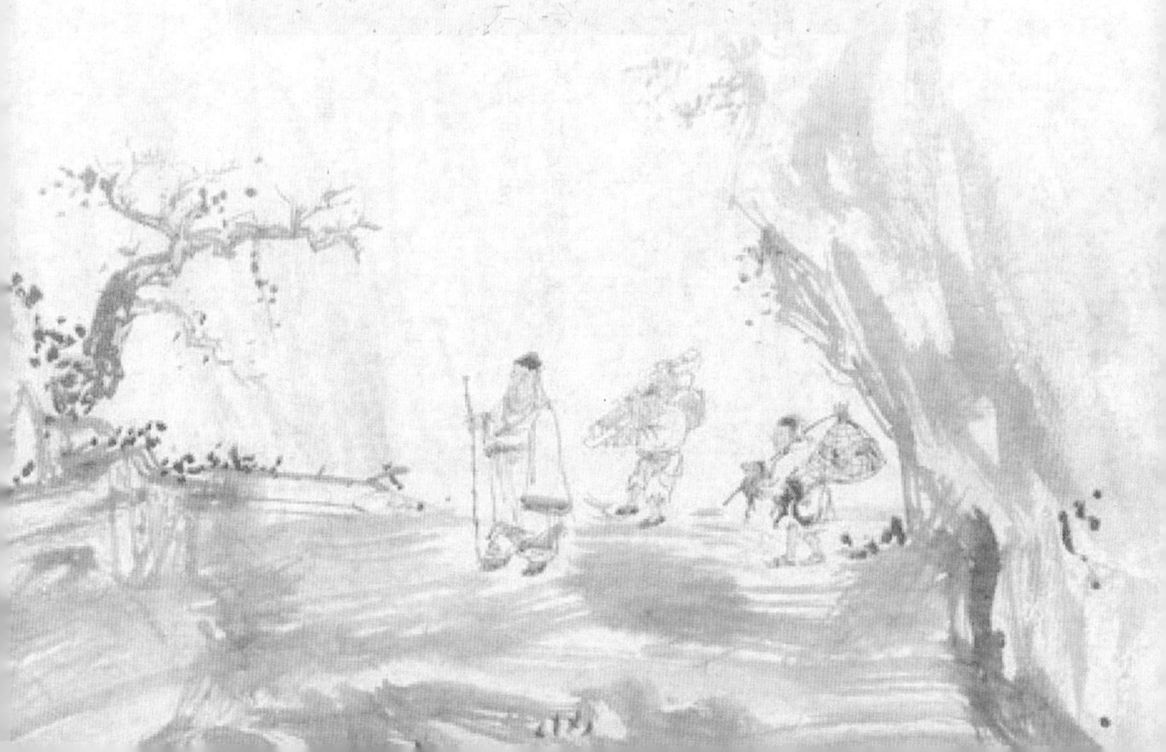

【湿热体质】

鱼腥草猪肺汤

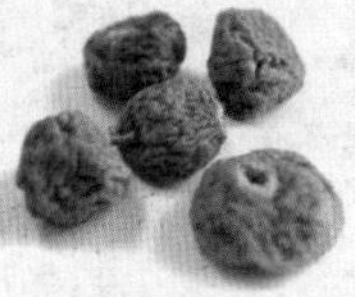

无花果

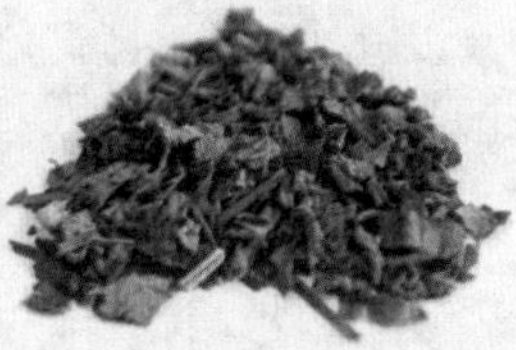

鱼腥草

材料

鱼腥草 十克　无花果 四枚
橄榄 六枚　猪肺 二百克

做法

① 将猪肺洗净，切成小块备用；

② 把鱼腥草、无花果、甘榄和猪肺一起放入锅中，加入适量清水；

③ 大火煲沸后，改用小火煲三十分钟，调味即可食用。

适应证

用于肺热引起的口干咽痛、咳嗽痰黄等症。

【阴虚体质】

清咽饮

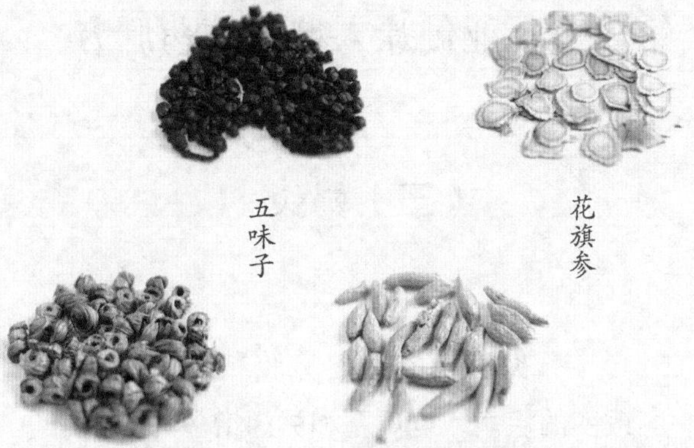

花旗参 五味子 麦冬 石斛

材料

花旗参 五克 麦冬 十克

石斛 五克 五味子 五克

做法

① 将花旗参、麦冬、石斛和五味子一起放入锅中，加入适量清水；

② 大火煲沸后，改用小火煲三十分钟，过滤出药汁即可饮用。

适应证

用于咽喉干痛，干咳少痰，口干，多言或午后症状明显加重者。

第一节 | 亚健康人群对症药膳方

（三）鼻炎

鼻炎泛指能引起鼻腔黏膜炎性改变的疾病，以鼻塞和鼻涕增多为显著特征，伴有闭塞性鼻音和嗅觉减退，还可出现头晕、头痛、容易疲倦、记忆力减退、失眠等症状。

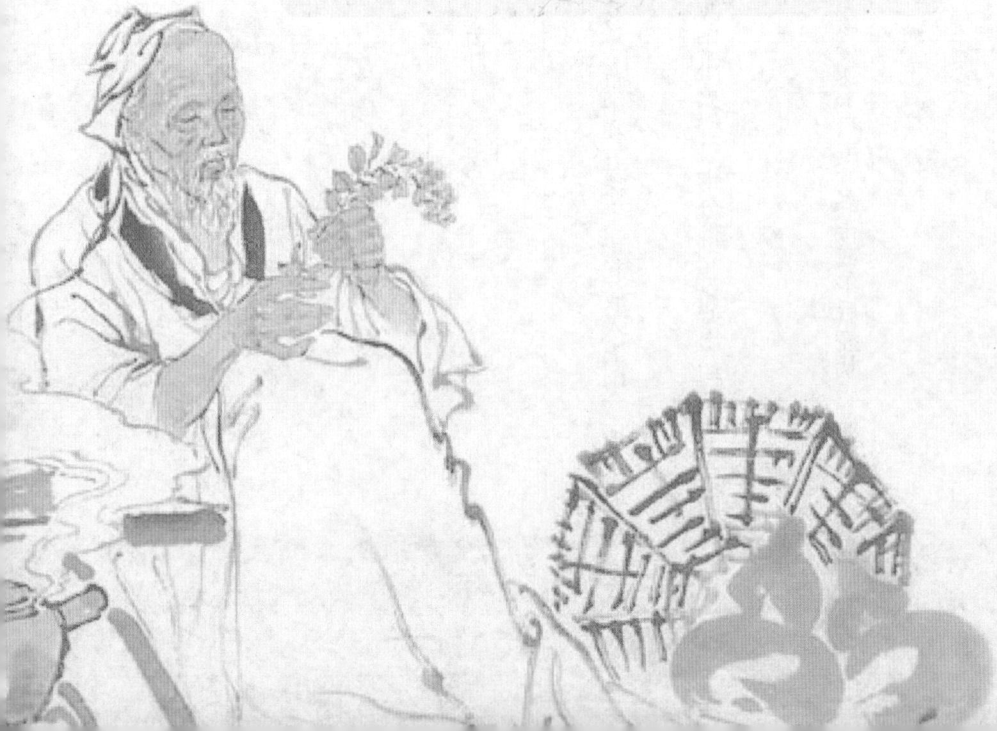

【气虚体质】

苏叶粥

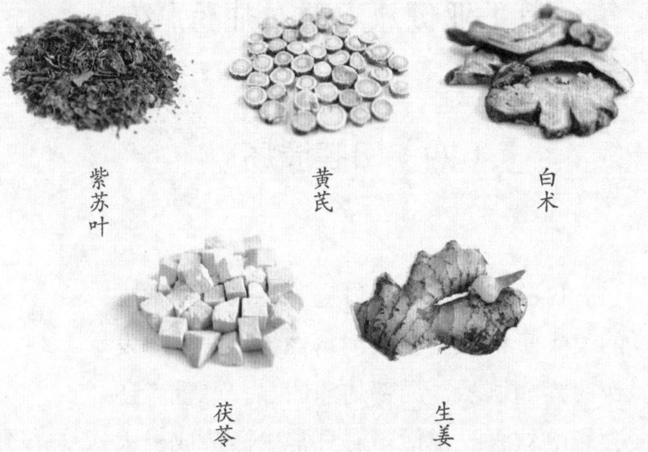

材料

紫苏叶 十克 白术 十克 黄芪 二十克
茯苓 十五克 生姜 五克 大米 一百克
瘦肉 五十克

做法

①将瘦肉洗净，切成小块备用；
②再将白术、黄芪和茯苓一起放入锅中，加入适量清水，煮开后煲三十分钟，过滤出药汁备用；
③把生姜、大米和瘦肉一起放入锅中，加入药汁；
④大火煲沸后，改小火煲成粥，将紫苏叶加入粥中，调味即可食用。

适应证

用于鼻炎引起的喷嚏多、鼻塞、流涕、鼻痒、面色萎黄、易出汗等症。

第一节｜亚健康人群对症药膳方

（四）口腔溃疡

口腔溃疡俗称“口疮”，是一种常见的发生于口腔黏膜的溃疡性损伤病症。发作时疼痛剧烈，局部灼痛明显，严重者还会影响饮食、说话，对日常生活造成极大不便，可并发口臭、咽痛、便秘、头痛、恶心、烦躁、发热、淋巴结肿大等全身症状。

【阴虚体质】

参莲枣饮

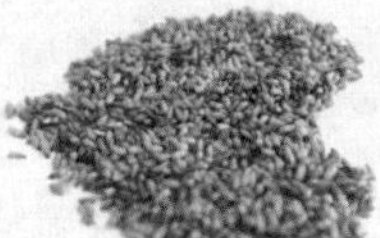
柏子仁

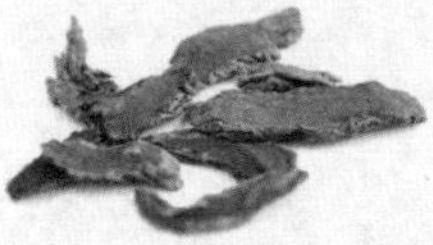
玄参

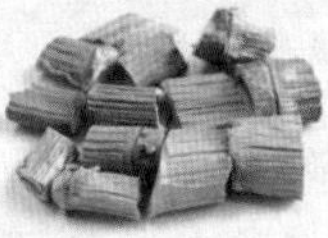
芦根

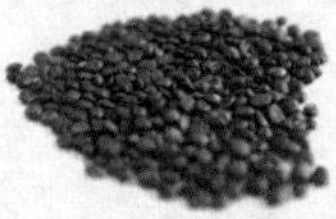
酸枣仁

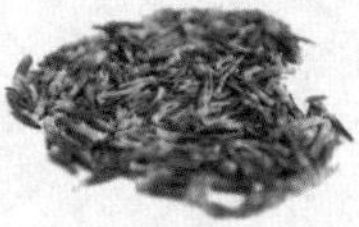
莲子心

材料

玄　参　十五克　芦　根　十克　酸枣仁　五克
柏子仁　五克　莲子心　二克　食　盐　适量

做法

①将玄参、芦根、酸枣仁、柏子仁和莲子心一起放入锅中，加入适量清水；

②大火煲沸后，改用小火煲三十分钟，过滤出药汁，加食盐调味，代茶饮用。

适应证

用于心火过旺引起的口腔溃疡，出现口干、舌红、饮不解渴等症。

【湿热体质】

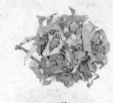

荷叶冬瓜饮

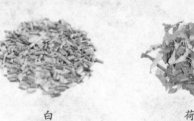

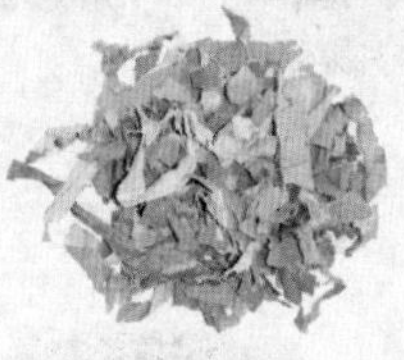

荷叶

白茅根

材料

荷叶 十克　冬瓜 一百克

白茅根 十克　食盐 适量

做法

①将荷叶、冬瓜和白茅根一起放入锅中，加入适量清水；

②大火煲沸后，改用小火煲三十分钟，过滤出药汁，加食盐调味，代茶饮用。

适应证

用于口腔溃疡，并出现口苦、烦渴、小便短赤等症。

第一节 | 亚健康人群对症药膳方

（五）偏头痛

偏头痛是一种常见的慢性神经血管性疾病，为临床最常见的原发性头痛，以发作性中重度、血管搏动性头痛为主要表现，头痛多为偏侧，可伴有恶心、呕吐、苍白、出汗、多尿、疲劳感。

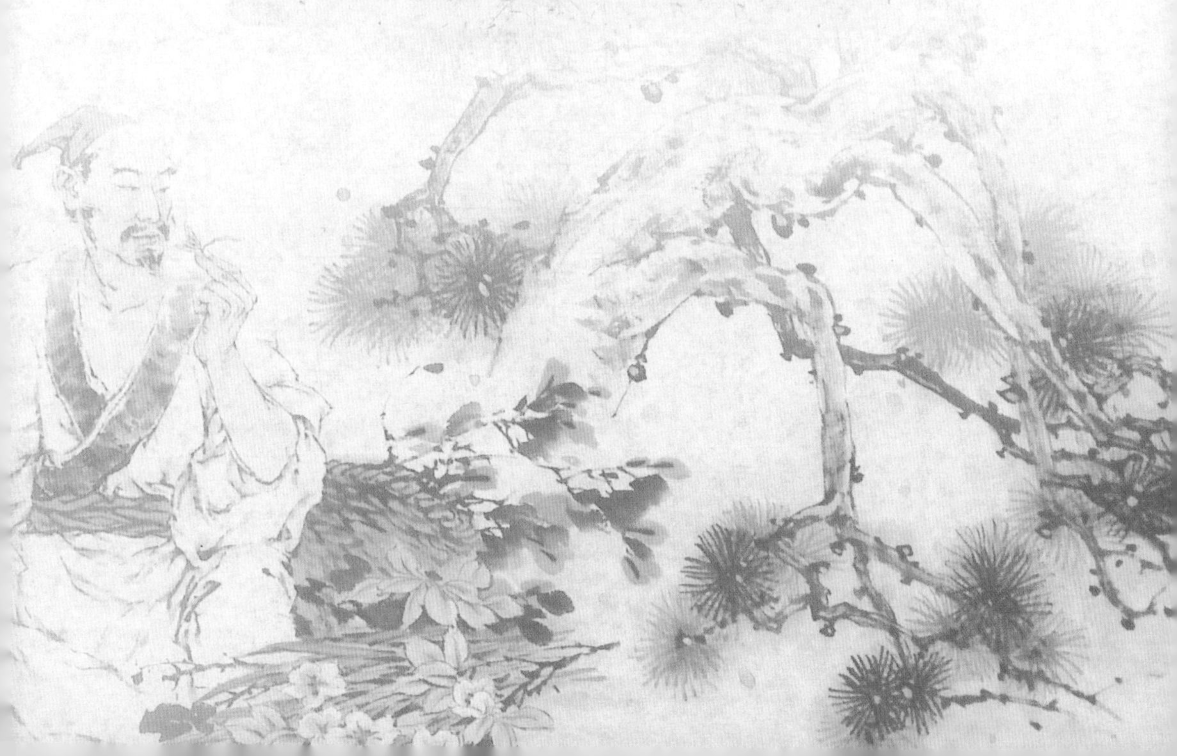

【血瘀体质】

黑豆川芎粥

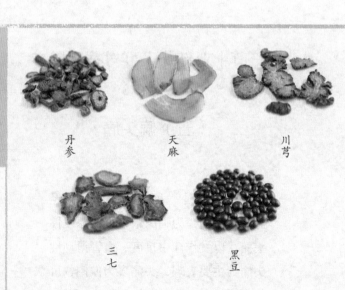

川芎

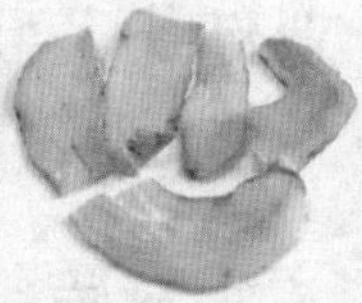
天麻

丹参

黑豆

三七

材料

川芎 十克　天麻 十五克　丹参 十五克
三七 五克　黑豆 五十克　大米 一百克

做法

① 将川芎、天麻、丹参和三七一起放入锅中，加入适量清水，煮开后煲三十分钟，过滤出药汁备用；
② 把黑豆和大米一起放入锅中，加入药汁；
③ 大火煲沸后，改小火煲成粥，调味即可食用。

适应证

用于反复偏头痛，经久不愈，痛处固定，痛如针刺，舌紫暗或有瘀斑等症。

【痰湿体质】

天麻砂仁粥

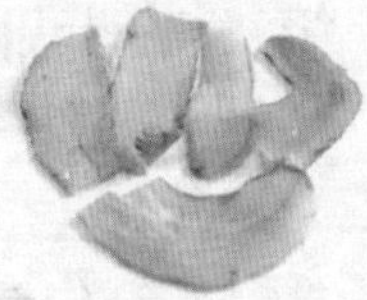

天麻

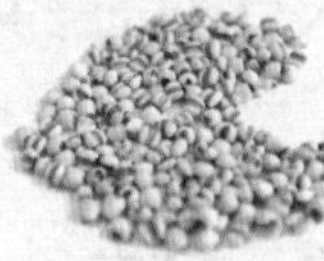

薏米（炒）

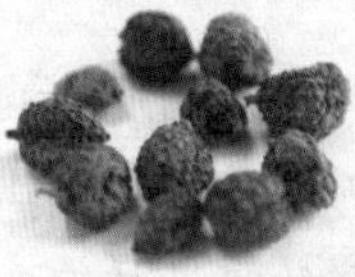

砂仁

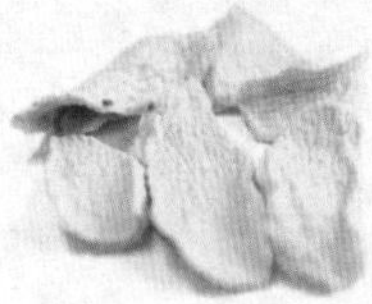

山药

材料

天麻　十克　　山药　二十五克

砂仁　五克　　薏米（炒）　十五克

大米　一百五十克

做法

①将天麻、山药、薏米（炒）、砂仁和大米一起放入锅中，加入适量清水；

②大火煲沸后，改用小火煲成粥，调味即可食用。

适应证

用于偏头痛发作时出现胸闷、头痛、头重如裹、痰多伴食欲不佳等症。

第一节 | 亚健康人群对症药膳方

（六）耳鸣、耳聋

耳鸣是指病人自觉耳内鸣响，如闻蝉声，或如潮声。耳聋是指不同程度的听觉减退，甚至消失。耳鸣可伴有耳聋，耳聋亦可由耳鸣发展而来。

【阴虚体质】

枸杞蒸鸡

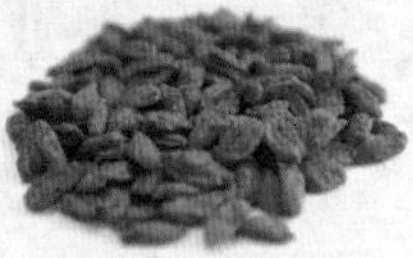
枸杞

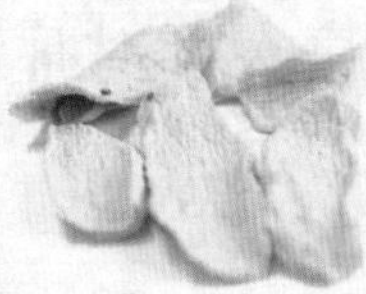
山药

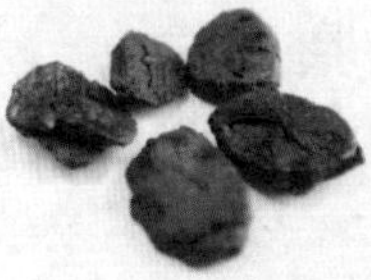
熟地

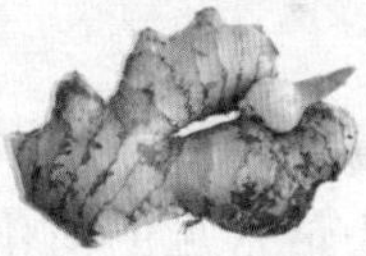
生姜

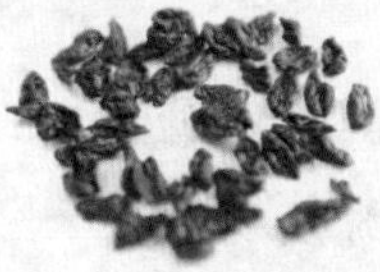
山茱萸

材料

枸杞 十克 山药 十克 熟地 二十克

山茱萸 十克 生姜 十克 鸡肉 二百克

做法

①将鸡肉洗净，切成小块备用；

②加入调料拌匀，腌制十五分钟；

③把枸杞、山药、熟地、山茱萸和生姜与鸡块搅匀，放入锅内，加入少量清水；

④大火煲沸后，改用小火蒸一小时即可食用。

适应证

用于经常性耳鸣，并出现头晕眼花、腰膝酸软、健忘、心烦少寐和遗精等症。

第一节｜亚健康人群对症药膳方

（七）胃炎

胃炎是各种原因引起的胃黏膜炎症，为最常见的消化系统疾病之一，是由多种不同病因引起的胃黏膜急性和慢性炎症。不同胃炎的临床表现有所不同，常见的临床表现有：上腹痛、腹胀、嗳气、食欲不振、反酸、恶心、呕吐、乏力、便秘或腹泻等。

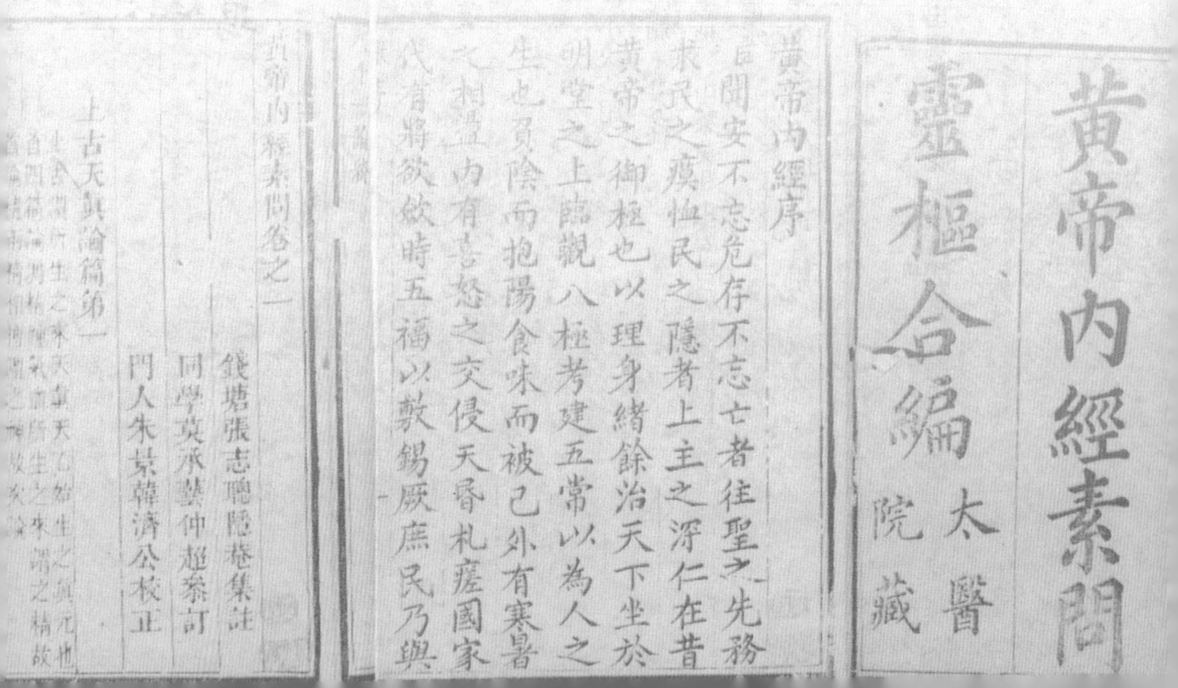

【痰湿体质】

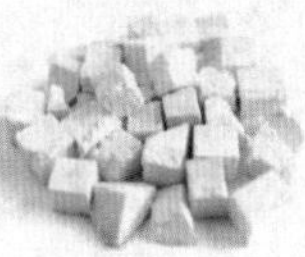
茯苓

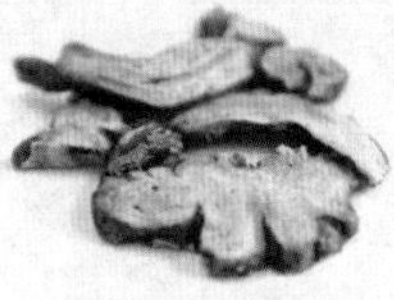
白术

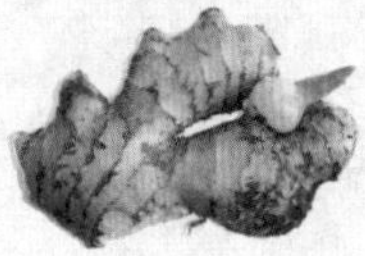
生姜

猴头菇汤

材料

猴头菇 三十克 茯苓 二十克 白术 十五克

生姜 二十克 草鱼（中段） 二百克

做法

①将猴头菇洗净，用热水反复泡发，直至菌体完全酥软，切成薄片备用；

②将猴头菇片、茯苓和白术一起放入锅中，加入清水，大火煲沸后，改用小火煲三十分钟，过滤出药汁备用；

③草鱼洗净，切成小块，起油锅，将草鱼段煎至两面金黄，捞出备用；

④把煎好的草鱼放入备用药汁内，加入生姜，用小火煲三十分钟，拌匀后调味即可食用。

适应证

用于胃炎引起的脘腹闷胀，时有隐痛，嗳气纳呆，口黏苔腻等症。

【气虚体质】

红参黄芪粥

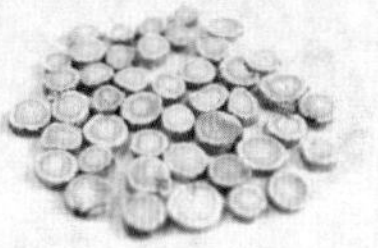
黄芪

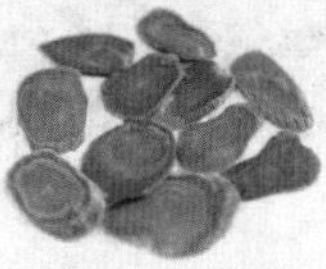
红参

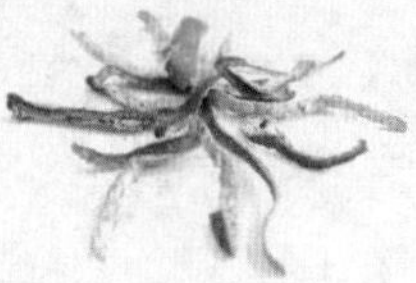
陈皮

材料

黄芪 三十克 陈皮 三克
红参 五克 大米 一百克

做法

①将黄芪放入锅中，加入适量清水，煮开后煲三十分钟，过滤出药汁备用；
②把红参、陈皮和大米一起放入锅中，加入药汁；
③大火煲沸后，改用小火煲成粥，调味即可食用。

适应证

用于中气不足引起的胃炎，并出现食欲不振、体倦乏力、气短懒言、面色萎黄等症。

【气郁体质】
【血瘀体质】

佛手猪肚汤

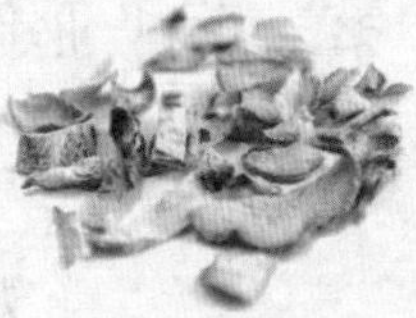

佛手

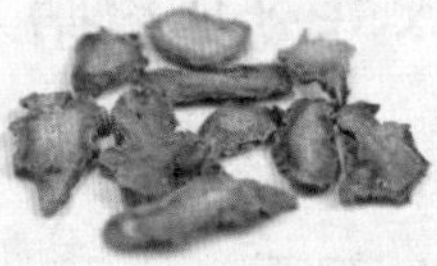

三七

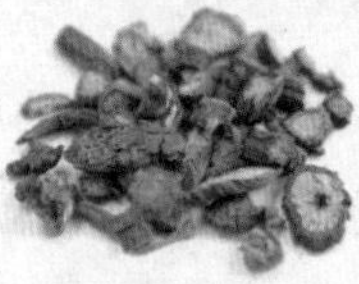

丹参

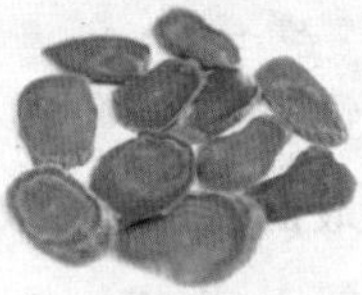

红参

材料

佛手 十克 丹参 五克 三七 五克
红参 五克 猪肚 一个

做法

① 将猪肚洗净，切成小块备用；
② 把佛手、丹参、三七、红参和猪肚一起放入锅中，加入适量清水；
③ 大火煲沸后，改用小火煲一小时，调味即可食用。

适应证

用于食后腹胀，嗳气不舒，上腹满闷，腹部隐痛或刺痛有灼热感等症。

第一节 | 亚健康人群对症药膳方

（八）胃下垂

胃下垂是指由于多种原因导致站立时胃大弯抵达盆腔，胃小弯弧线最低点降到髂嵴连线以下。轻度下垂一般无症状，下垂明显者可出现腹胀、上腹不适、腹痛、恶心、呕吐、便秘，甚至失眠、头晕、头痛、抑郁、心悸等全身症状。

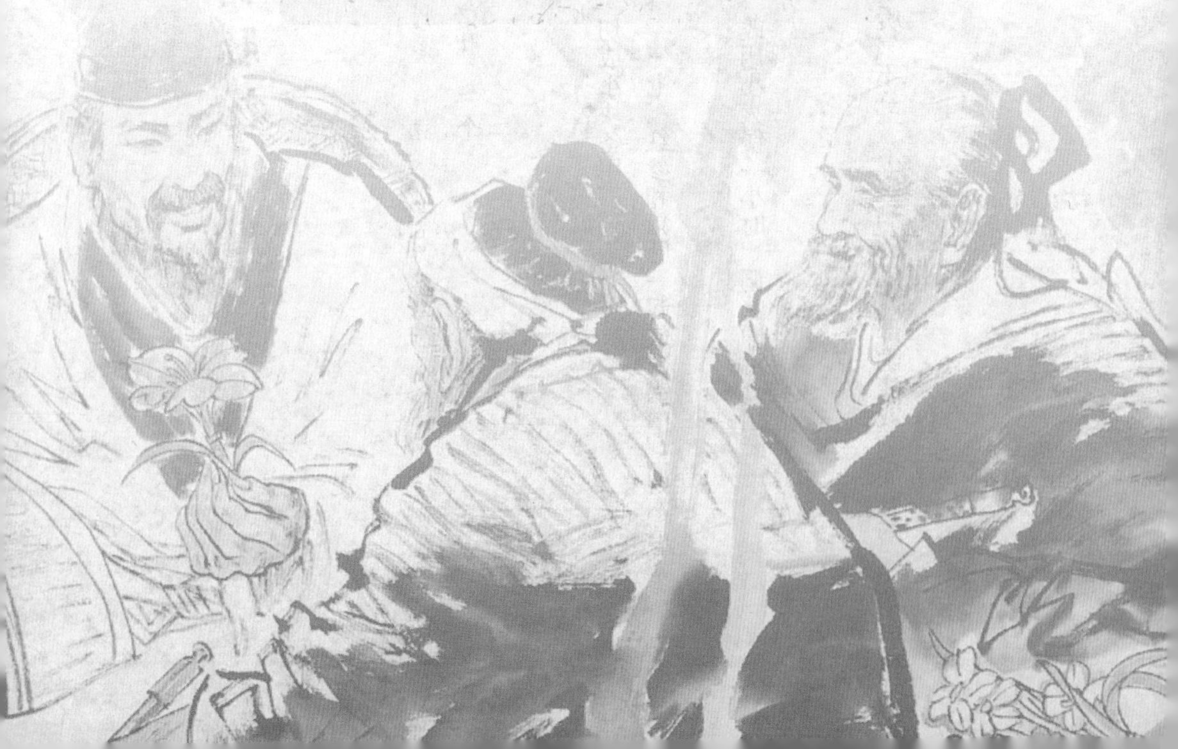

【气虚体质】

猪肚黄芪汤

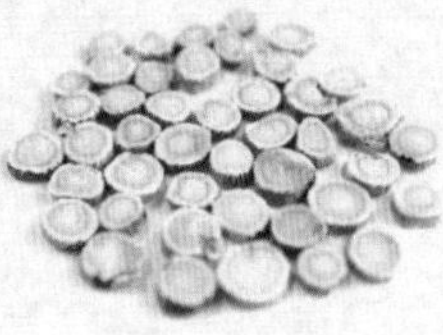
黄芪

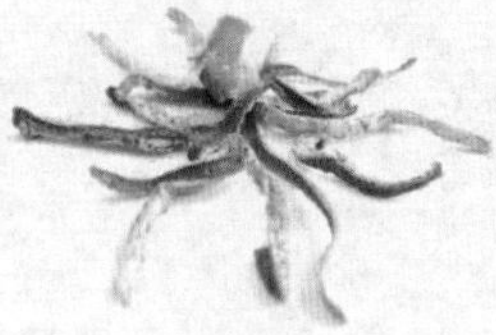
陈皮

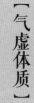

材料

黄芪 六十克　陈皮 十克
猪肚 一个

做法

① 将猪肚洗净备用；
② 再将黄芪和陈皮装入猪肚中，放入锅中，加入适量清水；
③ 大火煲沸后，改用小火煲一小时，调味即可食用。

适应证

用于胃下垂，并出现消化不良、腹胀、上腹不适、恶心呕吐等症。

第一节 | 亚健康人群对症药膳方

（九）胆囊炎

胆囊炎，根据其临床表现和临床经过，又可分为急性和慢性两种类型，常与胆石症合并存在。急性胆囊炎常表现为右上腹剧痛或绞痛，疼痛呈放射性，最常见的放射部位是右肩部和右肩胛骨下角等处，伴恶心、呕吐、畏寒、寒战、发热等全身症状。慢性胆囊炎表现为持续性右上腹钝痛、不适或右下肩胛区疼痛，有恶心、嗳气、反酸、腹胀和胃部灼热等消化不良症状，进食高脂或油腻食物后症状加重。

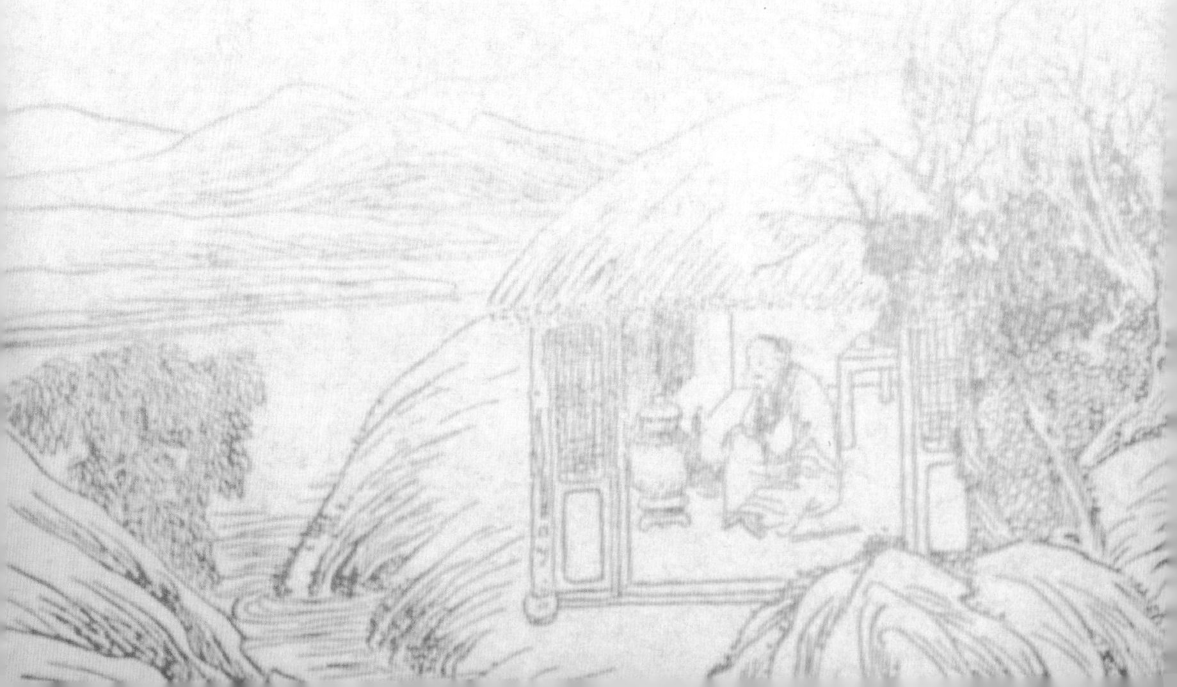

【湿热体质】

护胆茶

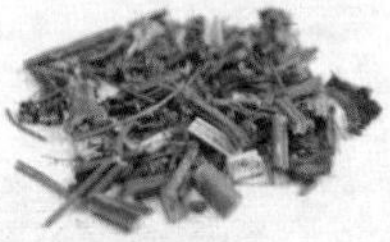

溪黄草

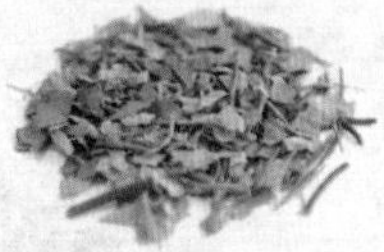

鸡骨草

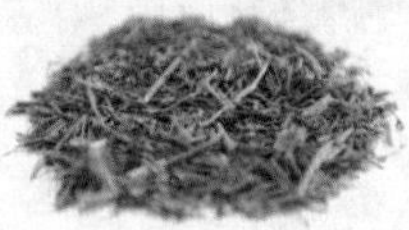

田基黄

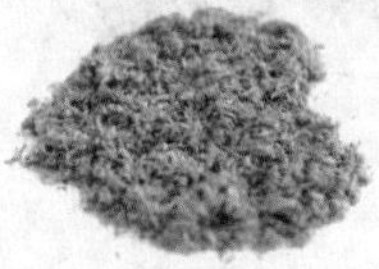

茵陈

材料

溪黄草 五克 鸡骨草 五克 田基黄 五克

茵陈 五克 白糖 适量

做法

①将溪黄草、鸡骨草、田基黄和茵陈一起放入锅中，加入适量清水；

②大火煲沸后，改用小火煲三十分钟，过滤出药汁，加白糖调味，代茶饮之。

适应证

用于胆囊炎急性发作期，并出现右上腹持续性痉痛，向右肩背放射，伴恶心、呕吐等症。

【气虚体质】

黄连红参饮

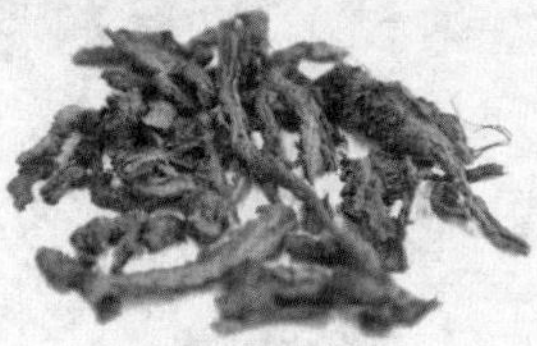

黄连

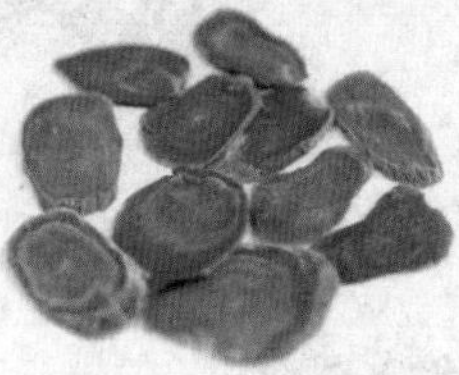

红参

材料

黄连　十克　红参　十克

做法

①将黄连和红参放入锅中，加入适量清水；

②大火煲沸后，改用小火煲三十分钟，即可饮用。

适应证

用于慢性胆囊炎反复发作，并出现消化不良、上腹闷胀、嗳气、胃部灼热等症。

第一节 | 亚健康人群对症药膳方

（十）腹泻

腹泻俗称“拉肚子”，是指排便次数明显超过平日习惯的频率，粪质稀薄，水分增加，排便量增加，或含未消化食物或脓血、黏液。腹泻常伴有排便急迫、肛门不适、失禁等症状。

【气虚体质】

健脾益气粥

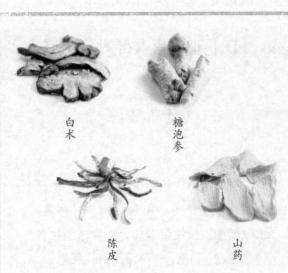

白术

糖泡参

陈皮

山药

材料

糖泡参 二十克 白术 十五克 山药 二十克

陈皮 三克 大米 五十克

做法

①将白术和陈皮加入适量清水中，煮开后煲三十分钟，过滤出药汁备用；

②把糖泡参、山药和大米一起放入锅中，加入药汁；

③大火煲沸后，改小火煲成粥，调味即可食用。

适应证

用于腹泻，并出现气短懒言、倦怠乏力、食少便溏、肢体无力等症。

【阳虚体质】

炮姜粥

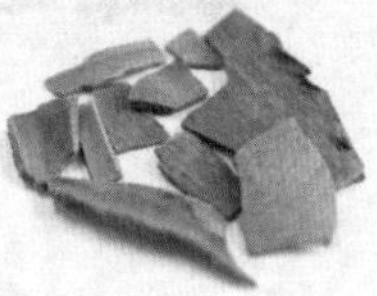

肉桂

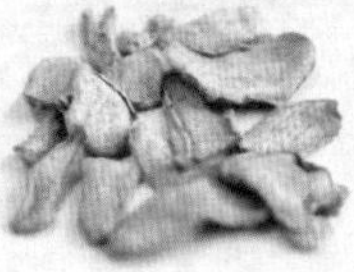

炮姜

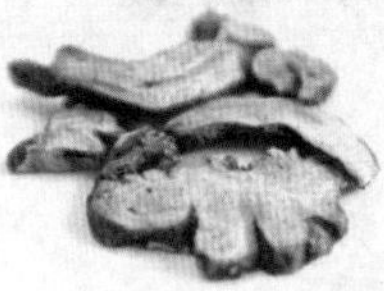

白术

材料

炮姜 六克　白术 十五克
肉桂 五克　大米 一百克

做法

① 将炮姜、白术和肉桂一起装入纱布袋，与大米一起放入锅中，加入适量清水；
② 大火煲沸后，改用小火煲成粥，取出纱布袋，调味即可食用。

适应证

用于腹泻，并出现泄泻清稀，甚如水样；腹痛肠鸣，遇冷加剧；脘闷食少；苔白腻等症。

【湿热体质】

五花茶

鸡蛋花

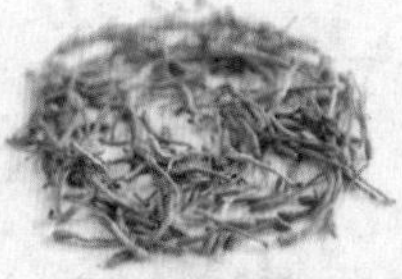
金银花

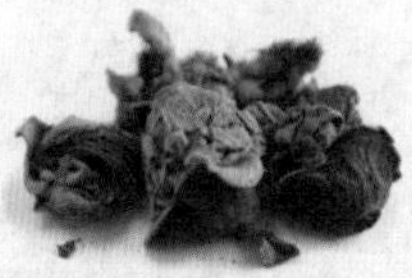
木棉花

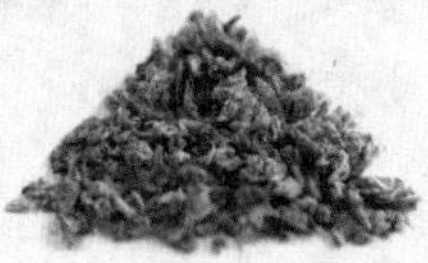
扁豆花

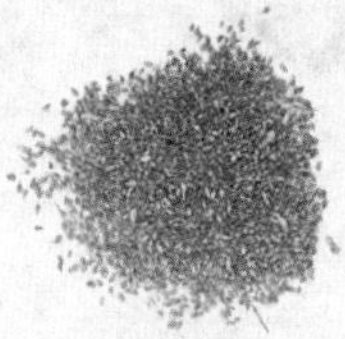
槐花

材料

木棉花　三克　金银花　三克　鸡蛋花　三克

扁豆花　三克　槐　花　三克

做法

① 将木棉花、金银花、鸡蛋花、扁豆花和槐花一起放入锅中，加入适量清水；

② 大火煲沸，改用小火煲三十分钟，过滤出药汁，即可饮用。

适应证

用于泄泻腹痛，泻下急迫，肛门灼热，泻下不爽，粪色黄褐而恶臭，甚至带黏液、脓血，烦热口渴，小便短赤，舌红苔黄腻等症。

第一节｜亚健康人群对症药膳方

（十一）便秘

便秘主要是出现排便次数减少、粪便量减少、粪便干结、排便费力等症，如超过6个月即为慢性便秘。

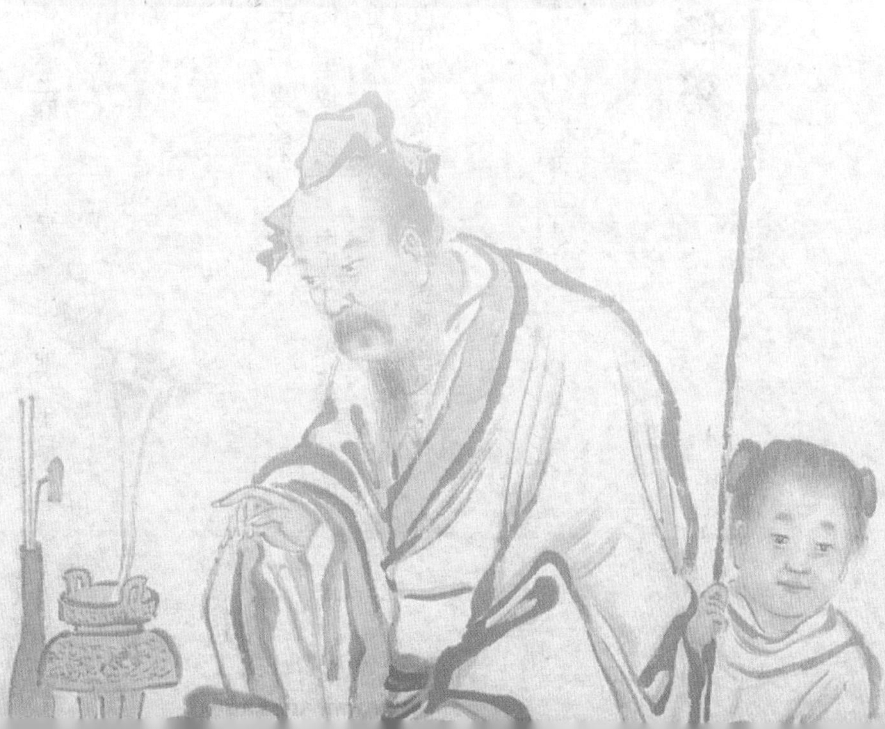

【阴虚体质】

瓜子麻仁粥

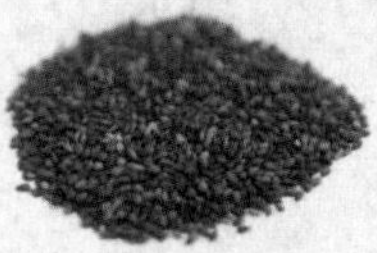
黑芝麻

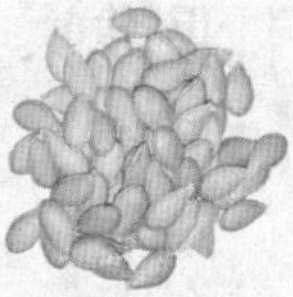
南瓜子

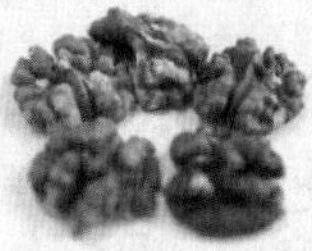
核桃

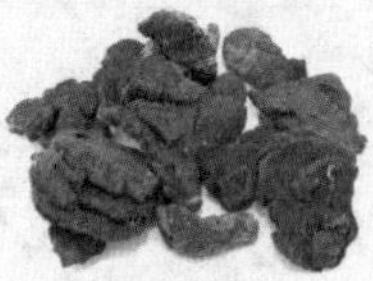
生地

材料

南瓜子 三十克 黑芝麻 三十克 生地 十克

核桃 三十克 松子仁 三十克

黑米 一百克 蜂蜜 适量

做法

①将南瓜子炒香去壳，黑芝麻研碎备用；

②把核桃、松子仁、生地、黑米、南瓜子和黑芝麻一起放入锅中，加入适量清水；

③大火煲沸后，改用小火煲成粥，加蜂蜜调味即可食用。

适应证

用于便秘，并出现口干口渴、舌干红等症。

【阳虚体质】

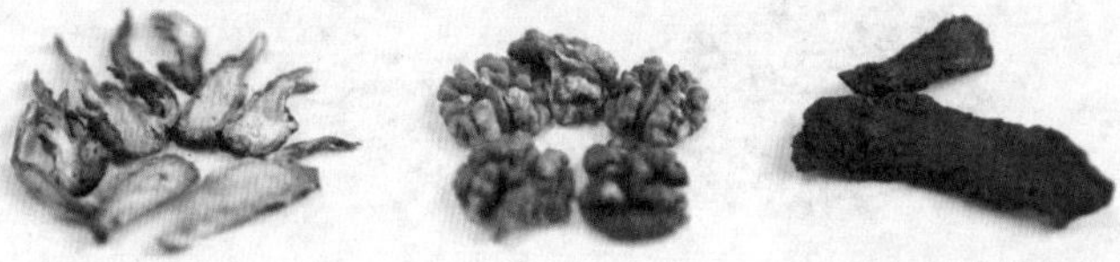

苁蓉核桃汤

材料

肉苁蓉 三十克　核桃 十五克

当　归 五克　羊肉 二百克

做法

① 将羊肉洗净，切成小块备用；

② 把肉苁蓉、当归、核桃和羊肉一起放入锅中，加入适量清水；

③ 大火煲沸后，改用小火煲至羊肉熟烂，调味即可食用。

适应证

用于大便艰难，排出困难，小便清长，面色苍白，四肢不温，喜热畏寒，腹中冷痛，或腰脊冷重，舌胖大有齿痕等症。

【气虚体质】

黄芪麻仁饮

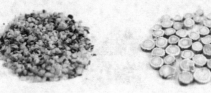

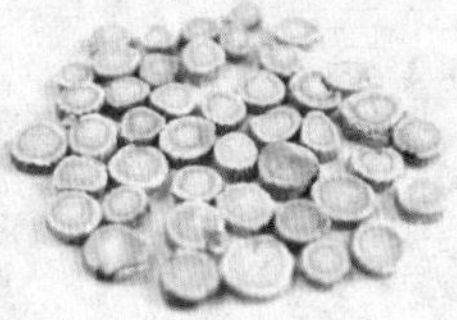
黄芪

火麻仁

材料

黄　芪　三十克
火麻仁（打碎）　十克
蜂　蜜　适量

做法

①将黄芪和火麻仁一起放入锅中，加入适量清水；
②大火煲沸后，改用小火煲三十分钟，加入蜂蜜即可饮用。

适应证

用于粪质并不干硬，虽有便意，但临厕努挣乏力，便难排出，汗出气短，便后乏力，面白神疲，肢倦懒言，舌淡苔白等症。

【湿热体质】

麻仁决明粥

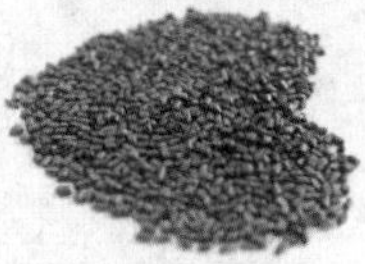
决明子

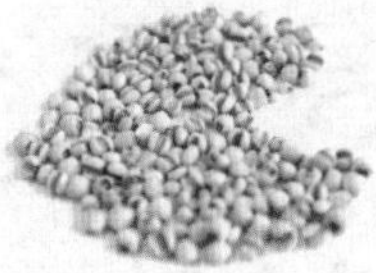
薏米

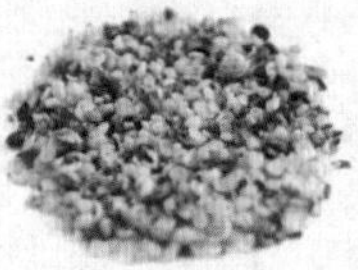
火麻仁

材料

火麻仁（打碎） 十五克 决明子 十克
薏 米 三十克 大 米 一百克

做法

① 将火麻仁和决明子一起放入锅中，加入适量清水，煮开后煲三十分钟，过滤出药汁备用；
② 把大米放入锅中，加入薏米和药汁；
③ 大火煲沸后，改小火煲成粥，调味即可食用。

适应证

用于大便干结，小便短赤，面赤身热，或兼有腹胀，腹痛，口苦口臭，舌红苔黄燥等症。

第一节 | 亚健康人群对症药膳方

（十二）痔疮

痔疮是一种位于肛门部位的常见疾病，任何年龄都可发病。主要表现为便血，肛门口坠胀、疼痛等。

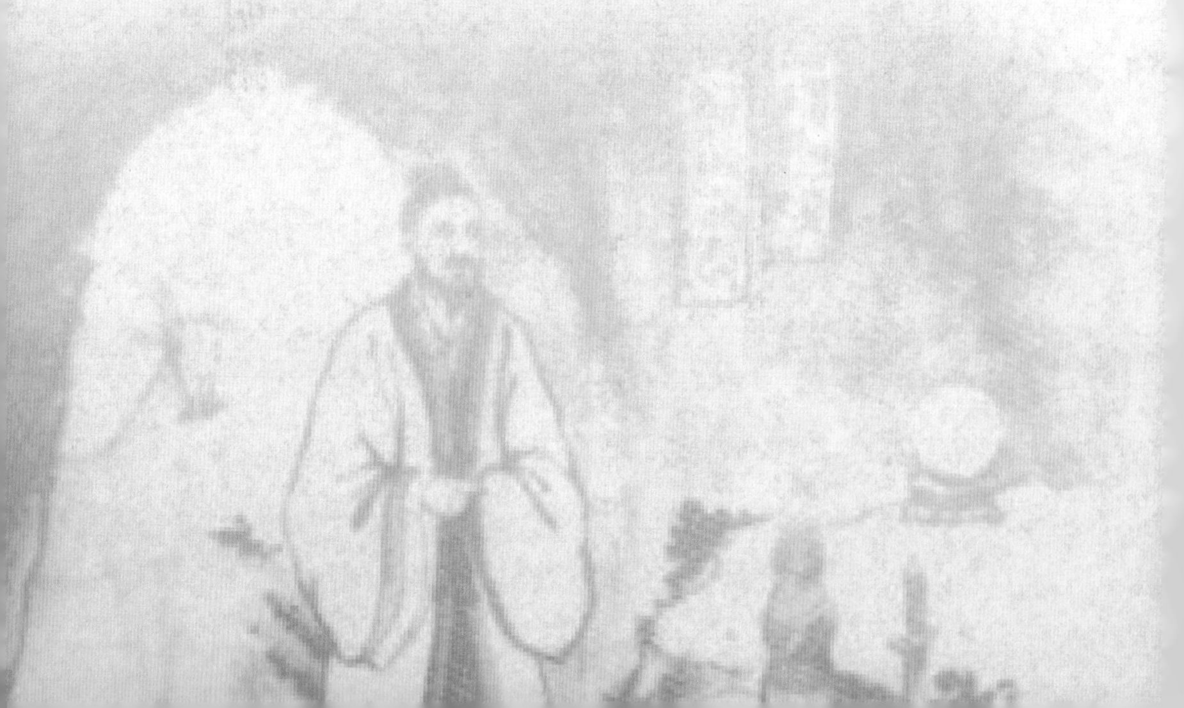

【湿热体质】

马齿苋粥

材料

马齿苋 二十克
大 米 一百克

做法

① 把马齿苋和大米一起放入锅中，加入适量清水；
② 大火煲沸后，改用小火煲成粥，调味即可食用。

适应证

用于痔疮出现肛门坠胀灼痛，便血，大便干结，小便短赤，口苦咽干，舌红，舌苔黄厚腻等症。

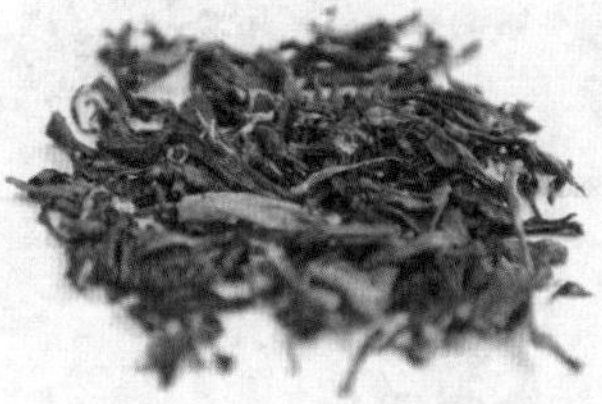

马齿苋

【阳虚体质】

槐花地榆饮

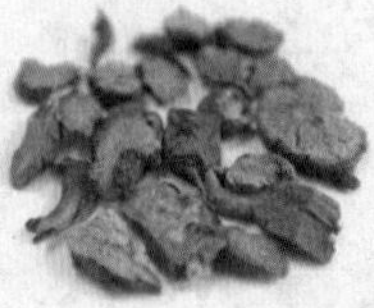
地榆

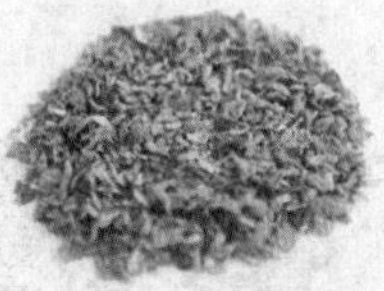
槐花

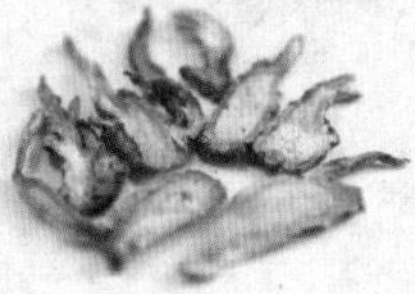
当归

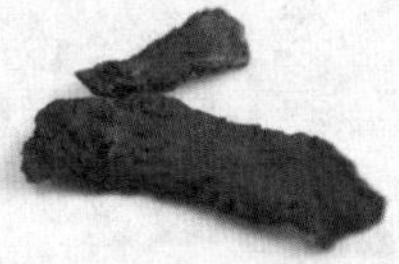
肉苁蓉

材料

槐花 十克　地榆 十克　肉苁蓉 三十克
当归 五克　蜂蜜 适量

做法

①将槐花、地榆、肉苁蓉和当归一起放入锅中，加入适量清水；
②大火煲沸后，改用小火煲三十分钟，过滤出药汁，加入蜂蜜调味即可饮用。

适应证

用于阳虚体质引起的痔疮，并出现肛门不适、痔核脱出、便血、排便不畅等症。

【气虚体质】

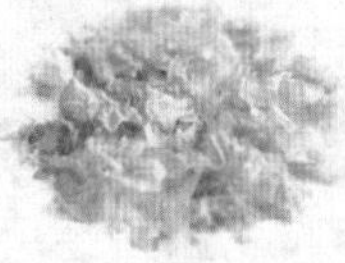
银耳

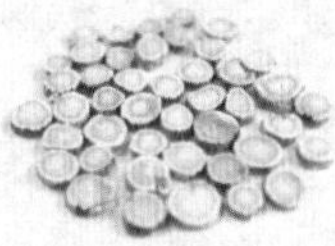
黄芪

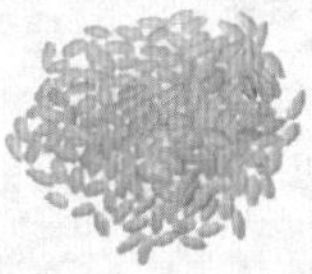
冬瓜子

银耳黄芪饮

材料

银耳 十克 冬瓜子 三十克
黄芪 三十克 蜂蜜 适量

做法

①将银耳洗净，浸泡三十分钟备用；
②把银耳、冬瓜子和黄芪一起放入锅中，加入适量清水；
③大火煲沸后，改用小火煲一小时，加入蜂蜜，调味即可饮用。

适应证

用于气虚型的内痔，并出现便后出血、气短懒言、乏力等症。

第一节｜亚健康人群对症药膳方

（十三）汗证（自汗、盗汗）

汗证，中医病名，是指不正常出汗的一种病证，包括自汗和盗汗。自汗是不因劳累活动，不因天热及穿衣过暖和服用发散药物等因素而自然汗出的表现。盗汗是以入睡后汗出异常、醒后汗泄即止为特征的一种病证。

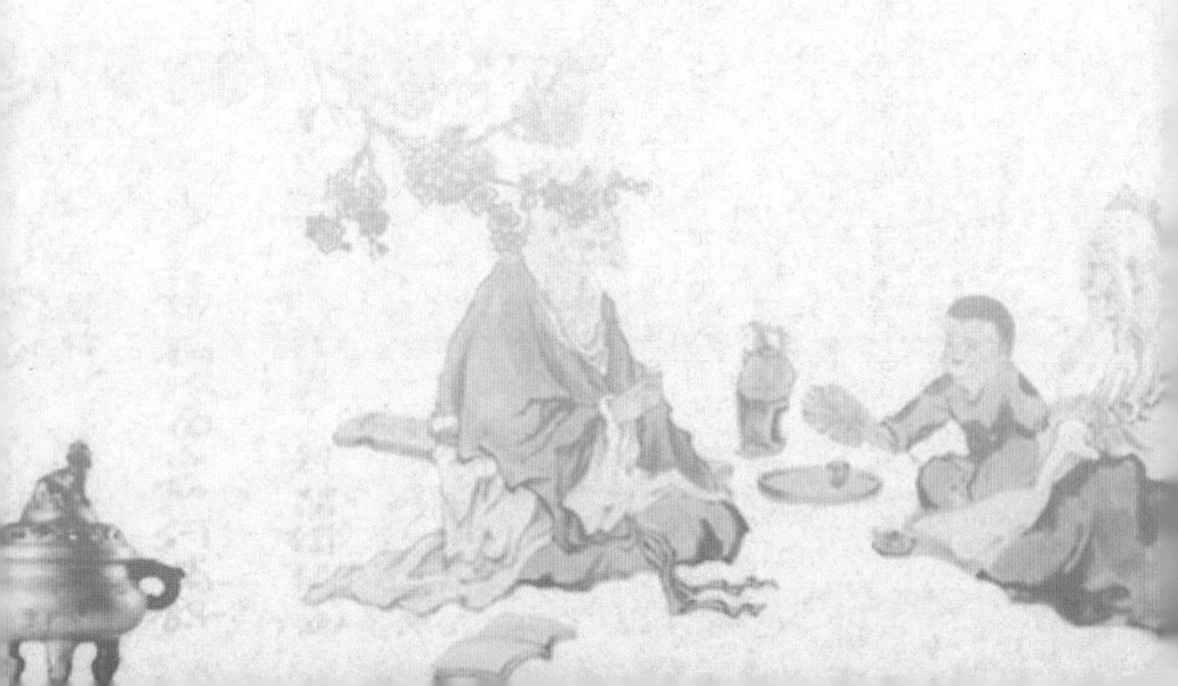

【气虚体质】

固表粥

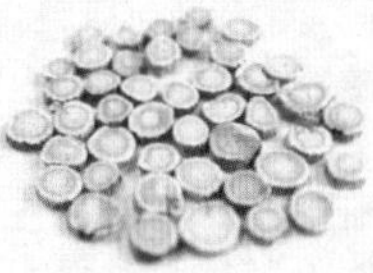
黄芪

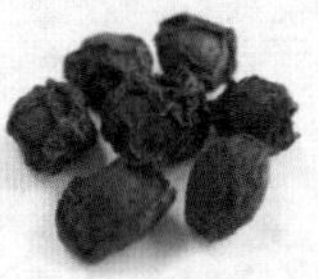
乌梅

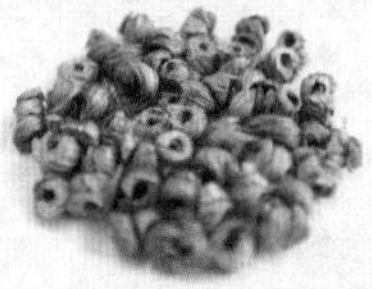
石斛

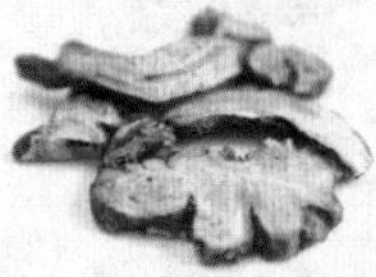
白术

材料

乌梅 三枚 黄芪 三十克 白术 十五克

石斛 五克 大米 一百克

做法

①将黄芪、白术和石斛加入适量清水中，煮开后煲三十分钟，过滤出药汁备用；

②把乌梅和大米一起放入锅中，加入药汁；

③大火煲沸后，改小火煲成粥，调味即可食用。

适应证

用于虚汗，并出现汗出不止、倦怠乏力、精神不振、舌淡苔白，舌边有齿痕等症。

【阴虚体质】

花旗参炖乌龟汤

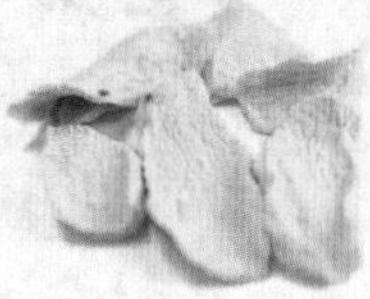
山药

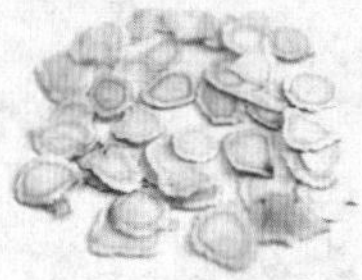
花旗参

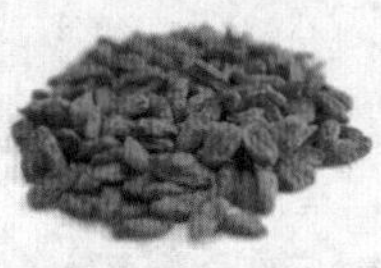
枸杞

材料

花旗参 八克　枸杞 十克

山 药 十五克　乌龟 一只

做法

①将乌龟洗净，切成小块备用；

②把花旗参、枸杞、山药和乌龟一起放入炖盅，加入适量清水；

③大火煲沸后，改用小火隔水炖一小时，调味即可食用。

适应证

用于虚汗，并出现烦躁不安、入睡汗出、醒后汗止、腰膝酸软等症。

第一节 | 亚健康人群对症药膳方

（十四）贫血

贫血是指人体外周血红细胞容量减少，低于正常范围下限的一种常见的临床症状。我国血液病学家认为在我国海平面地区，成年男性 Hb<120g/L，成年女性（非妊娠）Hb<110g/L，孕妇 Hb<100g/L 就有贫血。临床可见皮肤、黏膜苍白，头昏，耳鸣，头痛，失眠，多梦，记忆减退，注意力不集中，心悸，气短，腹部胀满，食欲减低，甚至女性月经量减少、闭经等症状。

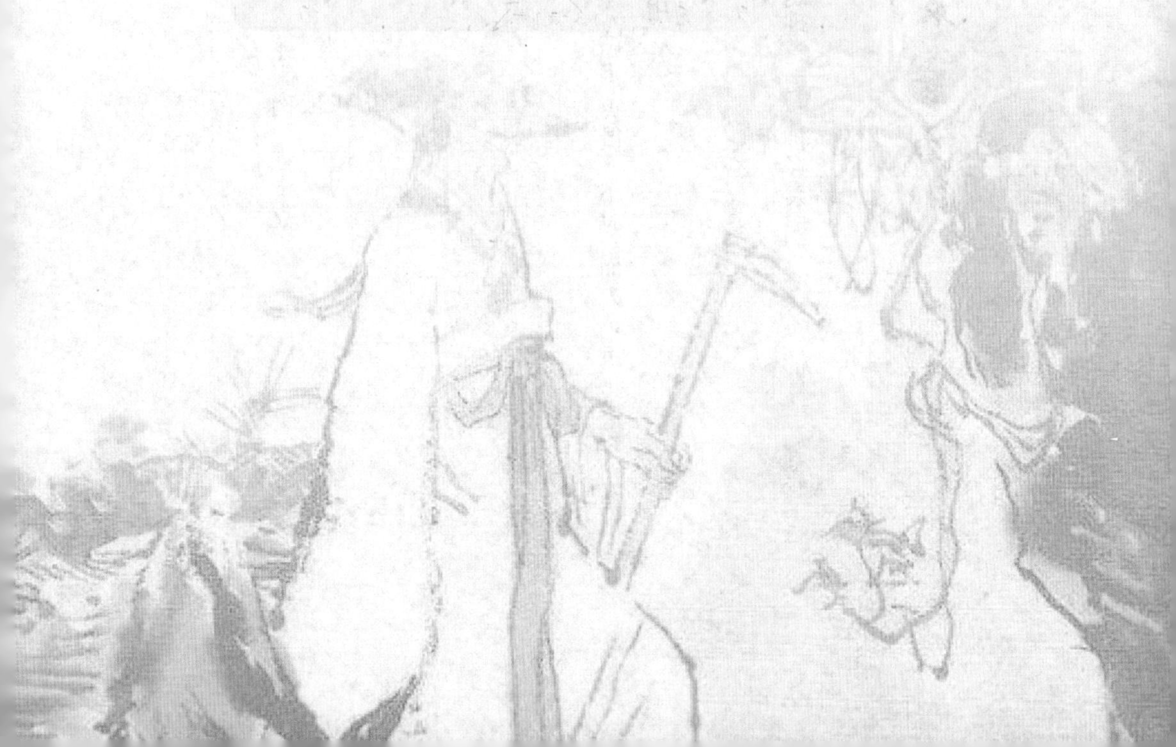

【气虚体质】

莲子红枣蛋汤

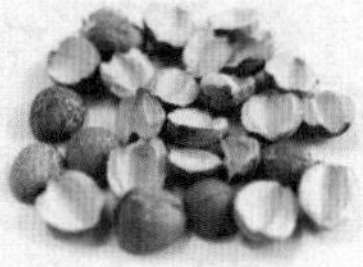
莲子

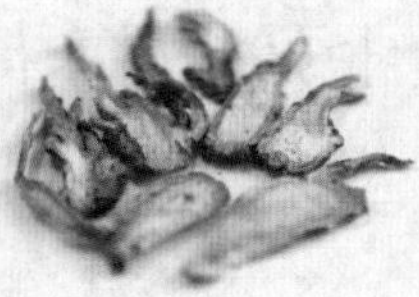
当归

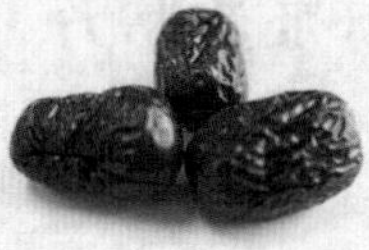
红枣

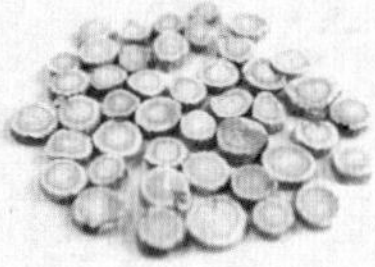
黄芪

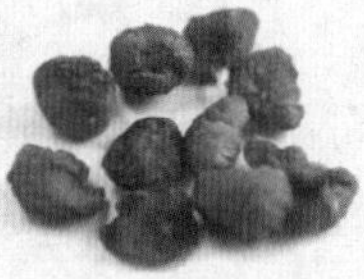
龙眼肉

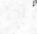

材料

莲子 十克　龙眼肉 三十克
红枣 二十克　当归 五克
黄芪 十五克　鸡蛋 一个

做法

①将莲子、龙眼肉、红枣、当归和黄芪一起放入锅中，加入适量清水；

②大火煲沸后，改用小火煲一小时，加入鸡蛋，再煲三分钟，调味即可食用。

适应证

用于贫血，并出现乏力，神经衰弱、心悸、怔忡、健忘、睡眠不安等症。

第一节丨亚健康人群对症药膳方

（十五）失眠

失眠是指无法入睡或无法保持睡眠状态，导致睡眠不足。因为各种原因引起入睡困难、睡眠深度或频度过短、早醒及睡眠时间不足或质量差等，是临床上的一种常见病。

【阴虚体质】

莲子宁心汤

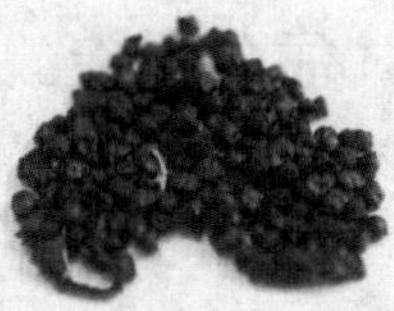
五味子

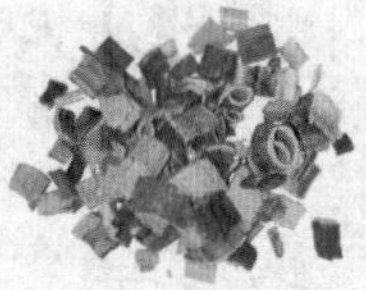
合欢皮

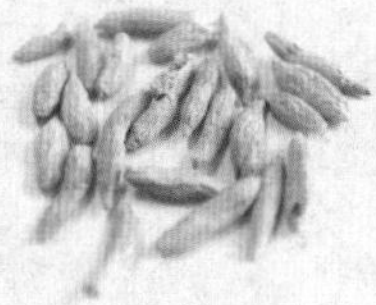
麦冬

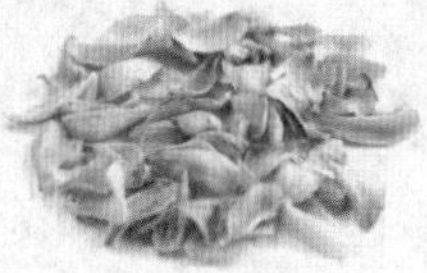
百合

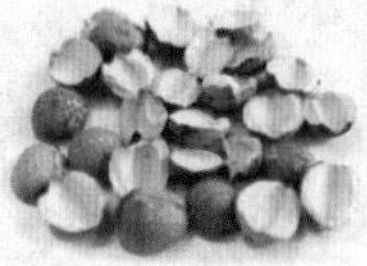
莲子

材料

莲　子　二十克　麦冬　十克
五味子　六克　百合　二十克
合欢皮　十五克　瘦肉　一百克

做法

①将瘦肉洗净，切成小块备用；
②把莲子、麦冬、五味子、百合、合欢皮和瘦肉一起放入锅中，加入适量清水；
③大火煲沸后，改用小火煲一小时，调味即可食用。

适应证

用于失眠，并出现干咳、口干、心烦、心悸等症。

【气郁体质】

丹芝饮

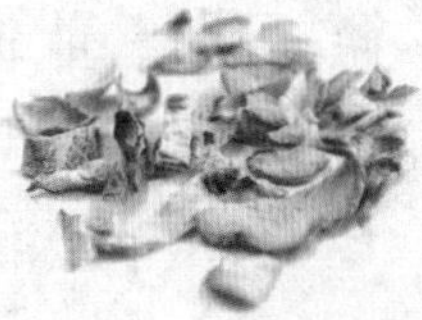
佛手

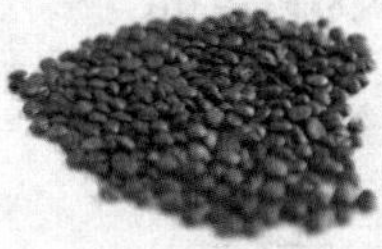
酸枣仁

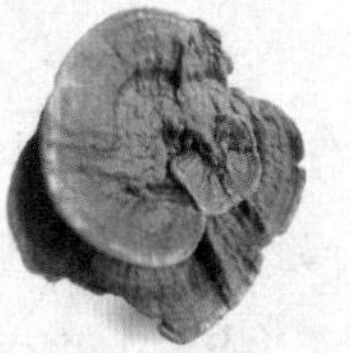
灵芝

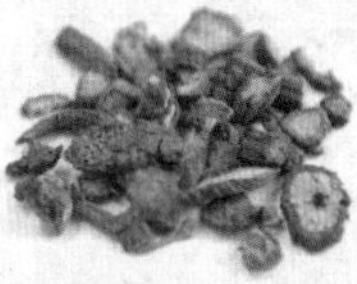
丹参

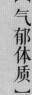

材料

灵　芝　二十克　佛手　六克　丹参　十五克

酸枣仁　十克　白糖　适量

做法

①将灵芝、佛手、丹参和酸枣仁一起放入锅中，加入适量清水；

②大火煲沸后，改用小火煲三十分钟，过滤出药汁，加入白糖，调味即可饮用。

适应证

用于失眠，并出现烦躁易怒、经常叹气、抑郁寡欢等症。

第一节 | 亚健康人群对症药膳方

（十六）痤疮

痤疮是毛囊皮脂腺单位的一种慢性炎症性皮肤病，主要好发于青少年，临床表现以好发于面部的粉刺、丘疹、脓疱、结节等多形性皮损为特点。

【湿热体质】

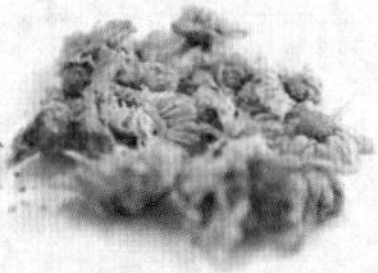
菊花

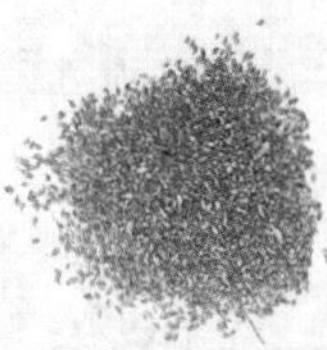
槐花

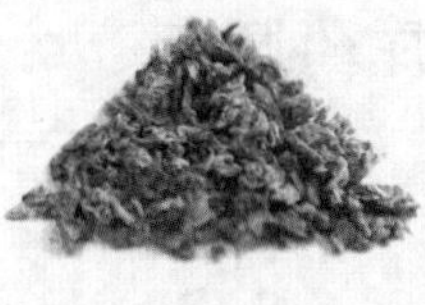
扁豆花

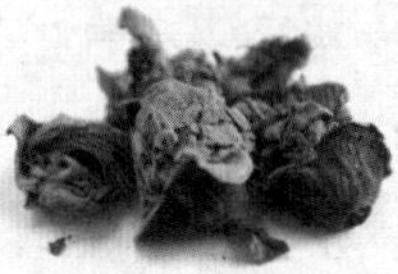
木棉花

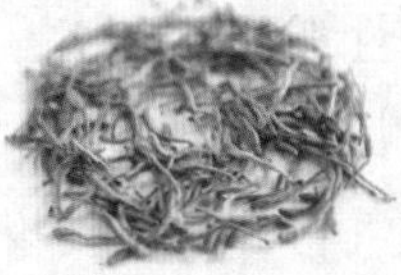
金银花

五花茶

材料

菊花 五克 木棉花 五克 槐花 五克

金银花 五克 扁豆花 五克 冰糖 适量

做法

①将菊花、木棉花、槐花、金银花和扁豆花一起放入锅中，加入适量清水；

②大火煲沸后，改用小火煲三十分钟，过滤出药汁，加入冰糖调味，即可代茶饮用。

适应证

用于皮肤湿疹、痤疮，并出现口苦口臭、大便粘、心胸烦闷、舌红苔黄腻等症。

第二节 | 中老年人常见病对症药膳方

（一）哮喘

哮喘是一种气道慢性炎症性疾病，此种炎症常伴随引起气道反应性增高，并引起反复发作性的喘息、气急、胸闷或咳嗽等症状，常在夜间和（或）清晨发作、加剧，多数患者可自行缓解或经治疗缓解。

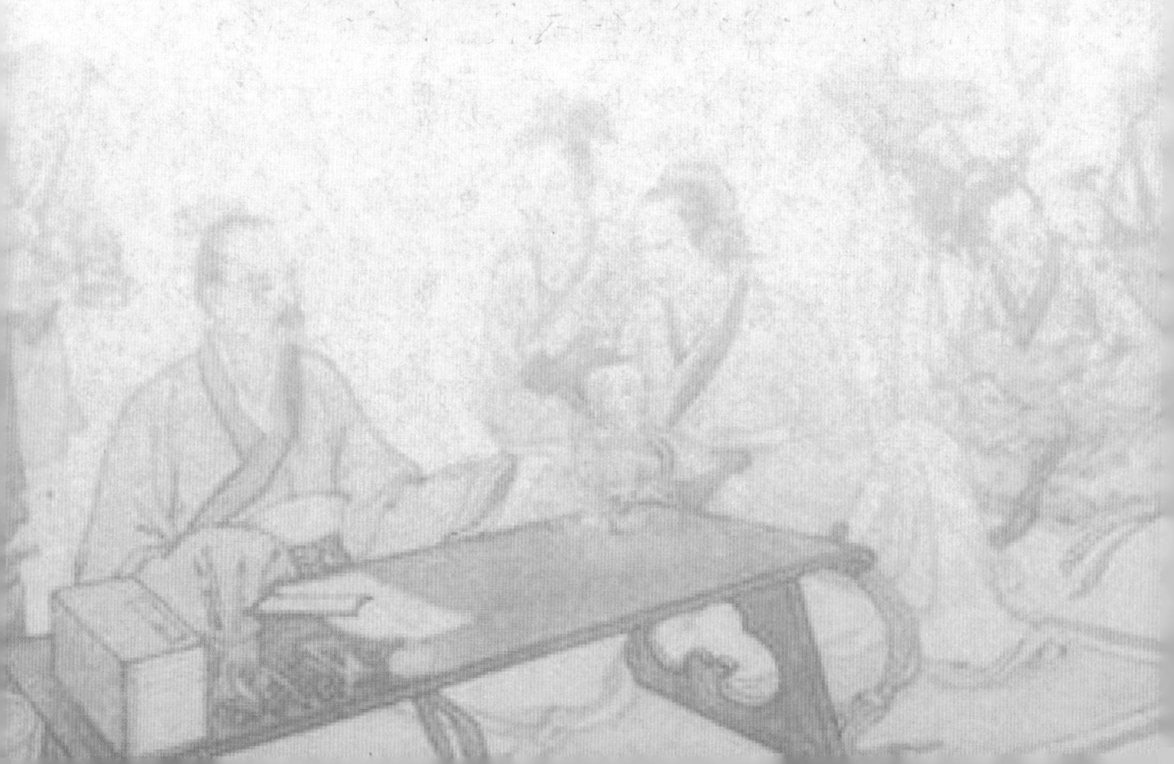

【阳虚体质】

白果蛤蚧汤

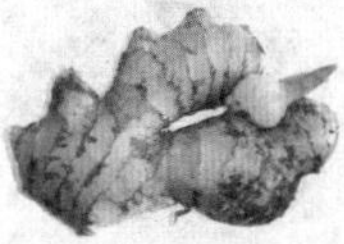
生姜

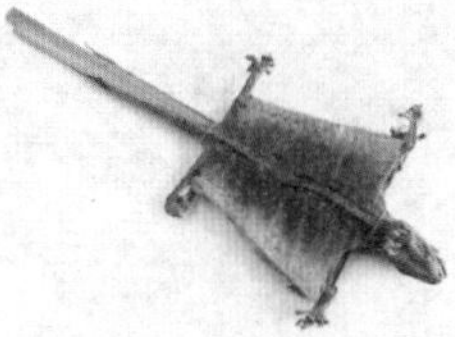
蛤蚧

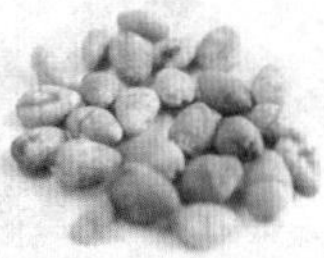
白果

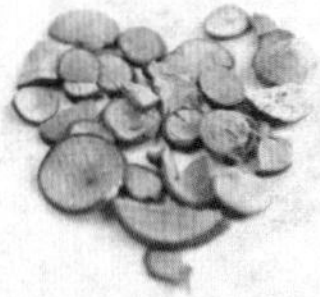
乌药

材料

白果 十克 乌 药 十五克 生姜 五克
蛤蚧 一对 鳄鱼肉 二百克

做法

①将蛤蚧洗净，去头脚备用；鳄鱼肉洗净，切成小块备用；
②把白果、乌药、生姜、蛤蚧和鳄鱼肉一起放入炖盅，加入适量清水；
③大火煲沸后，改用小火隔水炖一小时，调味即可食用。

适应证

用于哮喘，并出现喘促短气，自汗恶风，咳声低弱，遇寒尤甚，或喘促日久，呼多吸少，动则喘甚，倦怠无力，腰膝冷痛等症。

【阴虚体质】

枸杞汤

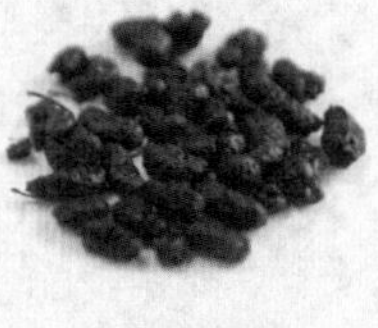

桑葚子

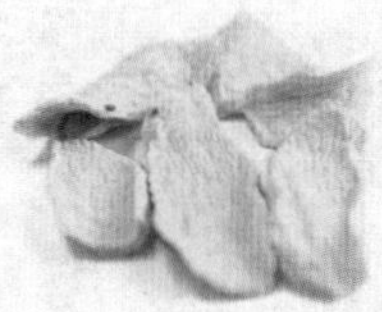

山药

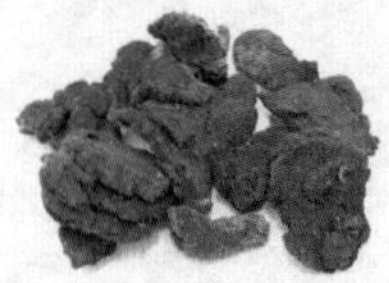

生地

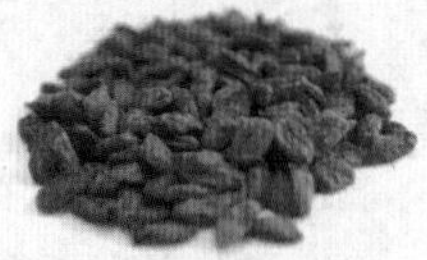

枸杞

材料

山药 二十克 生地 十五克 枸杞 十克

桑葚子 十五克 紫河车 半个

做法

①将紫河车去除瘀血，洗净，切成小块备用；

②把山药、生地、枸杞、桑葚子和紫河车一起放入炖盅，加入适量清水；

③大火煲沸后，改用小火隔水炖一小时，调味即可食用。

适应证

用于哮喘缓解期，并出现气促不足以息、盗汗、手足心发热、皮肤干燥、干咳无痰等症。

杏仁猪肺粥

【痰湿体质】

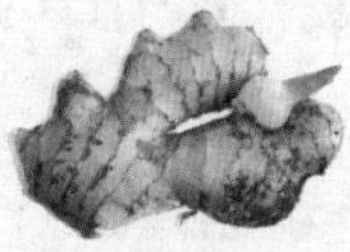
生姜

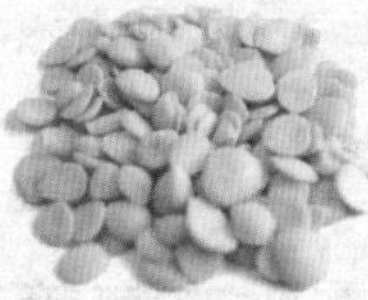
南杏仁

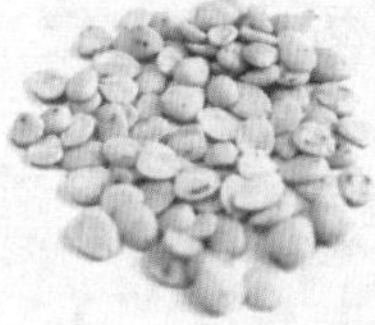
北杏仁

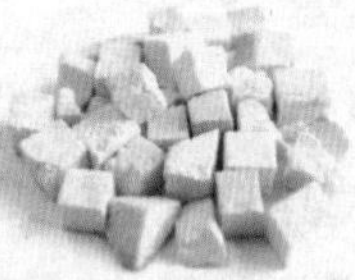
茯苓

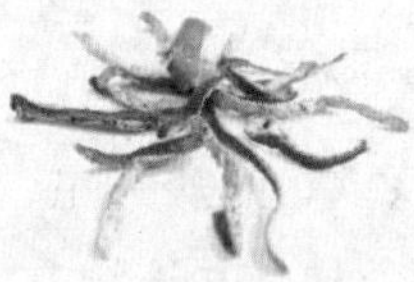
陈皮

材料

南杏仁 十克 北杏仁 十克 茯苓 十五克

陈皮 五克 生姜 二十克

猪肺 五百克 大米 一百克

做法

①将猪肺洗净，切成小块备用；

②把南北杏、茯苓、陈皮、生姜、猪肺和大米一起放入锅中，加入适量清水；

③大火煲沸后，改用小火煲成粥，调味即可食用。

适应证

用于哮喘痰饮内盛者，并出现咳嗽，痰多，呼吸不顺，动则气喘，喉中哮鸣，腹部肥满、松软，胸部满闷，口黏，苔白厚腻等症。

第二节 | 中老年人常见病对症药膳方

（二）慢性支气管炎

慢性支气管炎是支气管壁的慢性、非特异性炎症。临床以咳嗽、咳痰为主要症状，每年发病持续3个月，并连续2年或2年以上。当慢性支气管炎或（和）肺气肿患者肺功能检查出现气流受限并且不能完全可逆时，诊断为慢性阻塞性肺疾病。

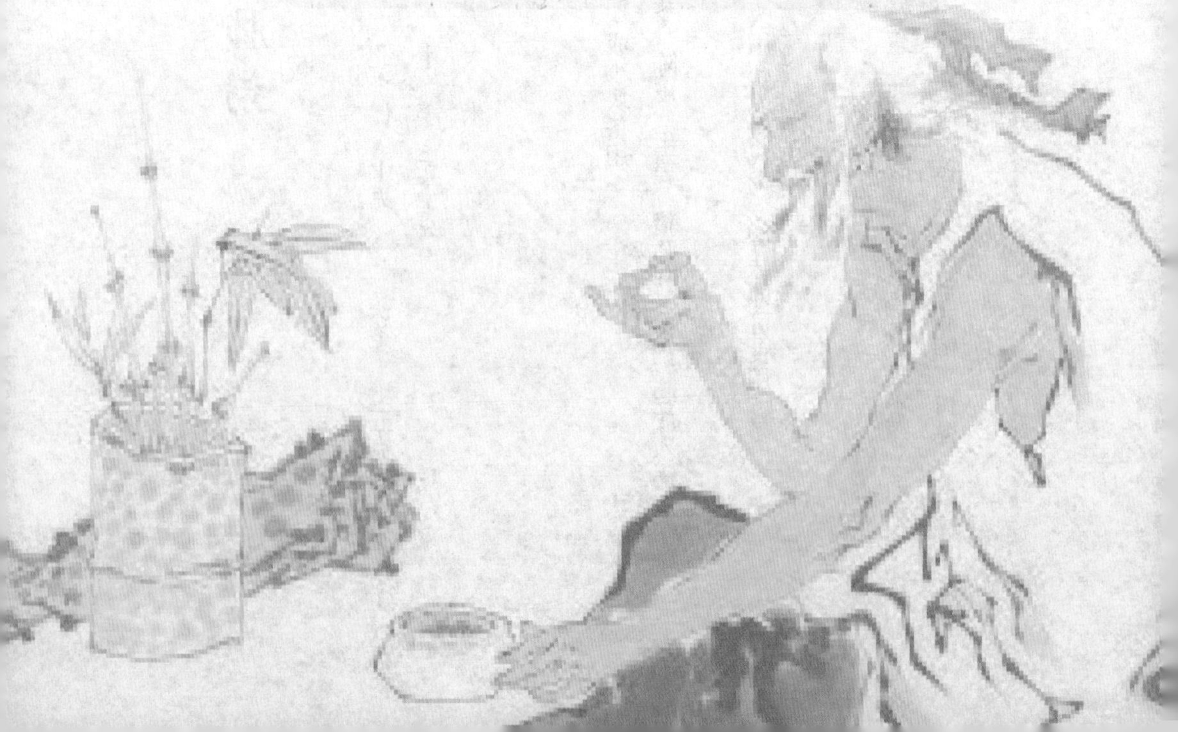

【痰湿体质】

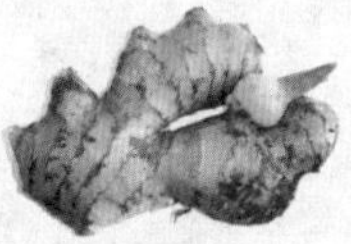
生姜

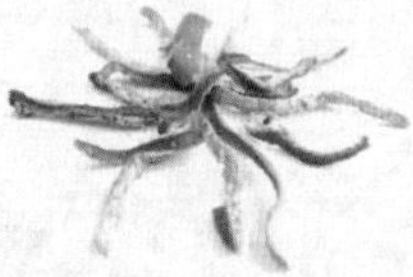
陈皮

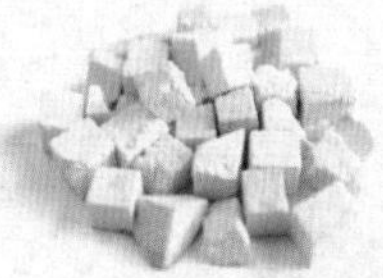
茯苓

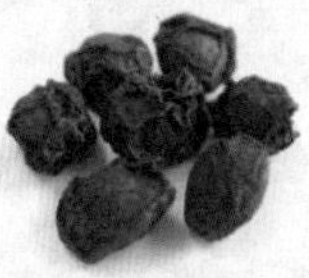
乌梅

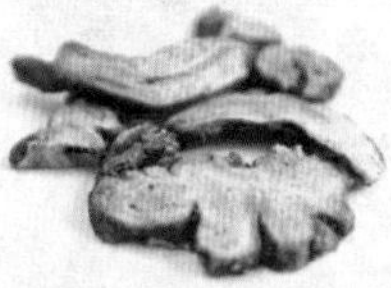
白术

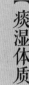

化痰饮

材料

陈皮　六克　茯苓　十克　白术　十克
生姜　二十克　乌梅　三枚

做法

①将陈皮、茯苓、白术和乌梅一起放入锅中，加入适量清水；
②大火煲沸后，改用小火煲三十分钟后，过滤出药汁，再加入生姜，小火煲十分钟，调味即可饮用。

适应证

用于咳嗽多痰，并出现容易困倦、胸脘作闷、苔白厚腻等症。

红参蛤蚧粥

【气虚体质】【阳虚体质】

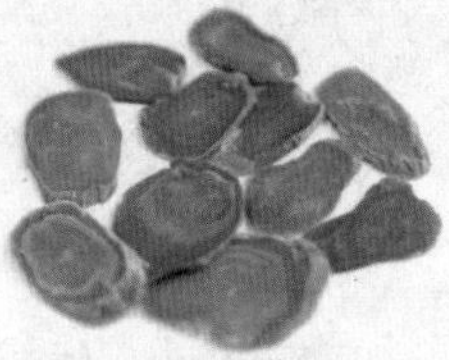
红参

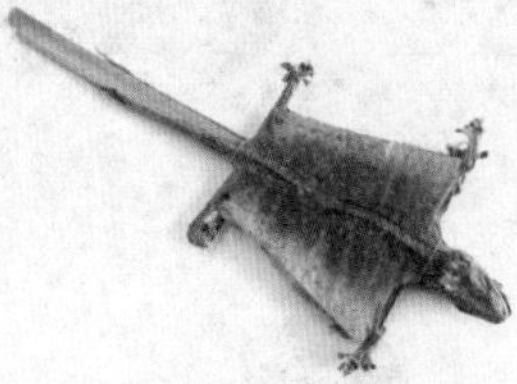
蛤蚧

材料

红参 五克　蛤蚧 一对　大米 一百克

做法

① 将蛤蚧洗净，去头脚，撕成小块备用；
② 把红参、蛤蚧和大米一起放入锅中，加入适量清水；
③ 大火煲沸后，改用小火煲成粥，调味即可食用。

适应证

用于肺肾两虚的老慢支患者，并出现咳嗽吐痰，痰稀色白，时而喘促，动则加剧，面色暗淡，纳差脘痞，形瘦便溏，形寒肢冷，腰膝酸软等症。

第二节 | 中老年人常见病对症药膳方

（三）高血压

高血压是以血压升高（收缩压≥ 140mmHg 和（或）舒张压≥ 90mmHg）为主要临床表现的综合征，是最常见的慢性病，也是心脑血管疾病最主要的危险因素之一。

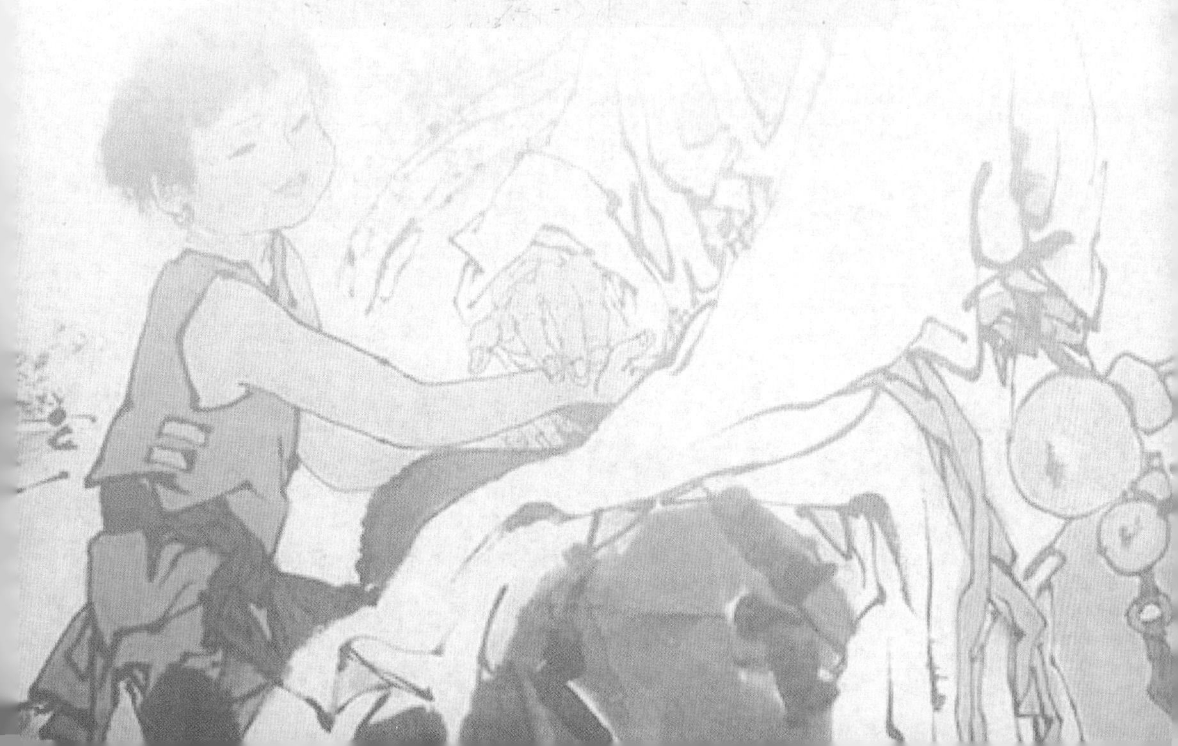

【阴虚体质】

降压茶

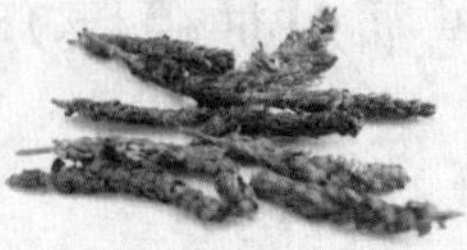

夏枯草

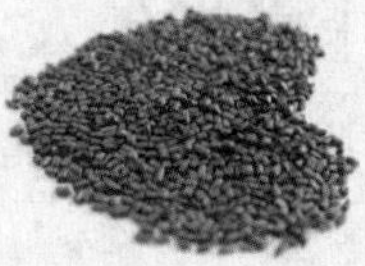

决明子

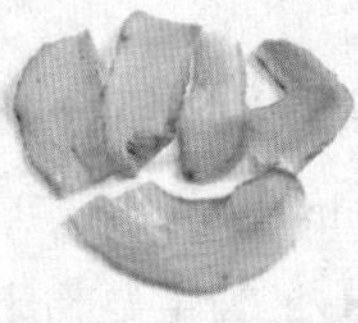

天麻

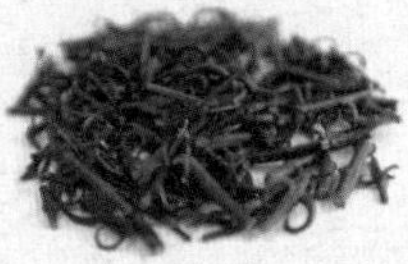

钩藤

材料

钩　藤　十克　　夏枯草　十克
决明子　十五克　天　麻　十克

做法

①将夏枯草、决明子和天麻一起放入锅中，加入适量清水；
②大火煲沸后，改用小火煲二十分钟后，加入钩藤，再煲十五分钟，即可代茶饮用。

适应证

用于高血压，并出现眩晕耳鸣、头痛头胀、心烦易怒、失眠多梦、舌红少苔等症。

【血瘀体质】

芪丹饮

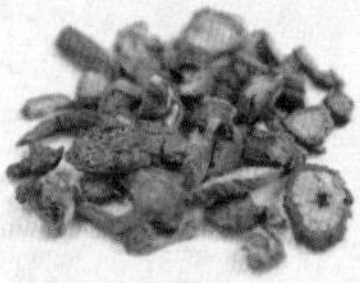

丹参

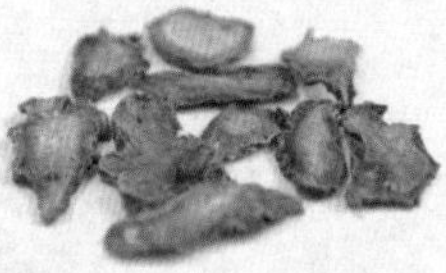

三七

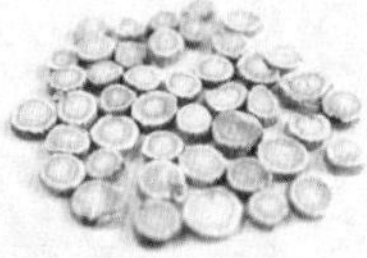

黄芪

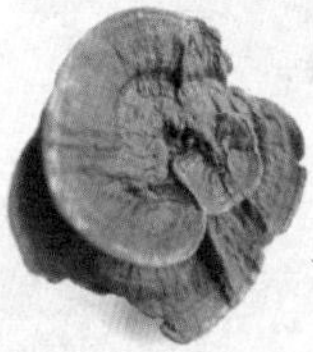

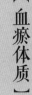

灵芝

材料

黄芪 十五克　丹参 十五克
三七 五克　灵芝 三十克

做法

①将黄芪、丹参、三七和灵芝一起放入锅中，加入适量清水；
②大火煲沸后，改用小火煲三十分钟，过滤出药汁，代茶饮用。

适应证

用于高血压，并出现头晕肢麻、头痛头胀、胃纳呆滞、舌质暗，舌边有瘀斑等症。

【痰湿体质】

加味海蜇拌香芹

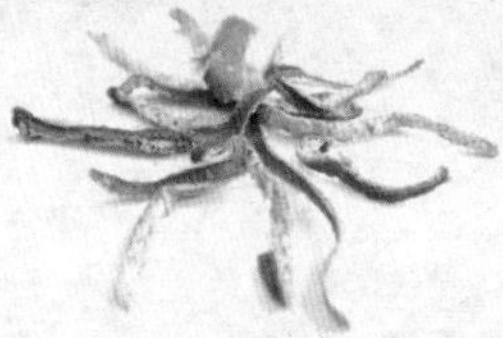

陈皮

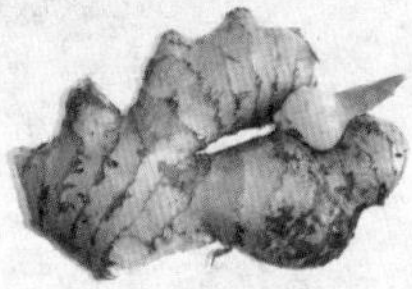

生姜

材料

海蜇皮 一百克 芹菜 五十克

陈皮 五克 生姜 二十克

做法

①将海蜇皮用凉开水洗净，搓去腥味，浸泡一时小后沥干，切成丝，芹菜用水焯后，切成丝备用；

②把陈皮和生姜放入锅中，加入二百毫升清水，煎汁浓缩备用；

③再将海蜇皮、芹菜放盘中，加入煎汁及麻油、醋、少量盐，拌匀后食用。

适应证

用于高血压，并出现头晕头重、困倦乏力、腹胀痞满等症。

第二节 | 中老年人常见病对症药膳方

（四）低血压

低血压是指体循环动脉压力低于正常的状态，一般认为成年人上肢动脉血压低于90/60mmHg即为低血压。临床常见头晕、头痛、食欲不振、疲劳、脸色苍白、消化不良、晕车船等表现，严重者可出现直立性眩晕、四肢冷、心悸、呼吸困难等症状，甚至晕厥。

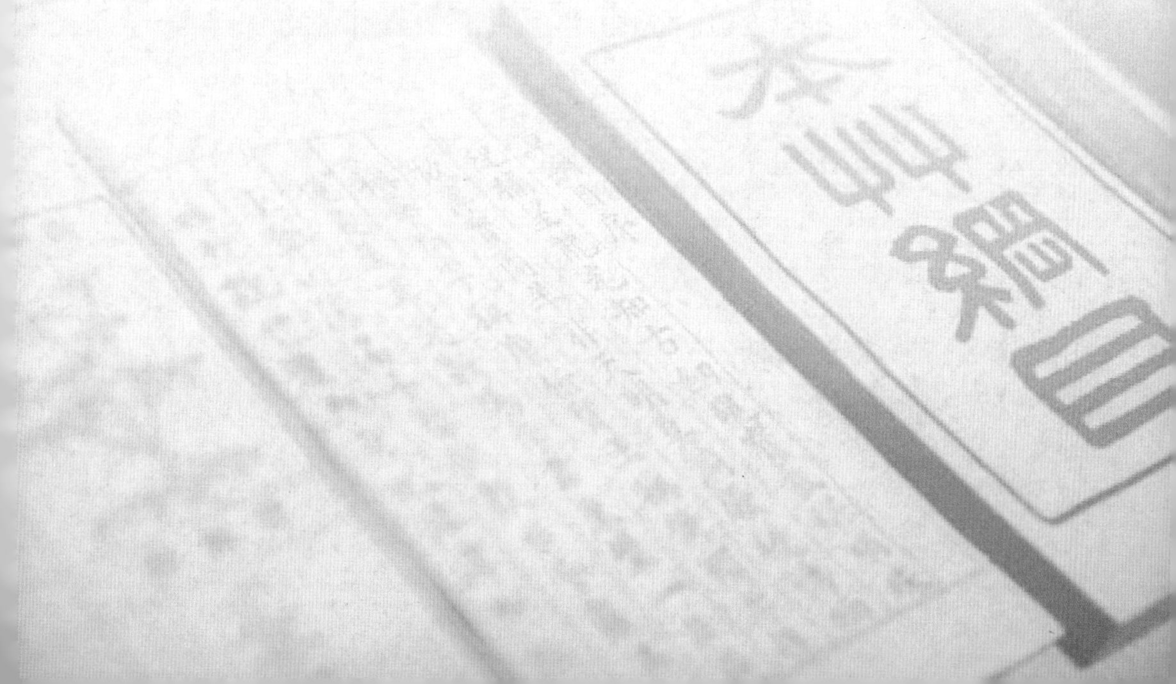

【气虚体质】

黄芪饮

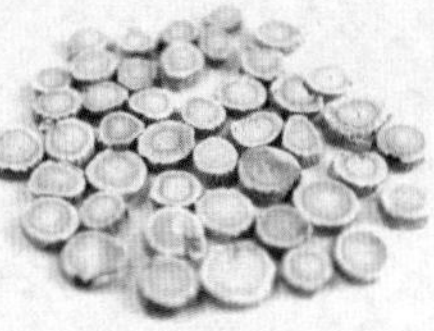

黄芪

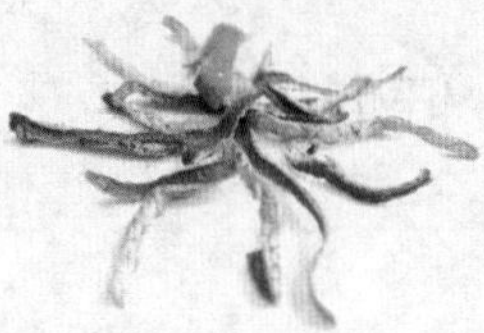

陈皮

材料

黄芪　五十克

陈皮　三克

做法

①将黄芪和陈皮一起放入锅中，加入适量清水；

②大火煲沸后，改用小火煲三十分钟，即可代茶饮用。

适应证

用于低血压，并出现头晕心悸、神疲乏力、少气懒言、食欲不振、大便稀溏、不耐劳累等症。

第二节 | 中老年人常见病对症药膳方

（五）冠心病

冠心病是指因冠状动脉狭窄、供血不足而引起的心肌机能障碍和（或）器质性病变。多数人形容心绞痛为“胸部压迫感”“闷胀感”“憋闷感”，部分病人感觉向双侧肩部、背部、颈部、咽喉部放散，休息后可缓解。

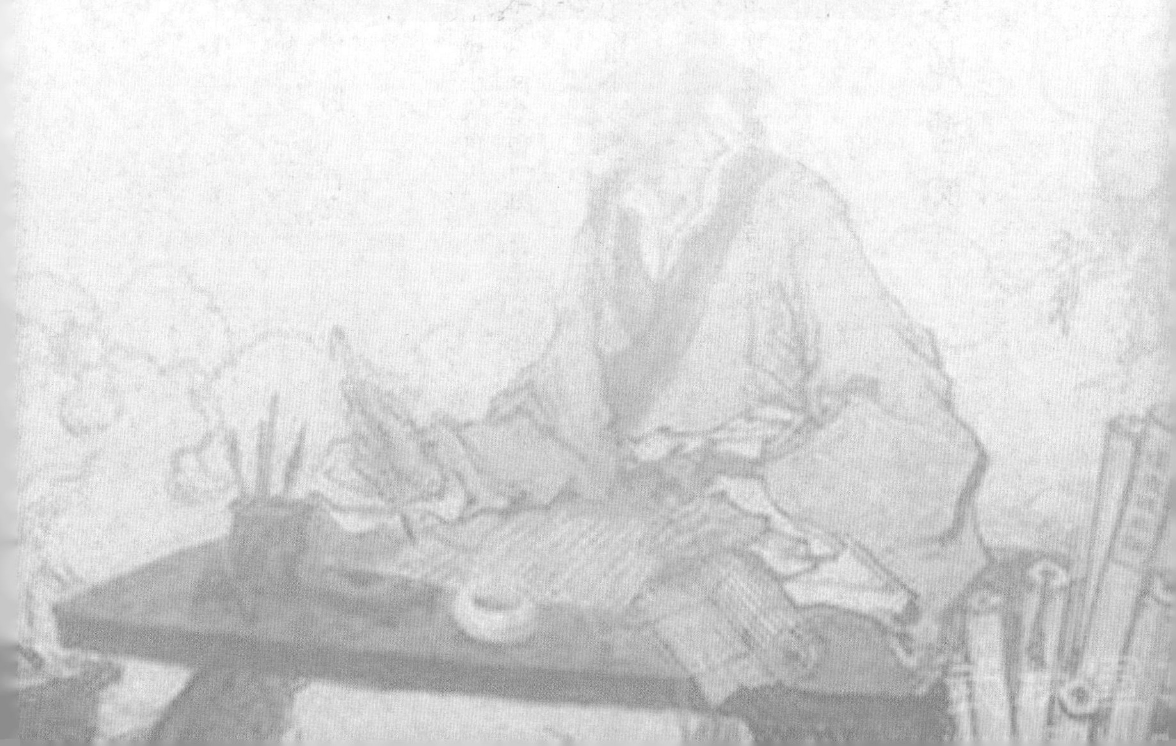

【血瘀体质】

三七高丽参炖瘦肉

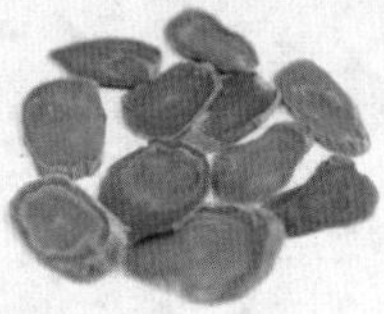

高丽参

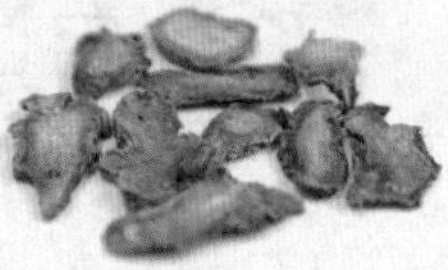

三七

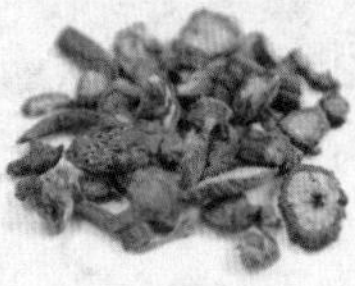

丹参

材料

三七 六克 高丽参 五克

丹参 十五克 瘦 肉 一百克

做法

① 将瘦肉洗净，切成小块备用；

② 把三七、高丽参、丹参和瘦肉一起放入炖盅，加入适量清水；

③ 大火煲沸后，改用小火隔水炖一小时，调味即可食用。

适应证

用于冠心病，并出现胸部刺痛，痛有定处，甚则胸痛彻背，时作时止，或心悸不宁，气短乏力，头晕目眩，舌质紫暗等症。

【阴虚体质】

太子参麦冬炖鸭肉

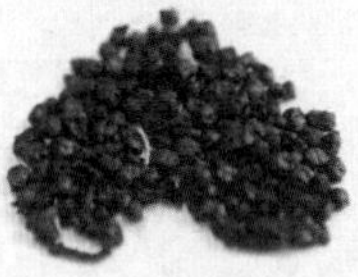
五味子

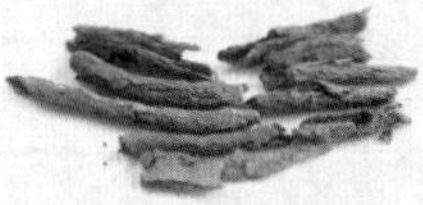
地骨皮

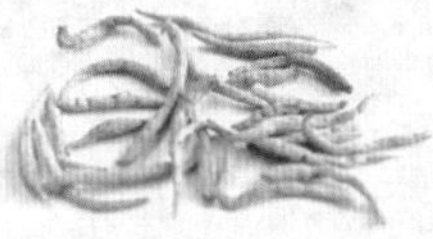
太子参

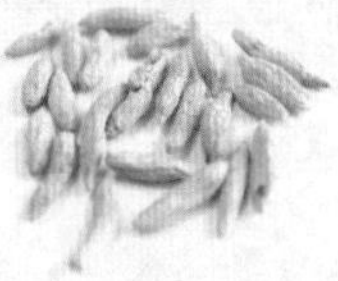
麦冬

材料

太子参 五克 麦冬 十克 五味子 六克

地骨皮 十克 鸭肉 一百克

做法

①将鸭肉洗净，切成小块备用；

②把太子参、麦冬、五味子、地骨皮和鸭肉一起放入炖盅，加入适量清水；

③大火煲沸后，改用小火隔水炖一小时，调味即可食用。

适应证

用于冠心病，并出现心悸怔忡，失眠多梦，兼见潮热，盗汗，五心烦热，颧红，咽干，舌红苔少等症。

【阳虚体质】

薤白猪心汤

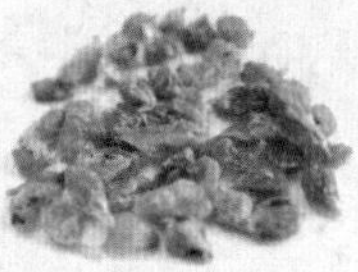
薤白

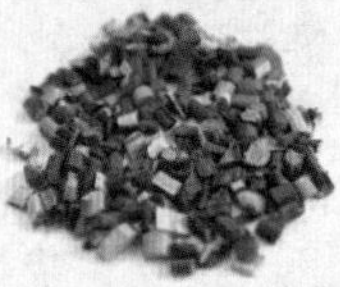
桂枝

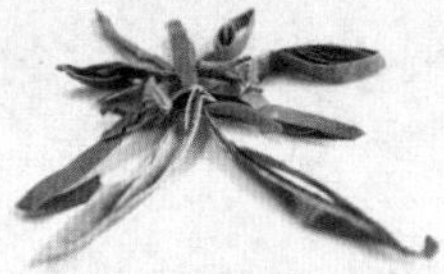
瓜蒌皮

材料

薤白 二十克 桂枝 十克
瓜蒌皮 五克 猪心 一个

做法

①将猪心洗净，切成小块备用；
②把薤白、桂枝、瓜蒌皮和猪心一起放入炖盅，加入适量清水；
③大火煲沸后，改用小火隔水炖一小时，调味即可食用。

适应证

用于冠心病，并出现心胸憋闷或作痛、畏寒肢冷、面色苍白、舌体胖大等症。

第二节 | 中老年人常见病对症药膳方

（六）心悸

心悸是自觉心中悸动、惊惕不安，甚则不能自主的一种病证。临床一般多呈发作性，每因情志波动或劳累过度而发作，且伴胸闷、气短、失眠、健忘、眩晕、耳鸣等症。相当于现代医学中各种原因引起的心律失常。

【气虚体质】

黄芪当归炖猪心

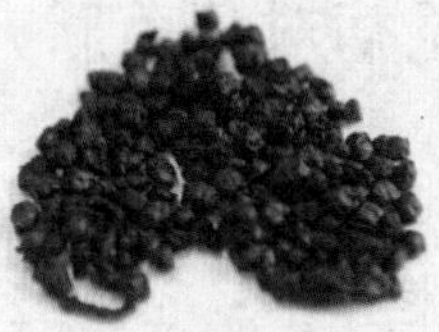
五味子

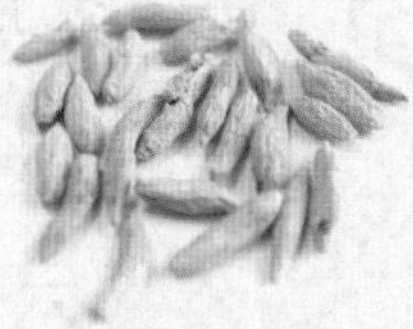
麦冬

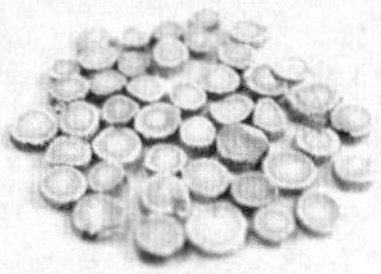
黄芪

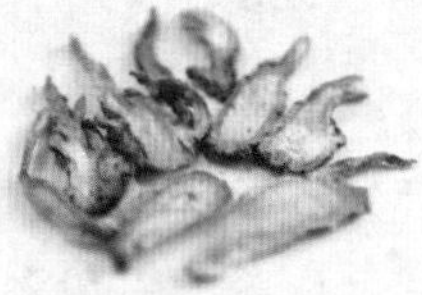
当归

材料

黄芪 三十克 当归 五克 麦冬 十克
五味子 六克 猪心 一个

做法

①将猪心洗净，切成小块备用；
②把黄芪、当归、麦冬、五味子和猪心一起放入炖盅，加入适量清水；
③大火煲沸后，改用小火隔水炖一小时，调味即可食用。

适应证

用于心悸气短、头晕、面色不华、倦怠乏力、纳差、自汗、舌淡苔白等症。

百合宁心汤

【阴虚体质】

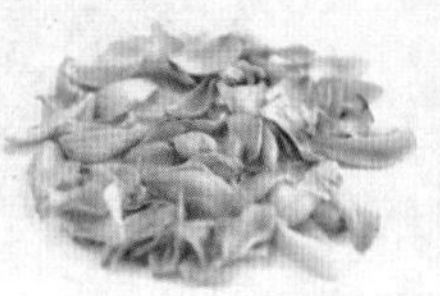
百合

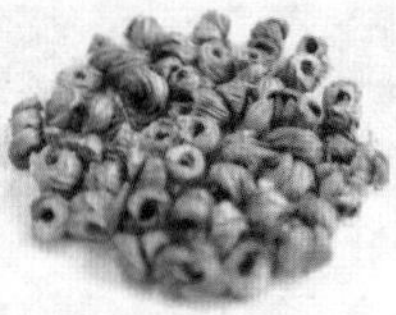
石斛

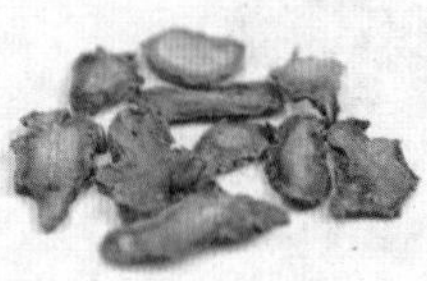
三七

材料

百合 二十克 石斛 五克
三七 五克 猪心 一个

做法

①将猪心洗净，切成小块备用；
②把百合、石斛、三七和猪心一起放入炖盅，加入适量清水；
③大火煲沸后，改用小火隔水炖一小时，调味即可食用。

适应证

用于心悸不宁，心烦少寐，头晕眼花，手足心热，腰酸耳鸣，舌质红、少苔或无苔等症。

【阳虚体质】

肉桂红参炖羊心

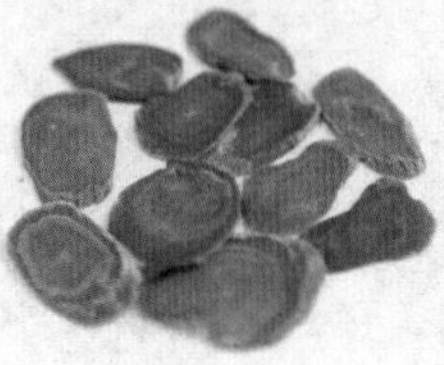

红参

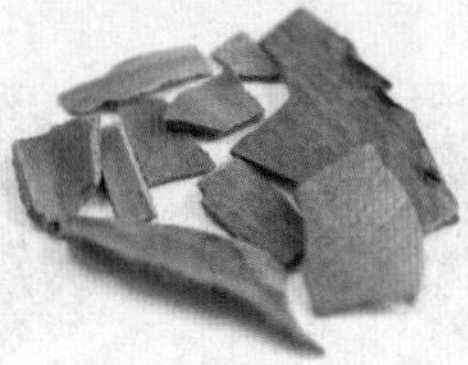

肉桂

材料

肉桂 五克　红参 五克
羊心 半个

做法

① 将羊心洗净，切成小块备用；
② 把肉桂、红参和羊心一起放入炖盅，加入适量清水；
③ 大火煲沸后，改用小火隔水炖一小时，调味即可食用。

适应证

用于心悸不安、胸闷气短、脸色苍白、形寒肢冷、舌质淡白等症。

【血瘀体质】

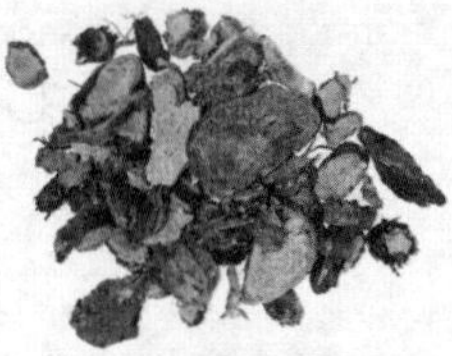
红景天

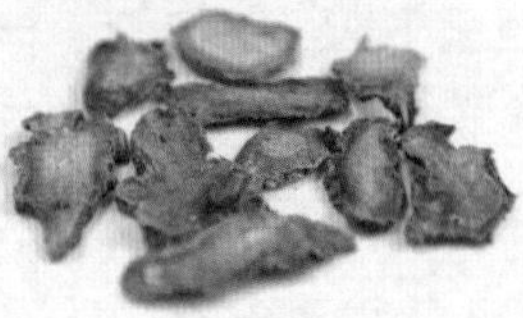
三七

红景天三七炖猪心

材料

红景天　二十克
三　七　五克
猪　心　一个

做法

①将猪心洗净，切成小块备用；
②把红景天、三七和猪心一起放入炖盅，加入适量清水；
③大火煲沸后，改用小火煲一小时，调味即可食用。

适应证

用于心悸，并出现胸闷不适，心痛时作，痛如针刺，唇甲青紫等症。

第二节｜中老年人常见病对症药膳方

（七）中风

中风多指内伤病证的类中风，多因气血逆乱、脑脉痹阻或血溢于脑所致，是以突然昏仆、半身不遂、肢体麻木、舌蹇不语、口舌歪斜、偏身麻木等为主要表现的疾病。并具有起病急、变化快，如风邪善行数变之特点的疾病。

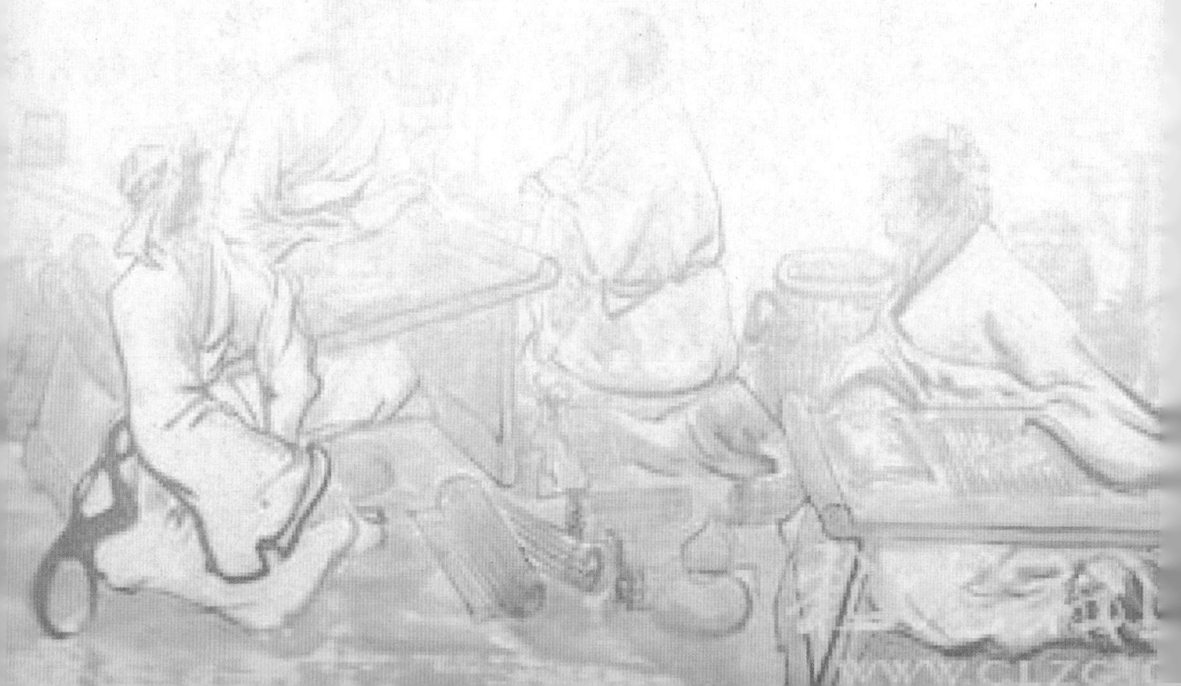

【气虚体质】【血瘀体质】

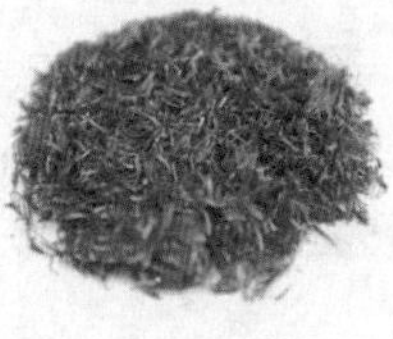
红花

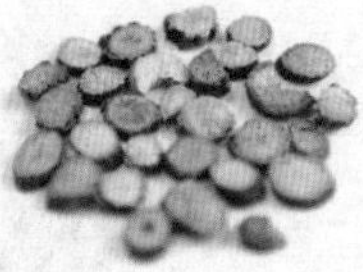
赤芍

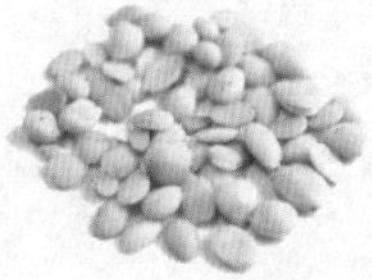
桃仁

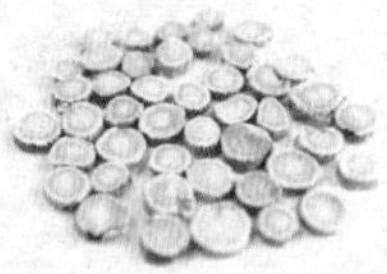
黄芪

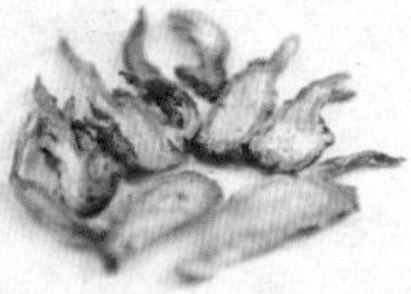
当归

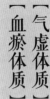

桃花饼

材料

红花 二十克 赤芍 二十克 桃仁 二十克
当归 五十克 黄芪 一百克 玉米粉 四百克
面粉 一百克 白糖 适量

做法

①把红花、赤芍、当归和黄芪一起放入锅中，加入适量清水；
②大火煲沸后，改用小火煲三十分钟，过滤出药汁备用；
③再把玉米粉、面粉、白糖混匀，用药汁调配，制饼；将桃仁打碎，略炒，匀放于饼上，入笼蒸熟（或烘箱烤熟）后即可食用。

适应证

用于中风后遗症，并出现气虚血瘀，脉络瘀阻而偏枯不用，肢体痿软无力，舌质紫暗，或有瘀斑等症。

【阴虚体质】

地黄龟肉汤

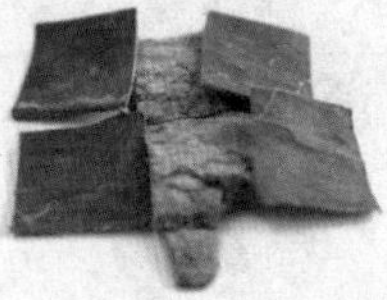
杜仲

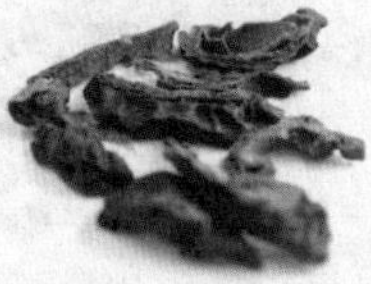
木瓜

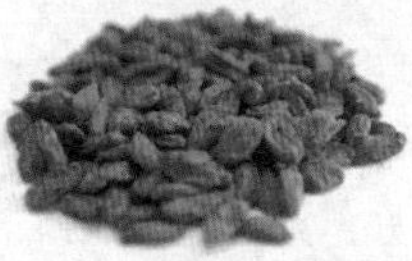
枸杞

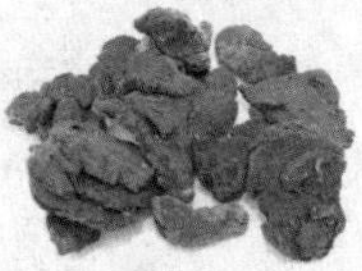
生地

材料

生地 二十克　枸杞 十克　木瓜 十五克
杜仲 十克　乌龟 一只

做法

① 将乌龟洗净，切成小块备用；
② 把生地、枸杞、木瓜、杜仲和乌龟一起放入炖盅，加入适量清水；
③ 大火煲沸后，改用小火隔水炖一小时，调味即可食用。

适应证

用于中风后遗症，并出现半身不遂，患肢挛缩、僵硬，头晕，面红，口干，腰酸，舌红少苔等症。

【痰湿体质】

山药陈皮粥

材料

山药 二十克 陈皮 五克 茯苓 十五克
白术 十克 瘦肉 一百克 大米 一百克

做法

①将瘦肉洗净，切成小块备用；
②把陈皮、茯苓和白术加入适量水中，煮开后煲三十分钟，过滤出药汁备用；
③再将山药、瘦肉、大米和药汁一起放入锅中，大火煲沸后，改用小火煮成粥，调味即可食用。

适应证

用于中风后的头晕目眩、痰多、胸腹满闷、苔白厚腻等症。

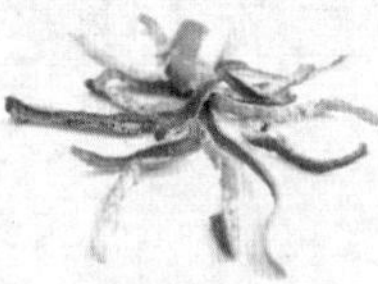
陈皮

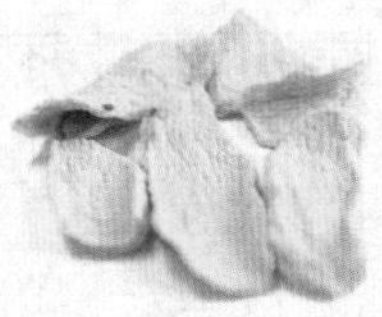
山药

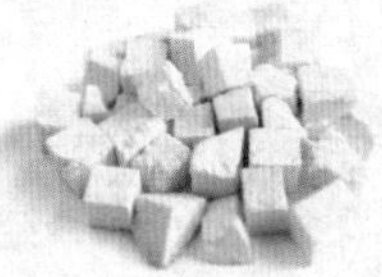
茯苓

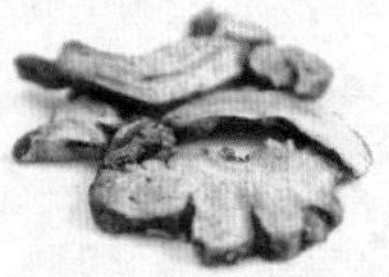
白术

第二节 | 中老年人常见病对症药膳方

（八）肾结石

肾结石是泌尿系统常见病、多发病，男性发病多于女性。结石较大，移动度很小，表现为腰部酸胀不适，或在身体活动增加时有隐痛或钝痛。较小结石引发的绞痛，常骤然发生腰腹部刀割样剧烈疼痛，呈阵发性。

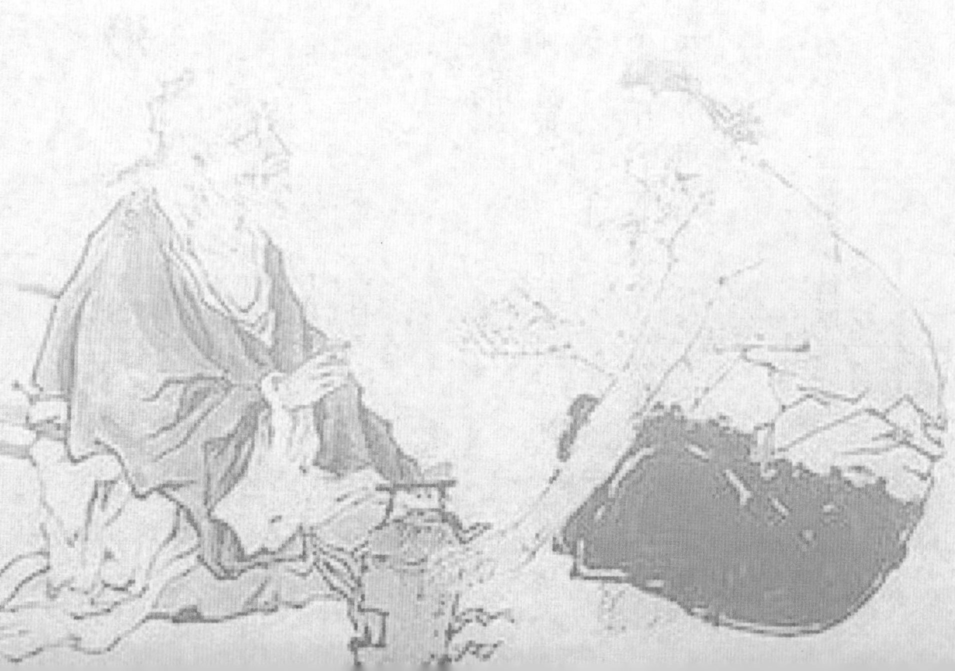

【湿热体质】

消石饮

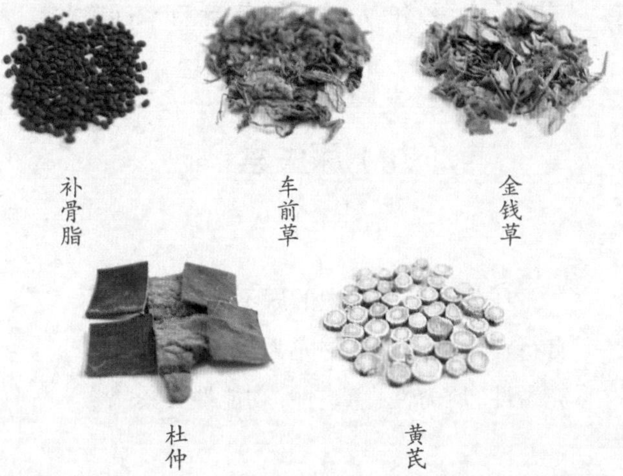

材料

金钱草 十五克 车前草 十五克 杜仲 十克
补骨脂 十克 黄 芪 二十克

做法

①将金钱草、车前草、杜仲、补骨脂和黄芪一起放入锅中，加入适量清水；

②大火煲沸后，改用小火煲三十分钟，过滤出药汁，调味即可饮用。

适应证

用于肾结石，并出现腰痛，口苦口臭，尿黄、尿频、尿痛，甚至血尿，舌红苔黄腻等症。

第二节 | 中老年人常见病对症药膳方

（九）尿失禁

尿失禁即膀胱内的尿不能控制而自行流出，老年人中尤为常见，包括充溢性、压力性、急迫性、功能性失禁。

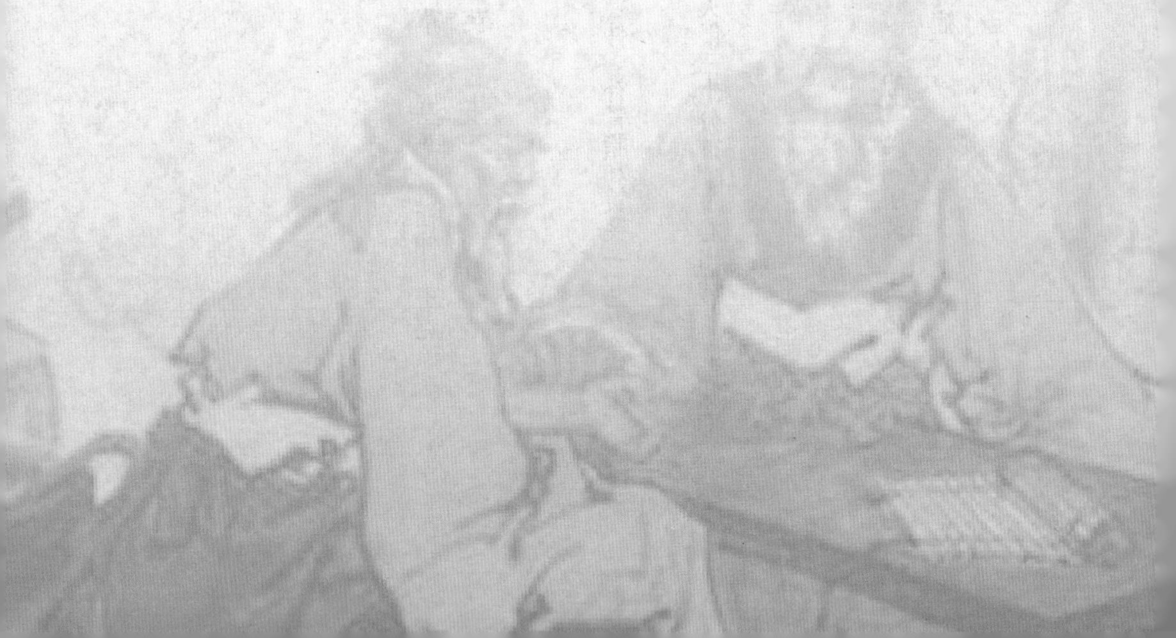

【阳虚体质】

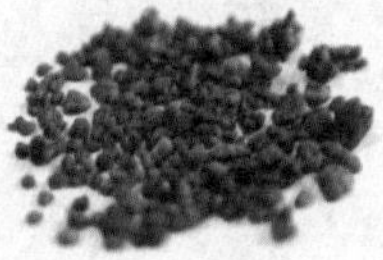

益智仁

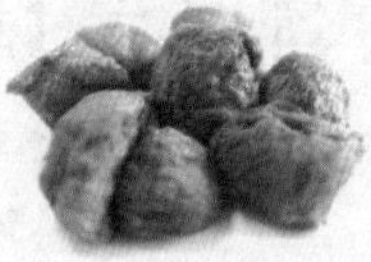

桑螵蛸

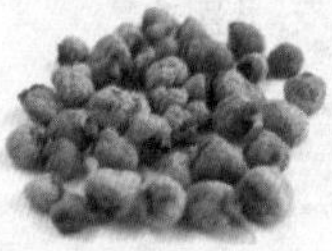

覆盆子

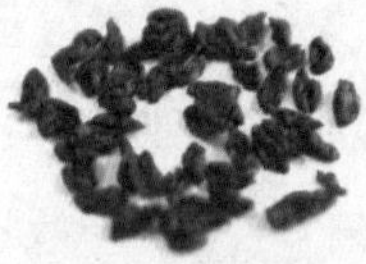

山萸肉

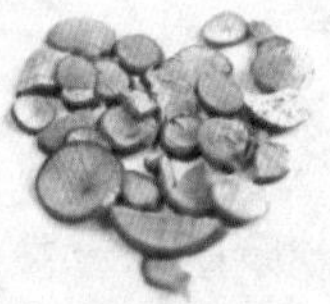

乌药

益智猪脬（膀胱）汤

材料

益智仁 十五克 桑螵蛸 十五克 乌 药 十克

山萸肉 十克 覆盆子 十五克 猪脬（膀胱）一具

做法

① 将猪脬洗净，切成小块备用；

② 把益智仁、桑螵蛸、乌药、山萸肉、覆盆子和猪脬一起放入锅中，加入适量清水；

③ 大火煲沸后，改用小火煲三十分钟，调味即可食用。

适应证

用于肾阳虚遗尿，并出现夜尿多，小便失禁，肢冷畏寒，得温则减，腰膝酸软，舌体胖大，舌边有齿痕等症。

第二节 | 中老年人常见病对症药膳方

（十）尿路感染

尿路感染是细菌侵入尿路上皮导致的炎症反应，通常伴随有菌尿和脓尿。主要表现是膀胱刺激征，即尿频、尿急、尿痛，膀胱区或会阴部不适及尿道有烧灼感；上尿路感染往往伴有全身症状，如寒战、高热、头痛、恶心、呕吐、食欲不振等。

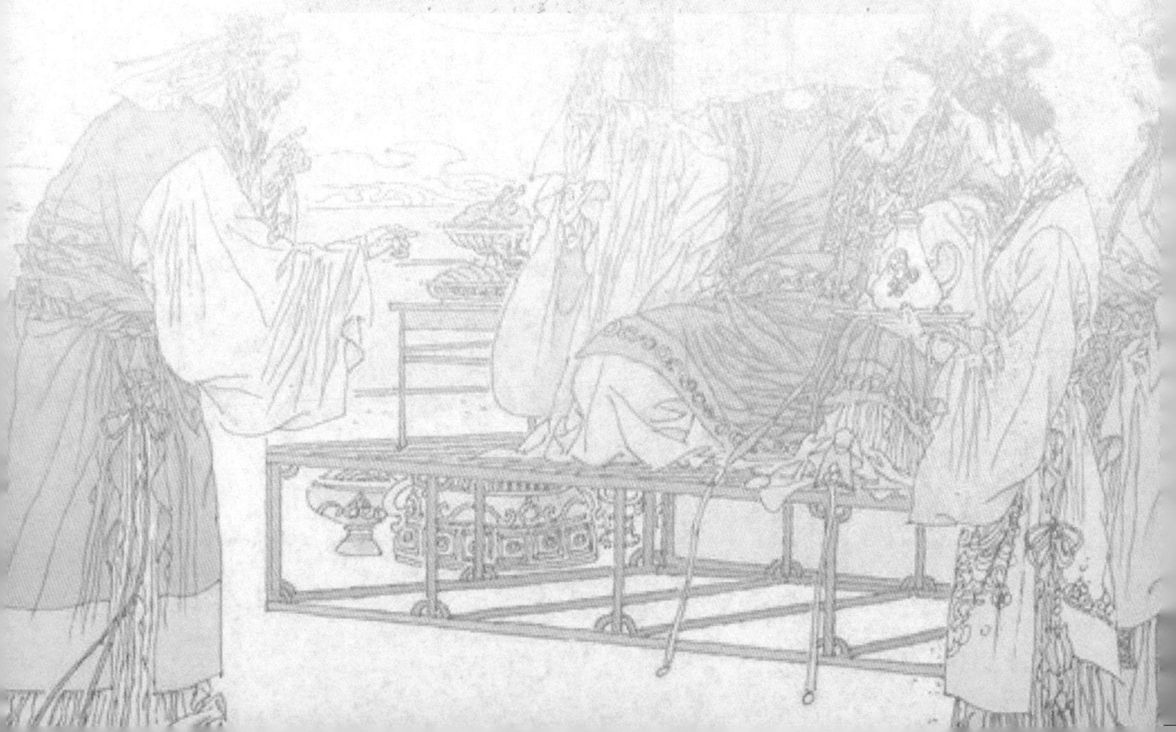

【湿热体质】

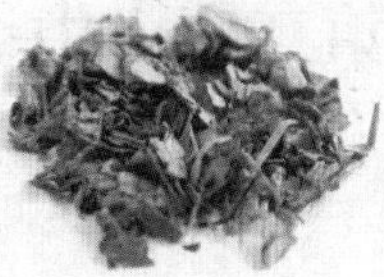
金钱草

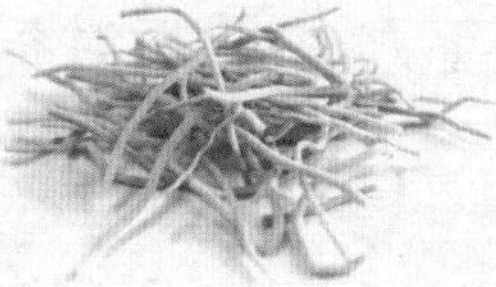
灯芯草

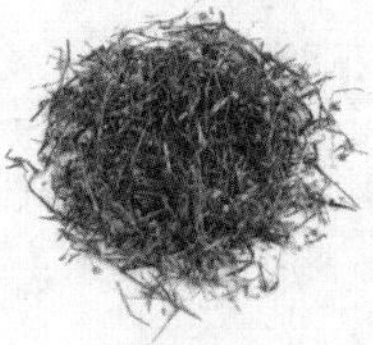
白花蛇舌草

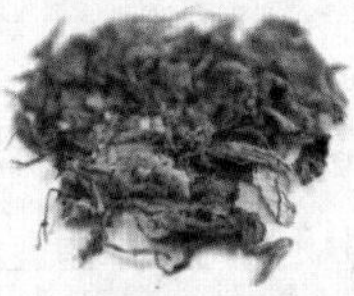
车前草

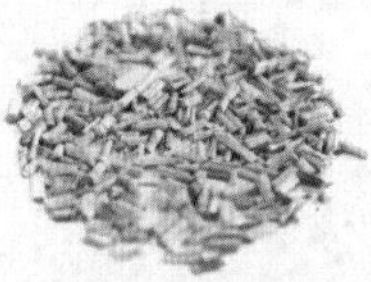
白茅根

五味解毒饮

材料

金钱草 十克 车前草 十克 灯芯草 五克
白花蛇舌草 十克 白茅根 十克

做法

①将金钱草、车前草、灯芯草、白花蛇舌草和白茅根一起放入锅中，加入适量清水；

②大火煲沸后，改用小火煲三十分钟，过滤出药汁，即可饮用。

适应证

用于尿路感染，并出现尿频、尿急、尿痛以及尿道有灼烧感等症。

第二节 | 中老年人常见病对症药膳方

（十一）高血脂

高血脂是指血脂水平过高，可直接引起一些严重危害人体健康的疾病。临床表现主要是脂质在真皮内沉积所引起的黄色瘤，以及脂质在血管内皮沉积所引起的动脉硬化。

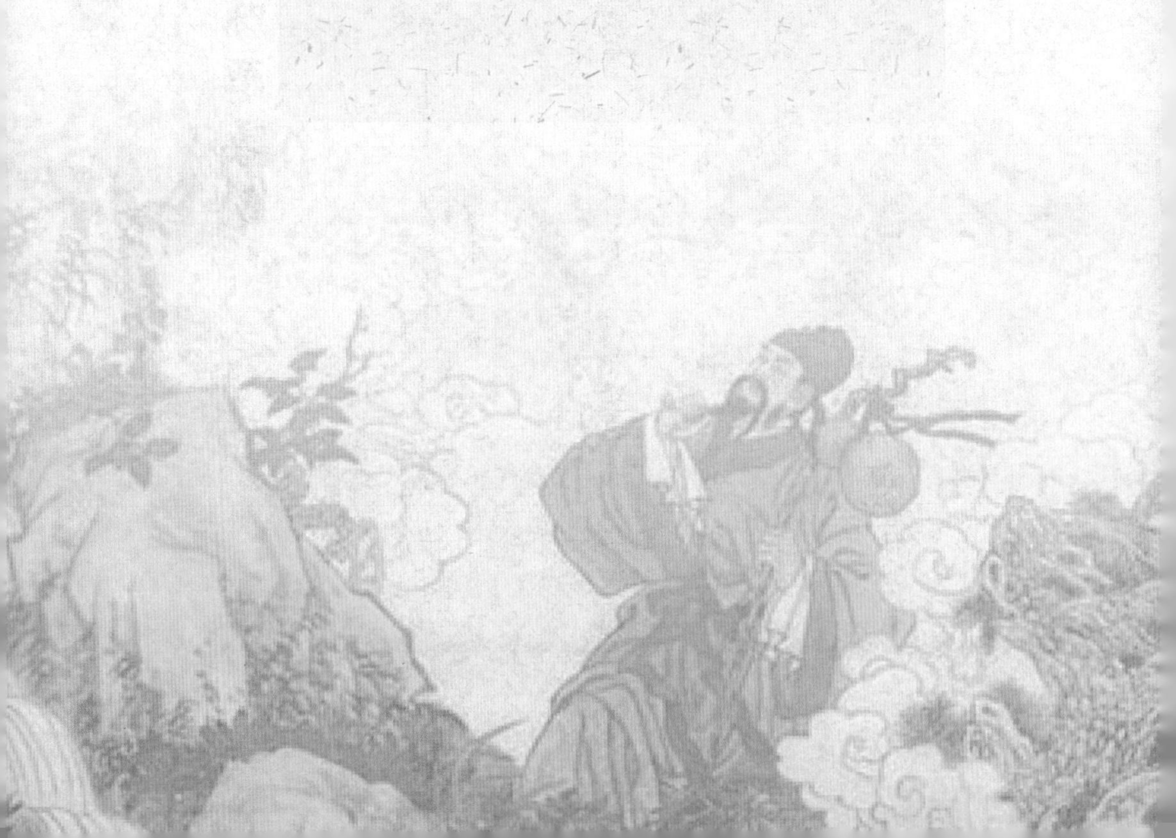

茯苓灵芝饮

【痰湿体质】

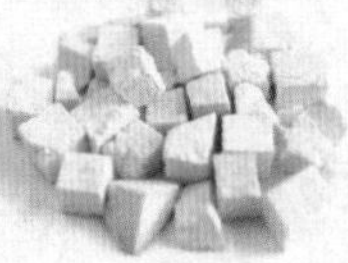
茯苓

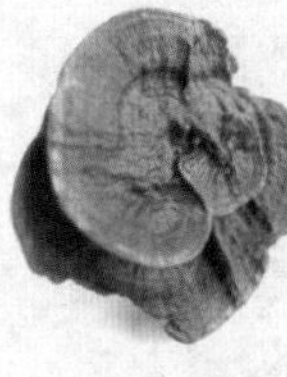
灵芝

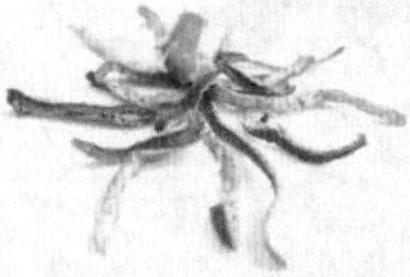
陈皮

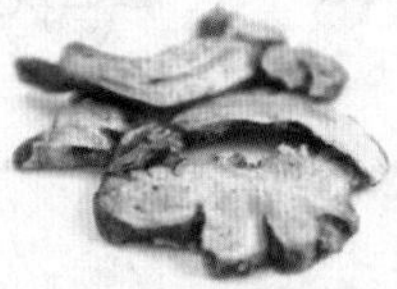
白术

材料

茯苓 二十克 灵芝 三十克
白术 十五克 陈皮 五克

做法

①将茯苓、灵芝、白术和陈皮一起放入锅中，加入适量清水；
②大火煲沸后，改用小火煲三十分钟，过滤出药汁，即可饮用。

适应证

用于高血脂，并出现形体肥胖、身重乏力、纳呆腹胀、舌苔厚腻等症。

【血瘀体质】

山楂红糖饮

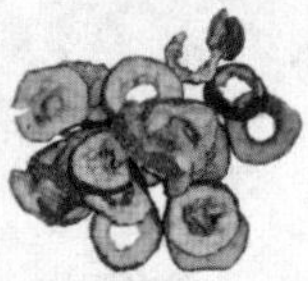
山楂

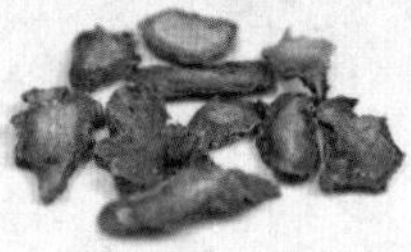
三七

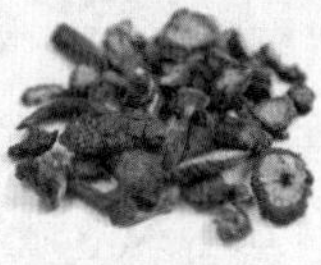
丹参

材料

三七 五克 丹参 十五克

山楂 十克 红糖 适量

做法

①将三七、丹参和山楂一起放入锅中，加入适量清水；

②大火煲沸后，改用小火煲三十分钟，过滤出药汁，再加入适量红糖调味即可饮用。

适应证

用于高血脂，并出现胸闷胸痛、急躁易忘、四肢麻木、舌苔暗紫等症。

第二节 | 中老年人常见病对症药膳方

（十二）脂肪肝

脂肪肝是指由于各种原因引起的肝细胞内脂肪堆积过多的病变。近年来，随着人们生活方式及饮食习惯的改变，脂肪肝的发病率有逐年上升，并逐渐年轻化的趋势。此外，脂肪肝还会与高血压、糖尿病、血脂异常等“狼狈为奸”，引起冠心病、中风等心脑血管病。脂肪性肝病正严重威胁国人的健康，成为仅次于病毒性肝炎的第二大肝病，已被公认为隐蔽性肝硬化的常见原因。

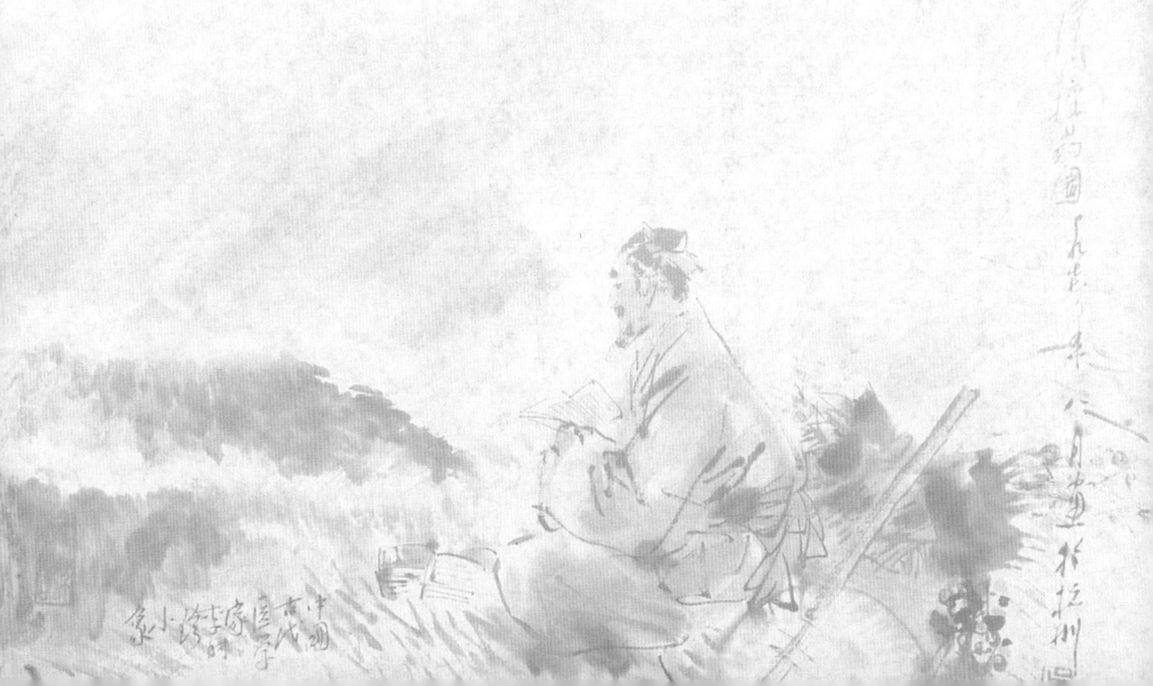

【气郁体质】

首乌茶

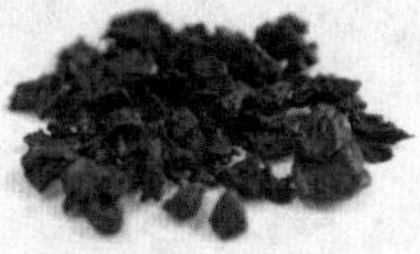
何首乌

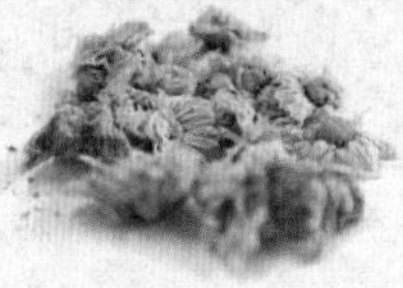
菊花

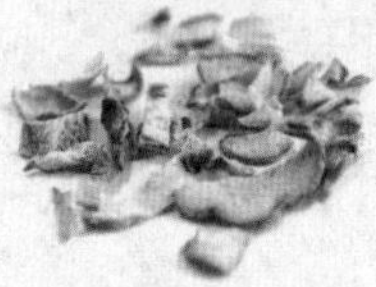
佛手

材料

何首乌　十五克　菊花　十克
佛　手　十克　冰糖　适量

做法

①将何首乌、菊花和佛手一起放入锅中，加入适量清水；
②大火煲沸后，改用小火煲三十分钟，过滤出药汁，加入适量冰糖调味即可饮用。

适应证

用于脂肪肝，并出现肝区胀闷不舒、善叹息、急躁易怒、头痛头晕、倦怠乏力等症。

【痰湿体质】

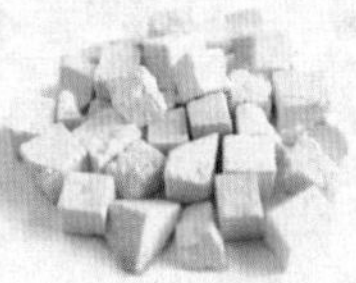
茯苓

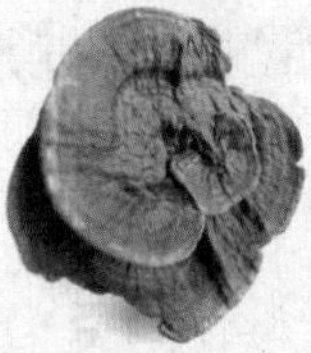
灵芝

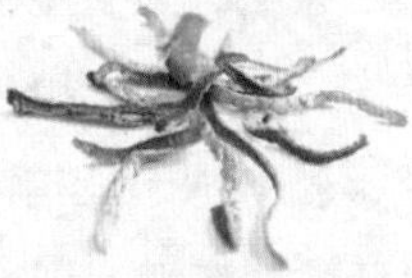
陈皮

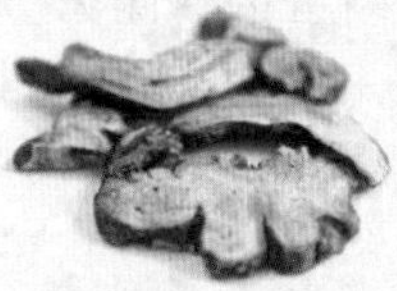
白术

茯苓灵芝饮

材料

茯苓　二十克　灵芝　三十克
陈皮　五克　白术　十克

做法

①将茯苓、灵芝、白术和陈皮一起放入锅中，加入适量清水；
②大火煲沸后，改用小火煲三十分钟，过滤出药汁，即可饮用。

适应证

用于脂肪肝，并出现形体肥胖、身重乏力、纳呆腹胀、舌苔厚腻等症。

第二节 | 中老年人常见病对症药膳方

（十三）糖尿病

糖尿病是一组以高血糖为特征的代谢性疾病。可见典型的“三多一少”症状，即多饮、多尿、多食和消瘦，目前临床上亦常见体形肥胖、神疲乏力者。

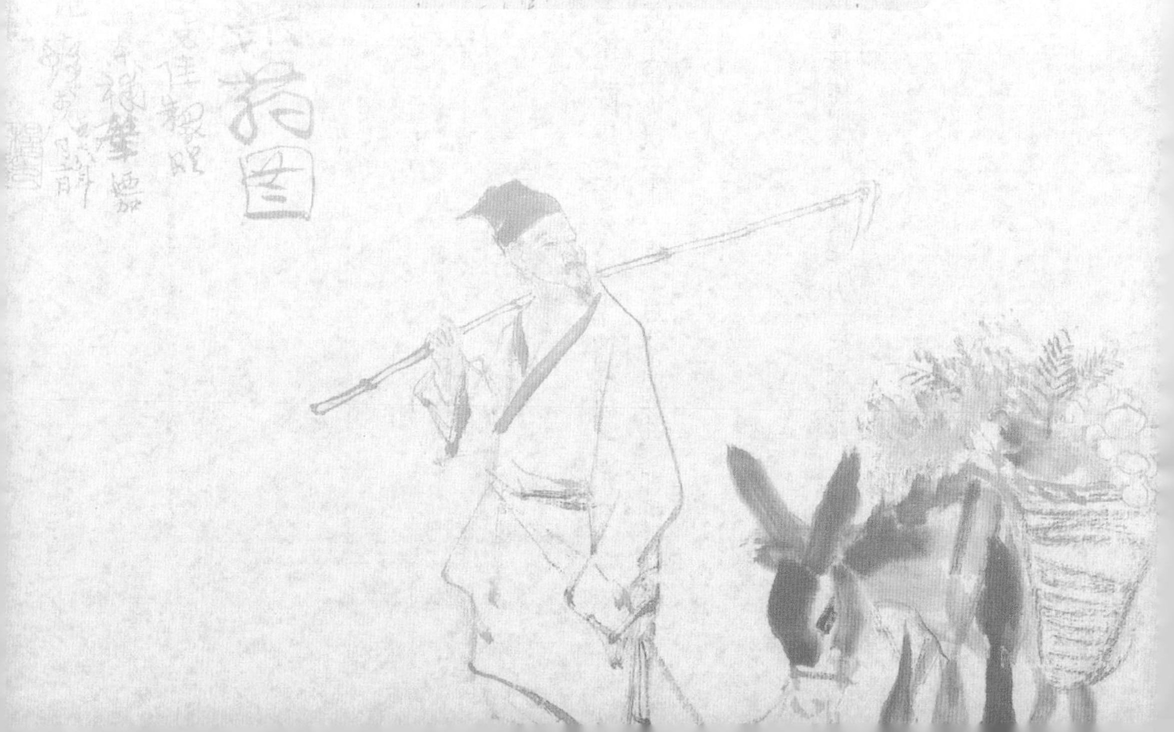

【阴虚体质】

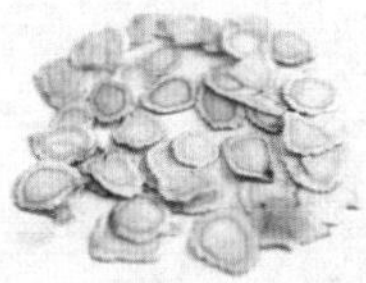

花旗参

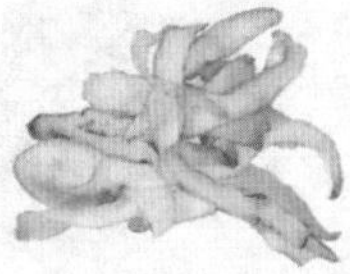

玉竹

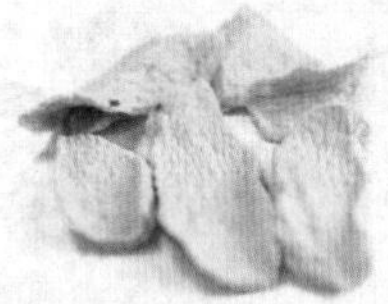

山药

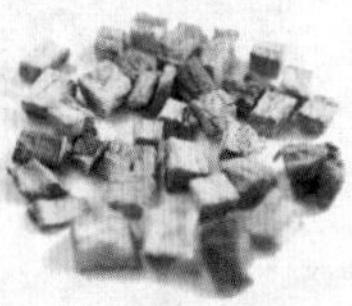

葛根

粉葛花旗参饮

材料

葛根 二十克 花旗参 五克

山药 二十克 玉竹 十克

做法

①将葛根、花旗参、山药和玉竹一起放入锅中，加入适量清水；

②大火煲沸后，改用小火煲三十分钟，即可饮用。

适应证

用于糖尿病，并出现头目眩晕、两目干涩、五心烦热、咽干口燥、夜寐多梦等症。

【阳虚体质】

肉苁蓉炖鹿肉

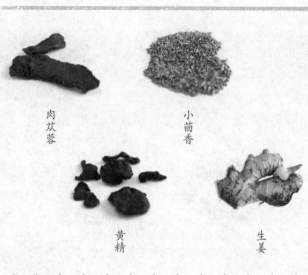

肉苁蓉

小茴香

黄精

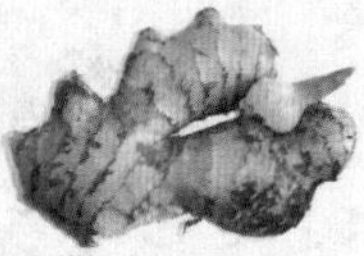
生姜

材料

黄精 十五克 肉苁蓉 十五克 小茴香 五克
生姜 二十克 鹿 肉 一百克

做法

① 将鹿肉洗净，切成小块备用；
② 在锅内放入花生油烧热，加入生姜和鹿肉，煎炒片刻铲起备用；
③ 再将黄精、肉苁蓉、小茴香和鹿肉一起放入锅中，加入适量清水；
④ 大火煲沸后，改用小火炖至鹿肉软熟，调味即可食用。

适应证

用于糖尿病，并出现阳痿或肾阳不足，房事不举，举而不坚，伴腰膝酸软，头昏目眩，精神萎靡，面色苍白等症。

第二节 | 中老年人常见病对症药膳方

（十四）肥胖

肥胖是一种由多种因素引起的慢性代谢性疾病，以体内脂肪细胞的体积和细胞数增加致体脂占体重的百分比异常增高，并在某些局部过多沉积脂肪为特点。

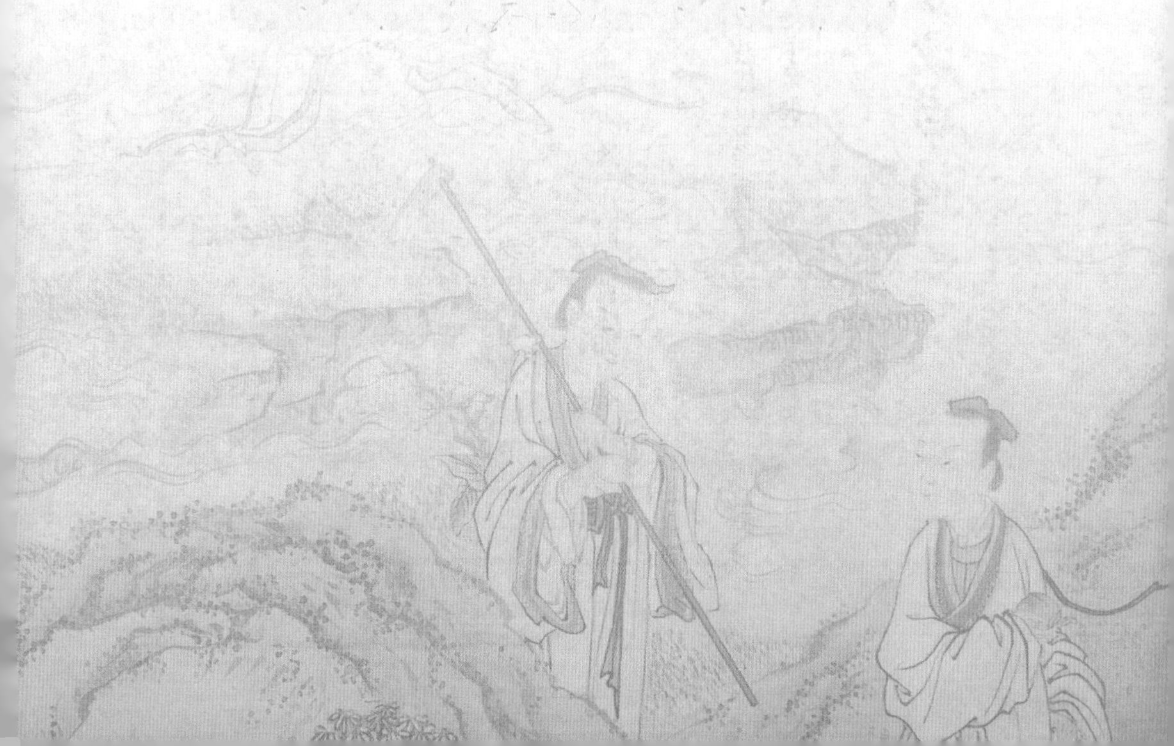

【湿热体质】

苦瓜黄豆沙白汤

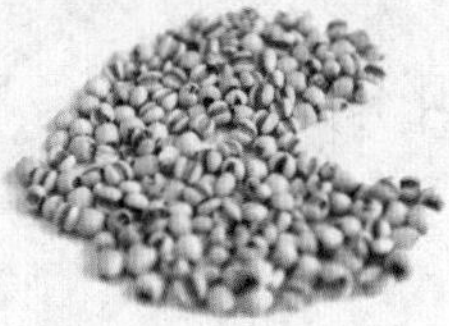
薏米

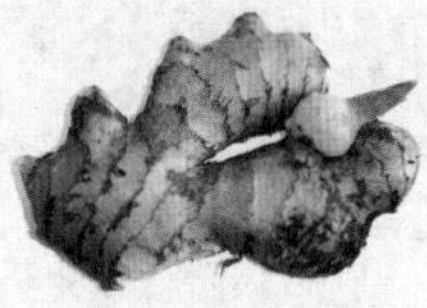
生姜

材料

苦瓜 一百克 黄豆 三十克 薏米 二十克

生姜 二十克 沙白 二百克

做法

①把苦瓜、黄豆、薏米、生姜和沙白一起放入锅中，加入适量清水；

②大火煲沸后，改用小火煲一小时，调味即可食用。

适应证

用于肥胖，并出现肢体沉重，胸腹满闷，尿短赤，心烦口苦，容易发怒，女子带下黄稠、秽浊有味，舌苔黄腻等症。

【痰湿体质】

茯苓赤小豆鲫鱼汤

材料

茯苓 二十克 赤小豆 二十克 大腹皮 十五克

陈皮 五克 黄芪 三十克 鲫鱼 一条

做法

①将鲫鱼洗净，起油锅，煎至两面金黄备用；

②把茯苓、赤小豆、大腹皮、陈皮、黄芪和鲫鱼一起放入锅中，加入适量清水；

③大火煲沸后，改用小火煲一小时，过滤出汤汁，调味即可食用。

适应证

用于肥胖，并出现脾肾困湿、疲倦、小便不利、眼睑浮肿、胸闷浮躁、肢节沉重、苔白厚腻等症。

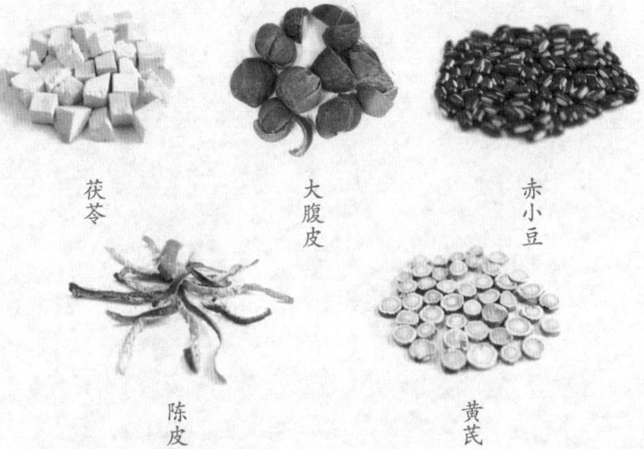

【气虚体质】

参芪鸡肉汤

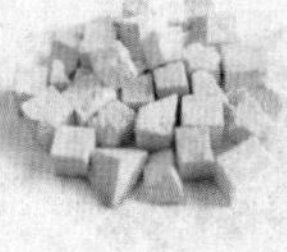
茯苓

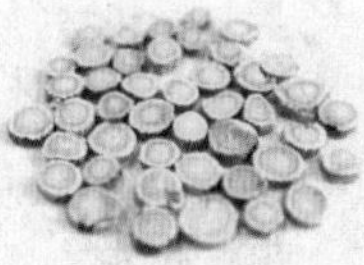
黄芪

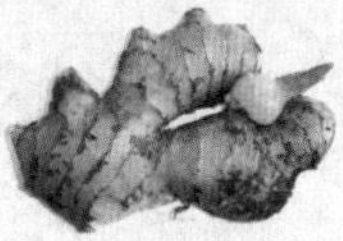
生姜

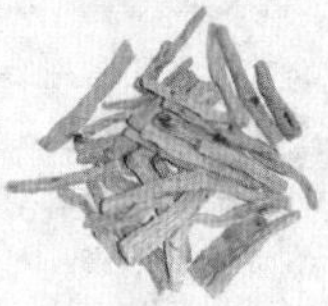
党参

材料

党参 十五克　黄芪 三十克　茯苓 十五克

生姜 三十克　鸡肉 五十克　黄酒 适量

做法

①将鸡肉洗净，切成小块备用；

②把党参、黄芪、茯苓、生姜和鸡肉一起放入锅中，加入适量清水和黄酒；

③大火煲沸后，改用小火煲一小时，调味即可食用。

适应证

用于肥胖，并出现体倦怠动、嗜睡易疲、食少便溏、精神不振、声音低微，或见头面浮肿、肌肉松软、胖而无力、易出汗、舌淡苔白、舌边有齿痕等症。

【血瘀体质】

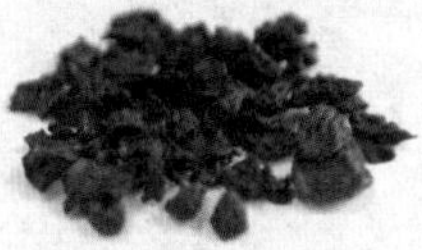
何首乌

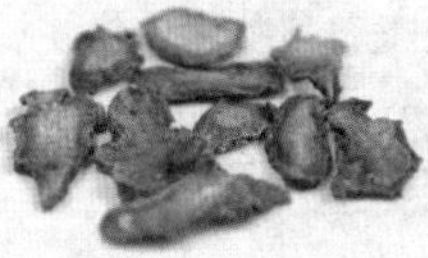
三七

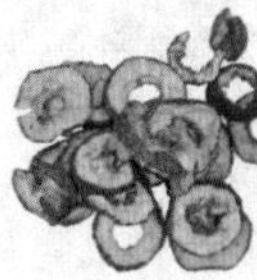
山楂

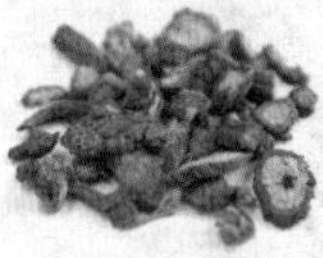
丹参

降脂饮

材料

三七　五克　何首乌　三十克

丹参　十五克　山楂　十克

做法

①将三七、何首乌、丹参和山楂一起放入锅中，加入适量清水；

②大火煲沸后，改用小火煲三十分钟，过滤出药汁，即可饮用。

适应证

用于肥胖，并出现口唇面色晦暗，急躁健忘，舌质紫暗、有瘀点等症。

【阳虚体质】

蛤蚧红参酒

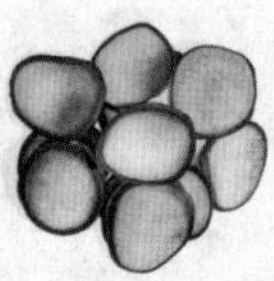

鹿茸

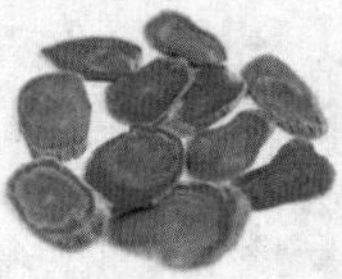

红参

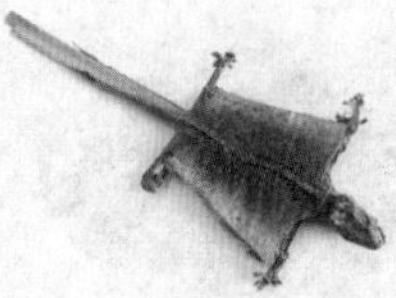

蛤蚧

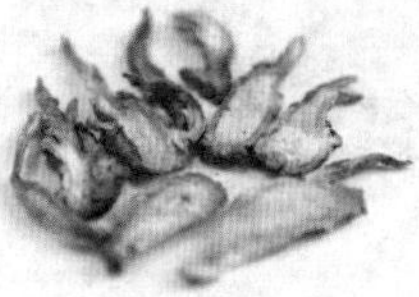

当归

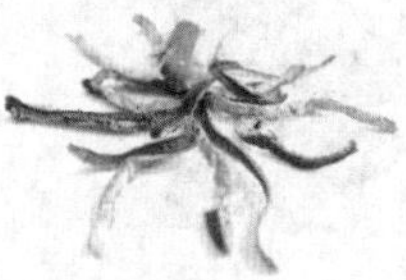

陈皮

材料

蛤蚧 两对　红参 三十克　当归 十克

陈皮 五克　鹿茸 五克　白酒 一千毫升

做法

①将蛤蚧洗净，去头脚，撕成小块备用；

②把红参、陈皮、当归、鹿茸和蛤蚧一起放入酒坛内，注入白酒，密封，浸泡两周以后即可分次饮用。

适应证

用于肥胖，并出现神倦乏力、肌肉松软不实、胖而水多、畏寒肢冷、阳痿早泄、白带清稀、性冷淡、舌体胖大、舌边有齿痕等症。

第二节 | 中老年人常见病对症药膳方

（十五）痛风

痛风是由尿酸盐沉积所致的关节病，主要包括急性发作性关节炎、痛风石形成、痛风石性慢性关节炎、尿酸盐肾病和尿酸性尿路结石，重者可出现关节残疾和肾功能不全。

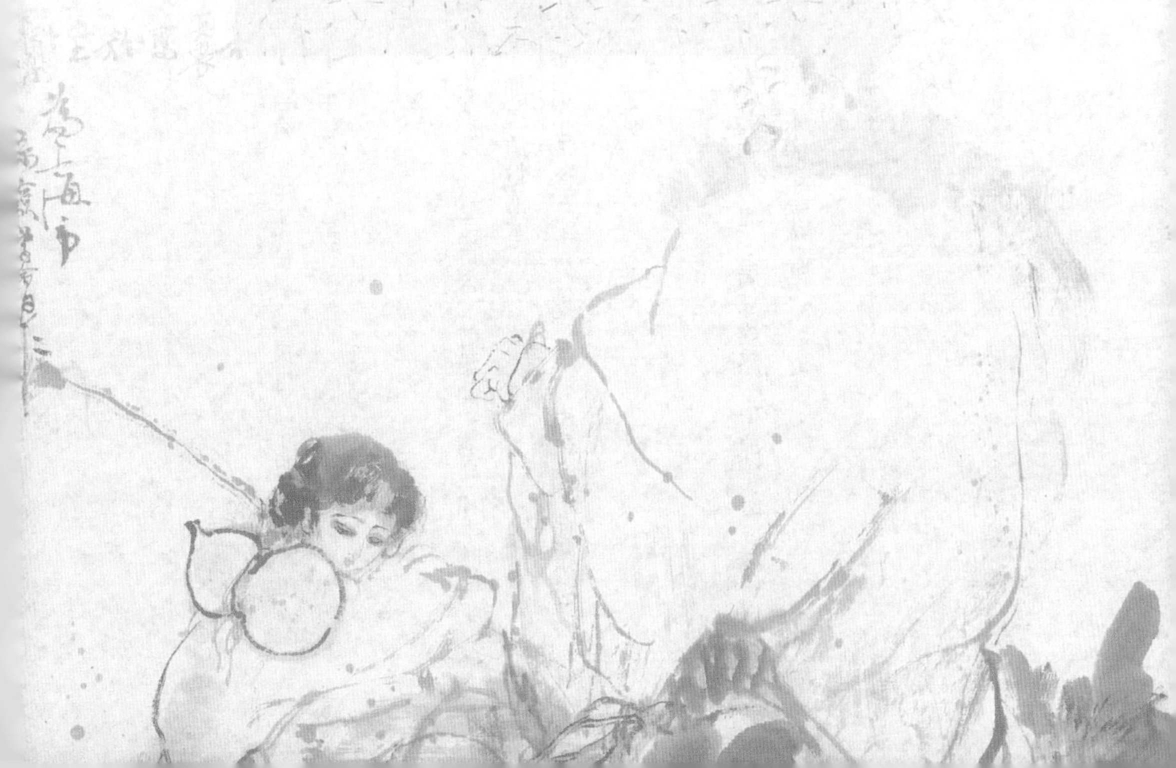

【湿热体质】

痛风饮

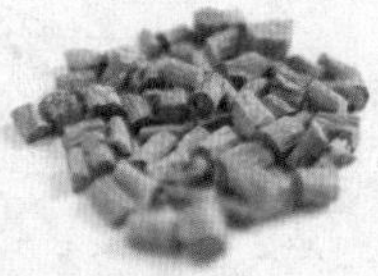

牛膝

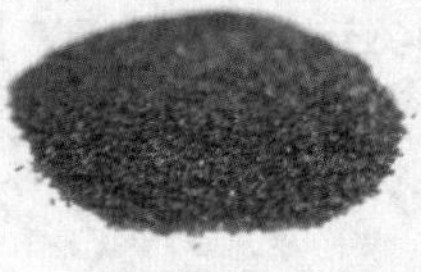

车前子

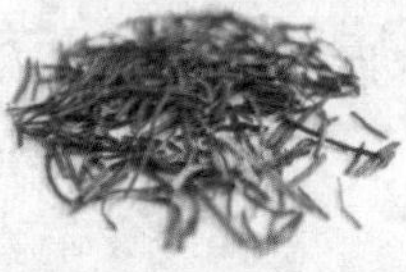

威灵仙

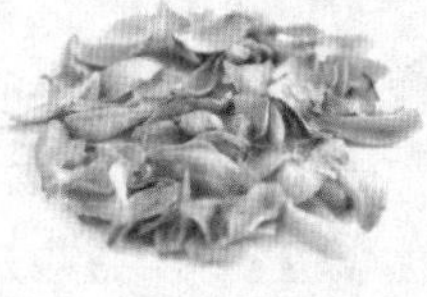

百合

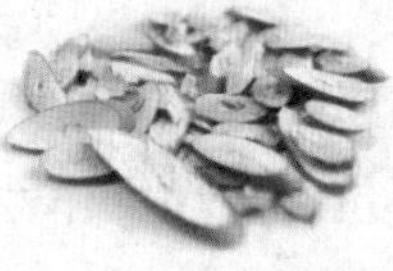

桑枝

材料

车前子 三十克 百合 三十克 威灵仙 十克

桑 枝 十五克 牛膝 十五克

做法

①将车前子用纱布袋装好，再与百合、威灵仙、桑枝和牛膝一起放入锅中，加入适量清水；

②大火煲沸后，改用小火煲三十分钟，过滤出药汁，代茶饮用。

适应证

用于痛风，并出现关节红肿热痛，局部灼热，得凉则舒，或伴发热、口渴、心烦、小便短赤等症。

第二节 | 中老年人常见病对症药膳方

（十六）抑郁症

抑郁症以显著而持久的心境低落为主要临床特征，是心理障碍的主要类型。临床可见心境低落，情绪的消沉可以从闷闷不乐到悲痛欲绝、自卑抑郁，甚至悲观厌世，可有自杀企图或行为，甚至发生木僵症状，严重者可出现幻觉、妄想等精神病症状。

【气郁体质】

金针瘦肉汤

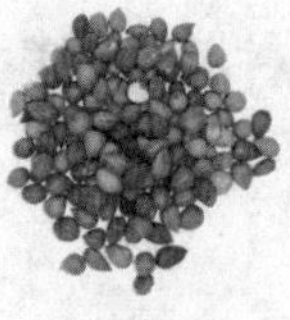
郁李仁

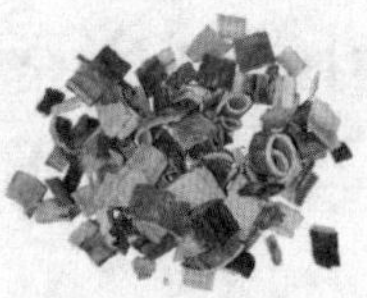
合欢皮

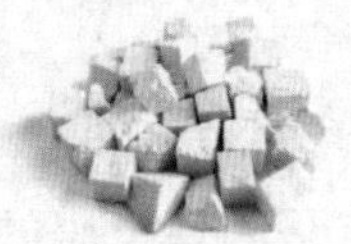
茯苓

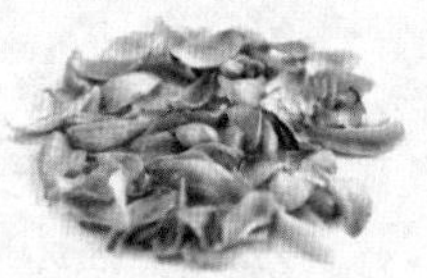
百合

材料

金针菜 五十克 合欢皮 十克
百合 二十克 茯苓 二十克
郁李仁 五克 瘦肉 二百克

做法

①将金针菜洗净，浸泡备用；瘦肉洗净，切成小块备用；
②把合欢皮、百合、茯苓、郁李仁和金针菜一起放入锅中，加入适量清水；
③大火煲沸后，改用小火煲一小时，调味即可食用。

适应证

用于抑郁症，并出现情绪低落、精神抑郁、夜寐不安等症。

第二节 | 中老年人常见病对症药膳方

（十七）颈椎病

颈椎病又称颈椎综合征，是颈椎骨关节炎、增生性颈椎炎、颈神经根综合征、颈椎间盘脱出症的总称。临床症状较为复杂，主要有颈背疼痛、上肢无力、手指发麻、下肢乏力、行走困难、头晕、恶心、呕吐，甚至视物模糊、心动过速及吞咽困难等。

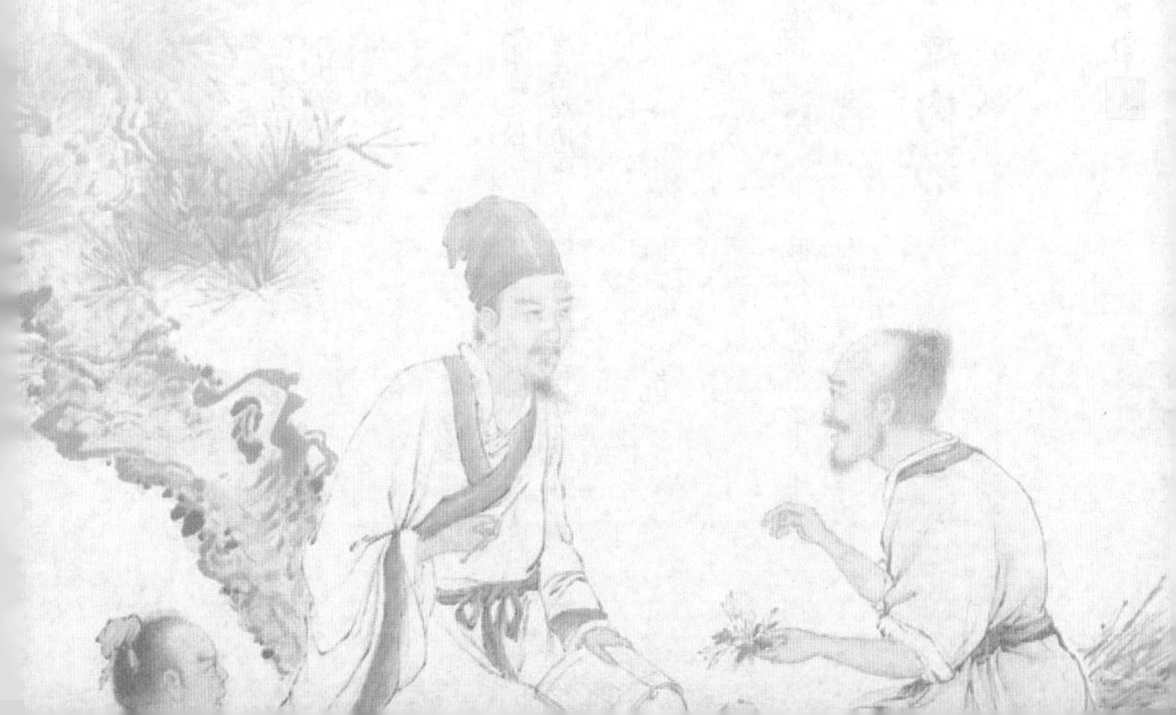

【气虚体质】

葛根牛大力瘦肉汤

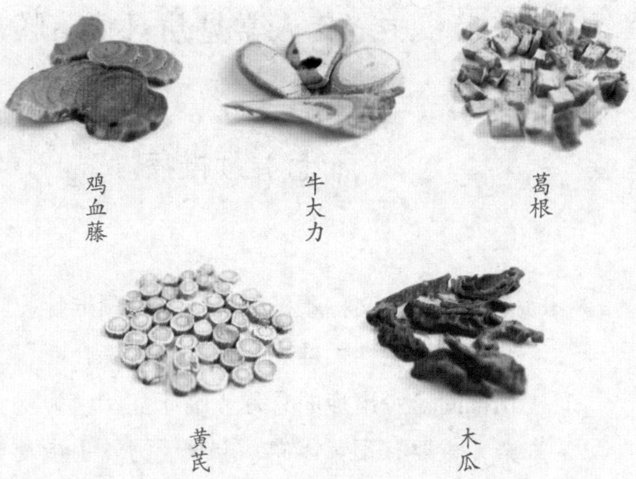

材料

葛　根　三十克　　牛大力　三十克

黄　芪　三十克　　鸡血藤　十五克

木　瓜　十五克　　瘦　肉　一百克

做法

①将瘦肉洗净，切成小块备用；

②把葛根、牛大力、黄芪、鸡血藤、木瓜和瘦肉一起放入锅中，加入适量清水；

③大火煲沸后，改用小火煲一小时，调味即可食用。

适应证

用于颈椎病，并出现颈项强痛、上肢麻木，伴见头晕头痛、恶心呕吐、视物模糊、气短乏力、舌苔薄白等症。

【血瘀体质】

川芎白芷炖鱼头

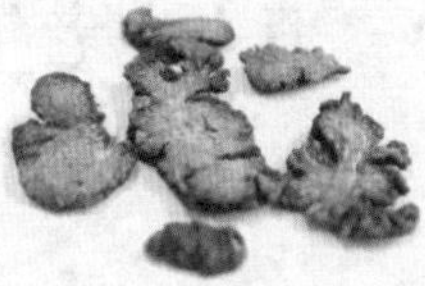
川芎

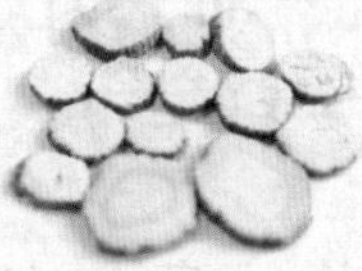
白芷

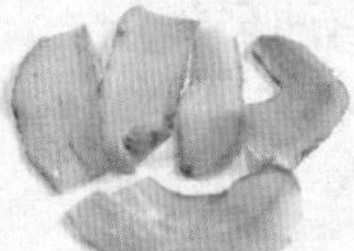
天麻

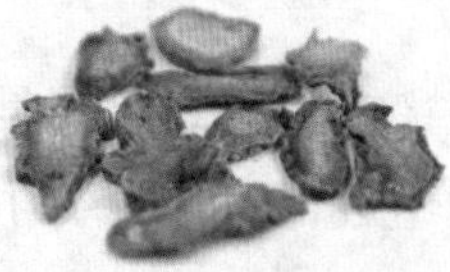
三七

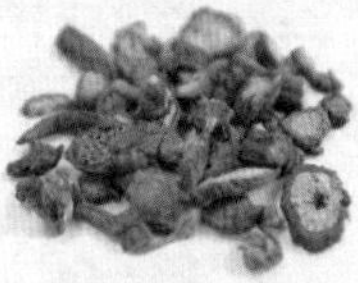
丹参

材料

川芎　十五克　白芷　十克　天麻　十克
丹参　十五克　三七　五克　鱼头　一个
料酒　适量

做法

① 将鱼头洗净，切成小块备用；
② 把川芎、白芷、天麻、丹参、三七和鱼头一起放入锅中，加入适量料酒和清水；
③ 大火煲沸后，改用小火煲一小时，调味即可食用。

适应证

用于颈椎病，并出现头晕头痛，颈部活动受限，肌肉变硬，痛如针刺，上肢麻木，日轻夜重等症。

第二节 | 中老年人常见病对症药膳方

（十八）腰椎间盘突出症

腰椎间盘突出症是因为腰椎间盘的组成部分髓核突出，导致相邻脊神经根遭受刺激或压迫，从而产生腰部疼痛，一侧下肢或双下肢麻木、疼痛等一系列临床症状。

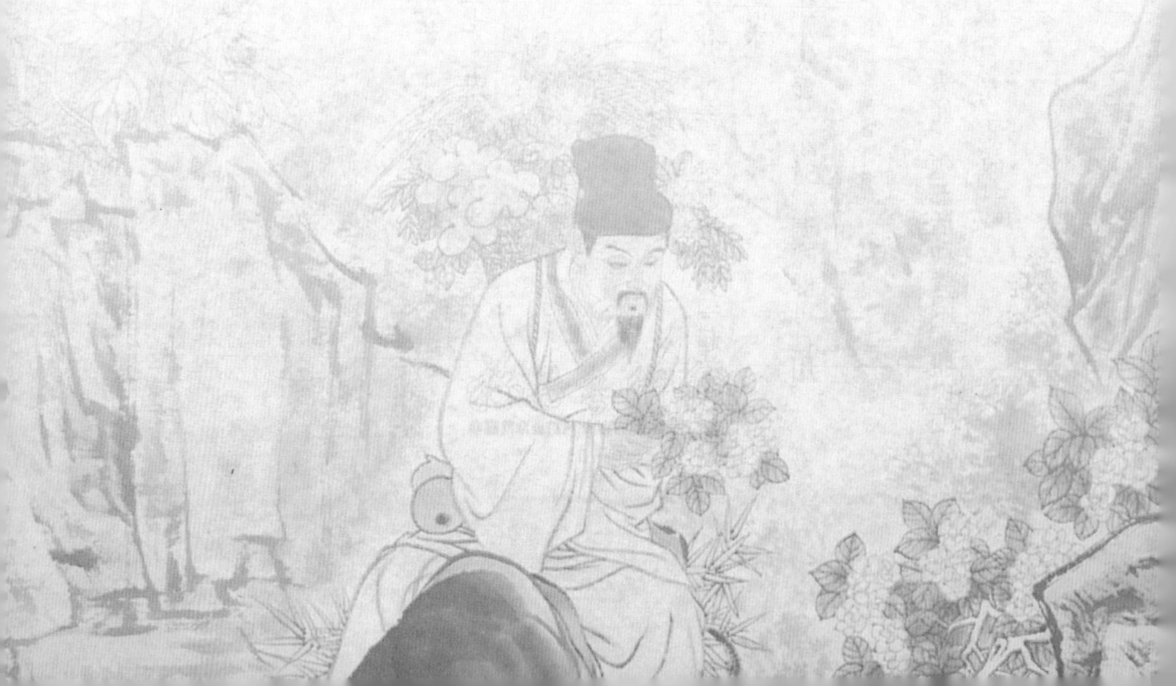

【血瘀体质】

猪尾三七汤

材料

三七 十克 宽筋藤 三十克
鸡血藤 三十克 牛膝 十克
砂仁 五克 猪尾 一条

做法

① 将猪尾洗净，切成小块备用；
② 把三七、宽筋藤、鸡血藤、牛膝、砂仁和猪尾一起放入锅中，加入适量清水；
③ 大火煲沸后，改用小火煲一小时，调味即可食用。

适应证

用于腰椎间盘突出症，并出现由腰部至大腿及小腿后侧的放射性刺痛或麻木感，直到足底部。

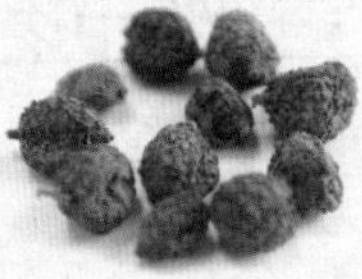
砂仁

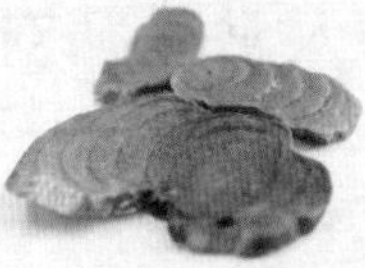
鸡血藤

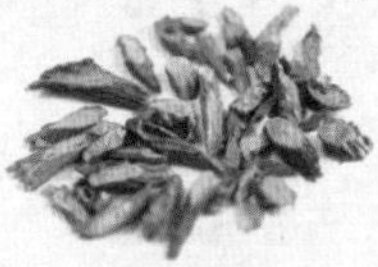
宽筋藤

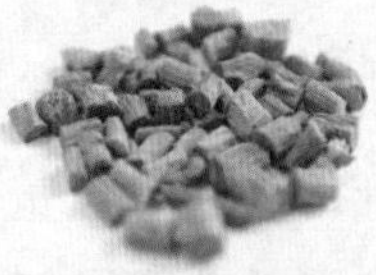
牛膝

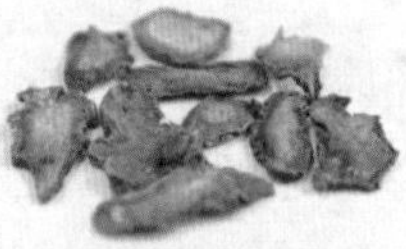
三七

第二节 | 中老年人常见病对症药膳方

（十九）骨质疏松症

骨质疏松症是多种原因导致的骨密度和骨质量下降，骨微结构破坏，造成骨脆性增加，以骨骼疼痛、脊柱变形（身高缩短和驼背）、易于骨折为特征的全身性骨病。

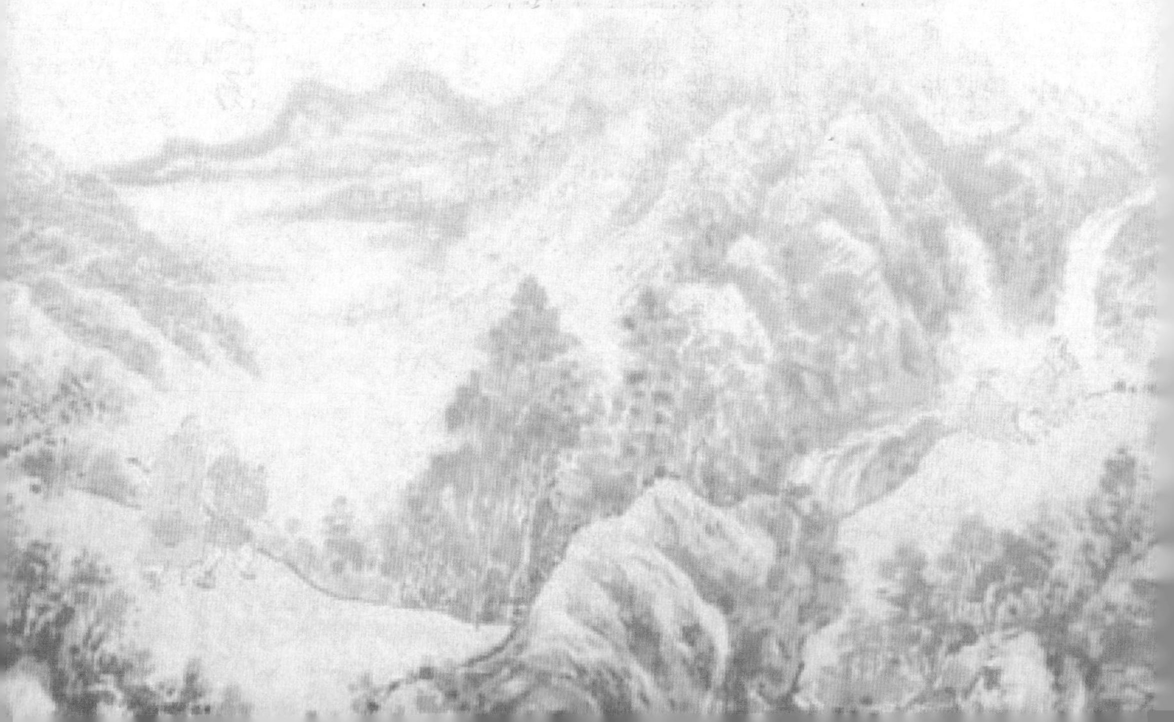

【阳虚体质】

巴戟牛骨汤

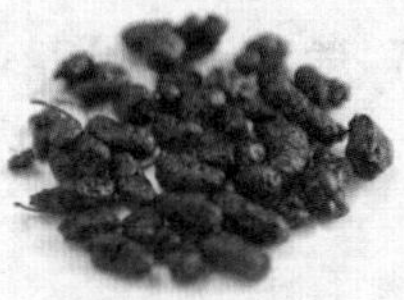
桑葚子

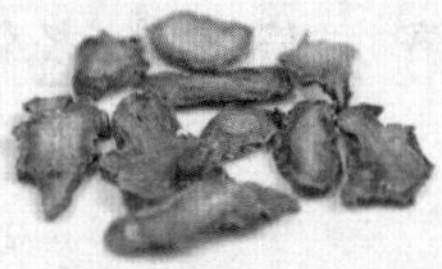
三七

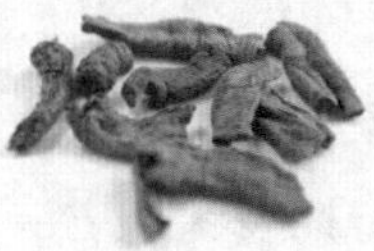
巴戟

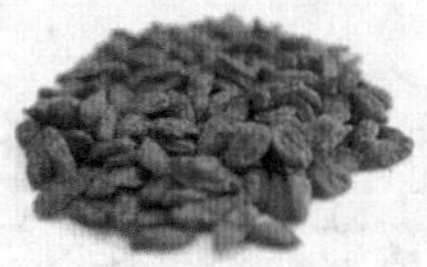
枸杞

材料

枸杞 十克　巴戟 二十克　桑葚子 十克
三七 五克　牛骨 二百五十克

做法

① 将牛骨洗净，斩断备用；
② 把桑葚子、枸杞、三七、巴戟和牛骨一起放入锅中，加入适量清水；
③ 大火煲沸后，改用小火煲一小时，调味即可食用。

适应证

用于骨质疏松症，并出现腰骶疼痛、驼背等症。

第二节｜中老年人常见病对症药膳方

（二十）脱发

脱发是头发脱落的现象。正常脱落的头发都是处于退行期及休止期的毛发，由于进入退行期与新进入生长期的毛发不断处于动态平衡，故能维持正常数量的头发。病理性脱发是指头发异常或过度脱落。

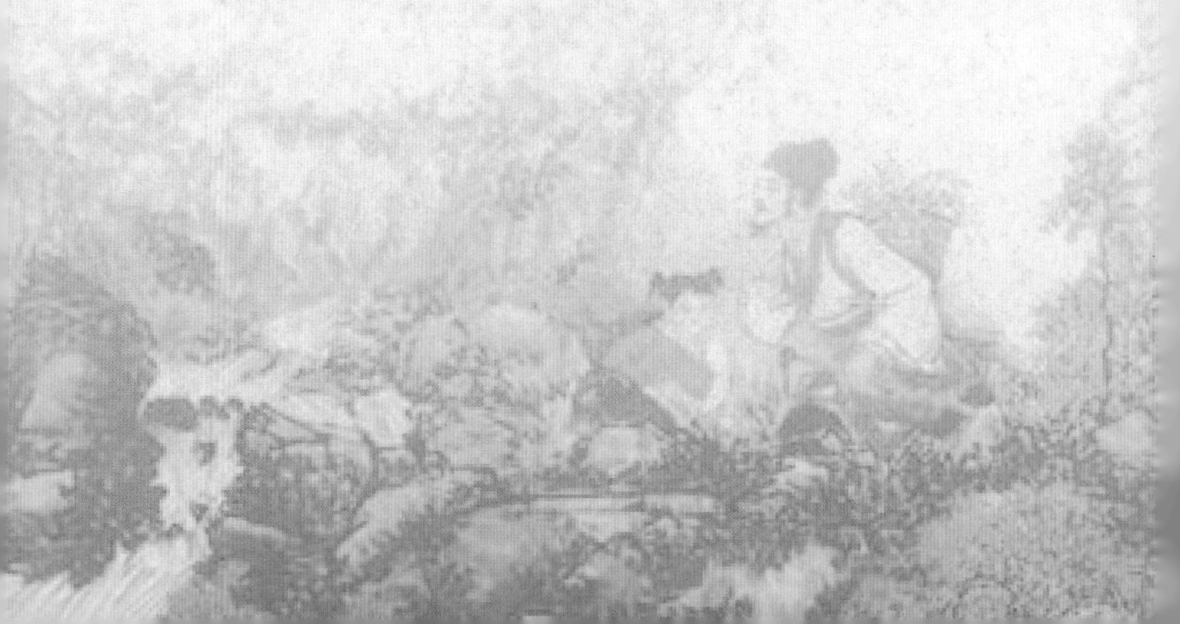

【气虚体质】

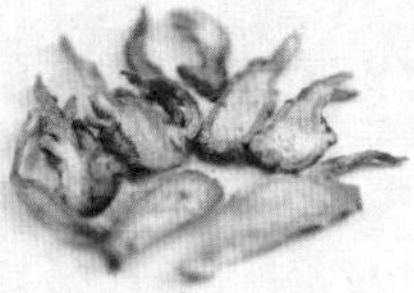
当归

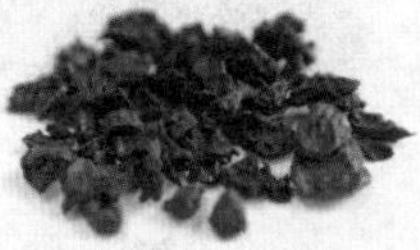
何首乌

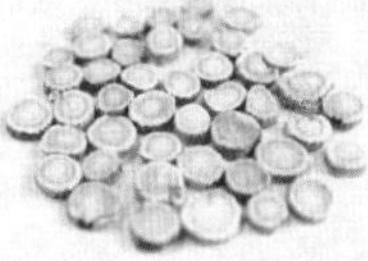
黄芪

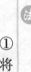

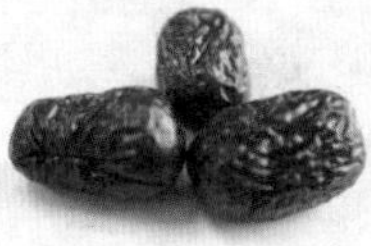
红枣

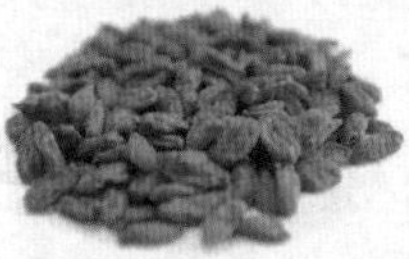
枸杞

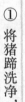

首乌枸杞炖猪蹄

材料

花生 一百克　当归 五克　黄芪 二十克
红枣 三十克　何首乌 二十克　枸杞 十克
黄酒 适量　猪蹄 五百克

做法

①将猪蹄洗净，斩成小块备用；
②把花生、当归、黄芪、红枣、何首乌、枸杞和猪蹄一起放入锅中，加入适量水；
③大火煲沸后，加入适量黄酒，改用小火炖至猪蹄熟烂，调味即可食用。

适应证

用于脱发，并出现毛发枯黄，容易脱落，稀少而早白，面色无华，倦怠乏力，心悸气短等症。

【阳虚体质】

核桃芝麻粥

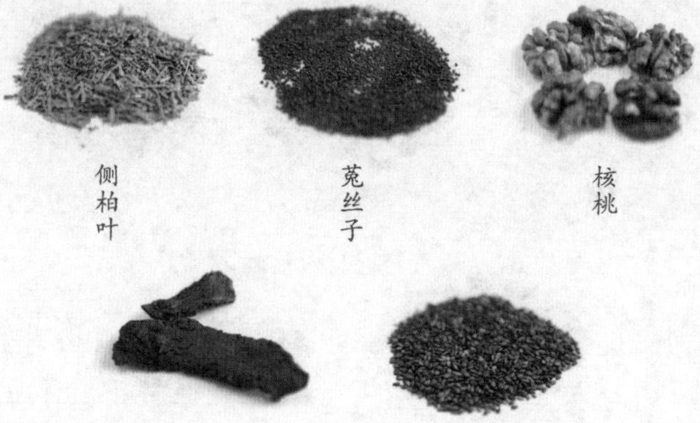

核桃　菟丝子　侧柏叶　黑芝麻　肉苁蓉

材料

核　桃　三十克　黑芝麻　三十克　菟丝子　十五克
肉苁蓉　十五克　侧柏叶　十克
大　米　一百克　瘦　肉　一百克

做法

①将核桃、黑芝麻各研末，瘦肉洗净，切成小块备用；
②把菟丝子、肉苁蓉和侧柏叶加入适量清水中，煮开后煲三十分钟，过滤出药汁备用；
③把大米放入锅中，加入瘦肉和药汁，小火煲粥至七成熟，再加入核桃、黑芝麻煲十五分钟，调味即可食用。

适应证

用于头发成片脱落，退行性加重，发质干枯等症。女性可有月经不调，男性则伴有阳痿遗精、房事不坚等症。

第三节 | 男性常见病对症药膳方

（一）遗精

遗精是男子睡眠中因梦，或无梦，甚至清醒时产生不能自主的泄精现象。病理性遗精每周在二次以上，甚至清醒时亦泄精，并伴有头昏、精神萎靡、失眠、腰膝酸软等症。

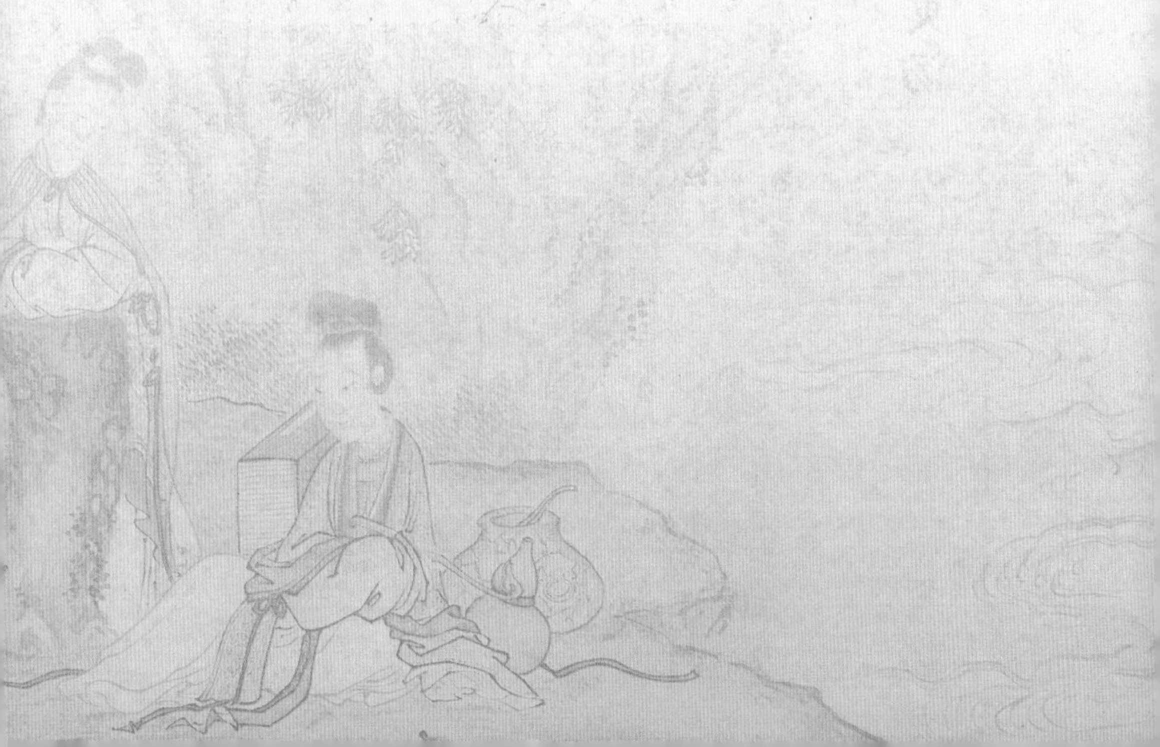

【阴虚体质】

山茱萸汤

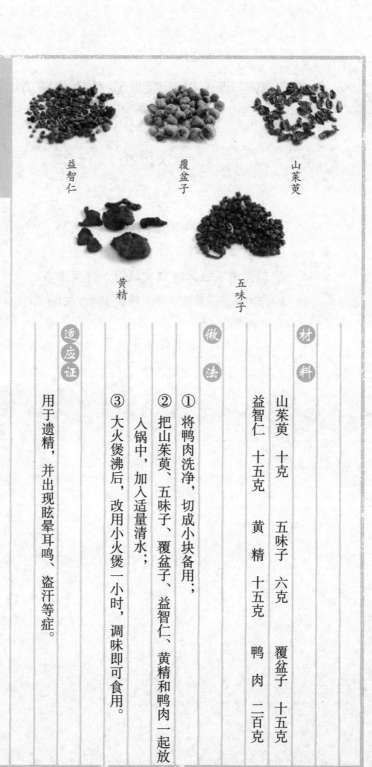

山茱萸

覆盆子

益智仁

五味子

黄精

材料

山茱萸　十克　　五味子　六克　　覆盆子　十五克
益智仁　十五克　黄　精　十五克　鸭　肉　二百克

做法

①将鸭肉洗净，切成小块备用；
②把山茱萸、五味子、覆盆子、益智仁、黄精和鸭肉一起放入锅中，加入适量清水；
③大火煲沸后，改用小火煲一小时，调味即可食用。

适应证

用于遗精，并出现眩晕耳鸣、盗汗等症。

【阳虚体质】

金樱子汤

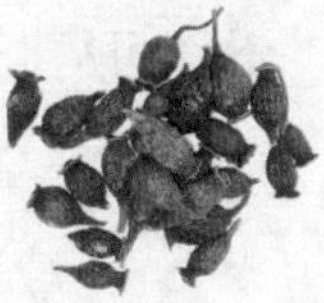
金樱子

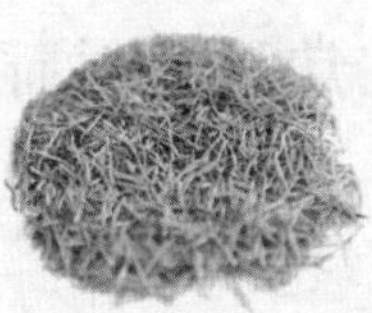
莲须

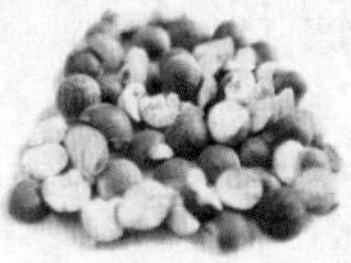
芡实

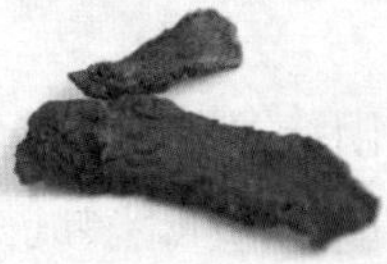
肉苁蓉

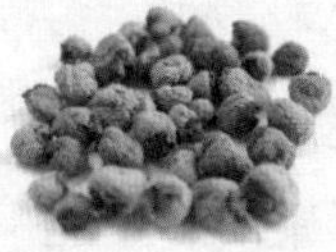
覆盆子

材料

金樱子　十五克　莲　须　十克
肉苁蓉　二十克　覆盆子　十五克
芡　实　三十克　小公鸡　一只

做法

①将小公鸡洗净，切成小块备用；
②把金樱子、莲须、芡实、肉苁蓉、覆盆子和鸡肉一起放入锅中，加入适量清水；
③大火煲沸后，改用小火煲一小时，调味即可食用。

适应证

用于遗精，并出现手脚冰冷、小便频数、阳痿早泄等症。

第三节 | 男性常见病对症药膳方

（二）阳痿、早泄

阳痿又称“勃起功能障碍”，阴茎不能勃起或能勃起但不坚硬，不能进行性交活动而发生性交困难。早泄是最常见的射精功能障碍，以性交之始即行排精，甚至性交前即泄精，不能进行正常性生活为主要表现。

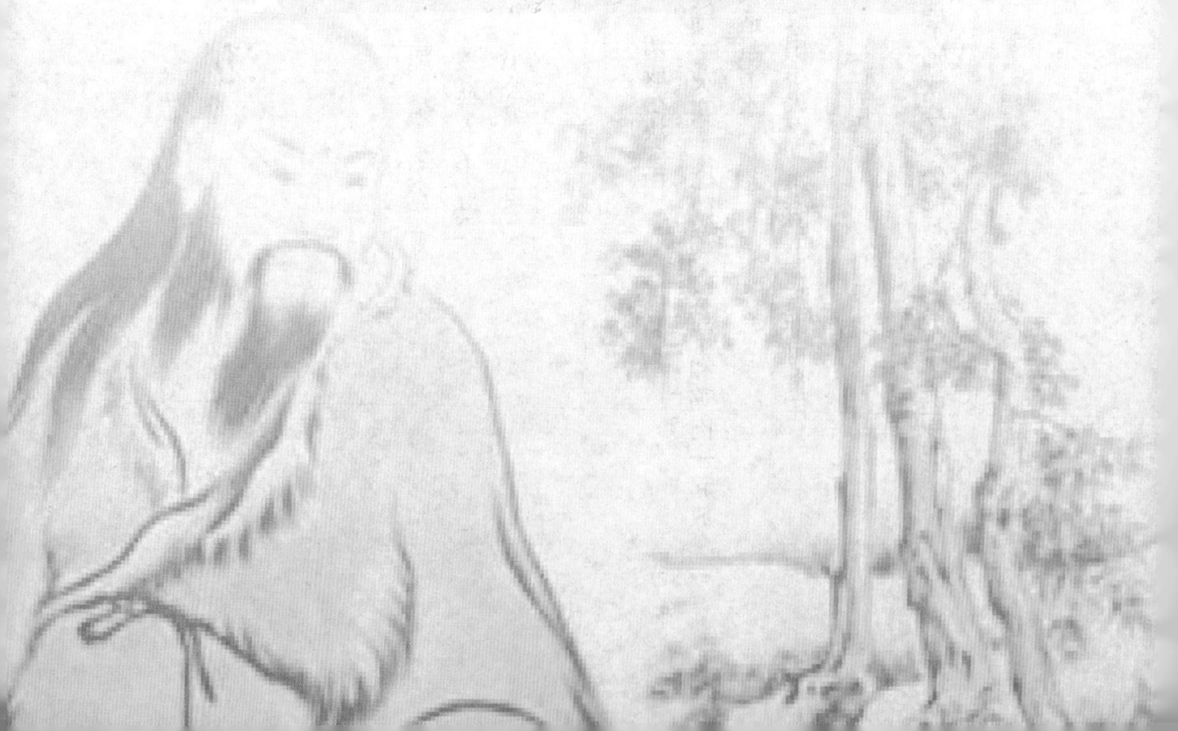

【阳虚体质】

菟丝鹿鞭壮阳汤

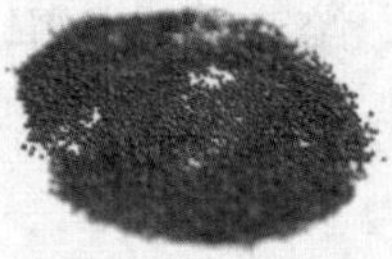
菟丝子

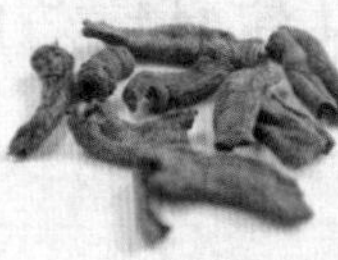
巴戟

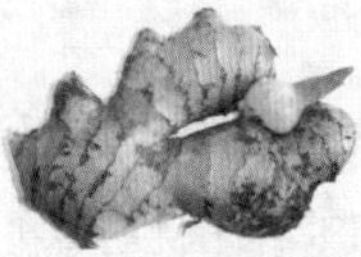
生姜

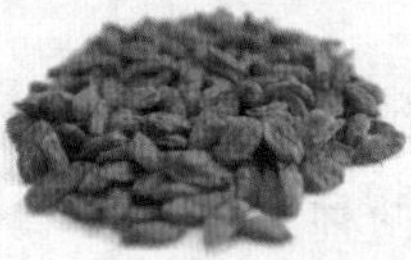
枸杞

材料

鹿鞭 一条 枸杞 二十克 菟丝子 二十克
巴戟 十克 生姜 二十克 小公鸡 一只

做法

①将鹿鞭和小公鸡洗净，切成小块备用；
②把枸杞、菟丝子、巴戟、生姜、鹿鞭和鸡肉一起放入锅中，加入适量清水；
③大火煲沸后，改用小火煲一小时，调味即可食用。

适应证

用于阳痿、早泄，并出现腰酸、四肢发冷、畏寒等症。

第三节｜男性常见病对症药膳方

（三）慢性前列腺炎

慢性前列腺炎包括慢性细菌性前列腺炎和非细菌性前列腺炎两种。表现为排尿异常，如尿急、尿频、尿痛和夜尿增多等，也可见会阴、阴茎、肛周部、尿道、耻骨部或腰骶部等部位坠胀不适。由于慢性疼痛久治不愈，患者可能合并有性功能障碍、焦虑、抑郁、失眠、记忆力下降等症状。

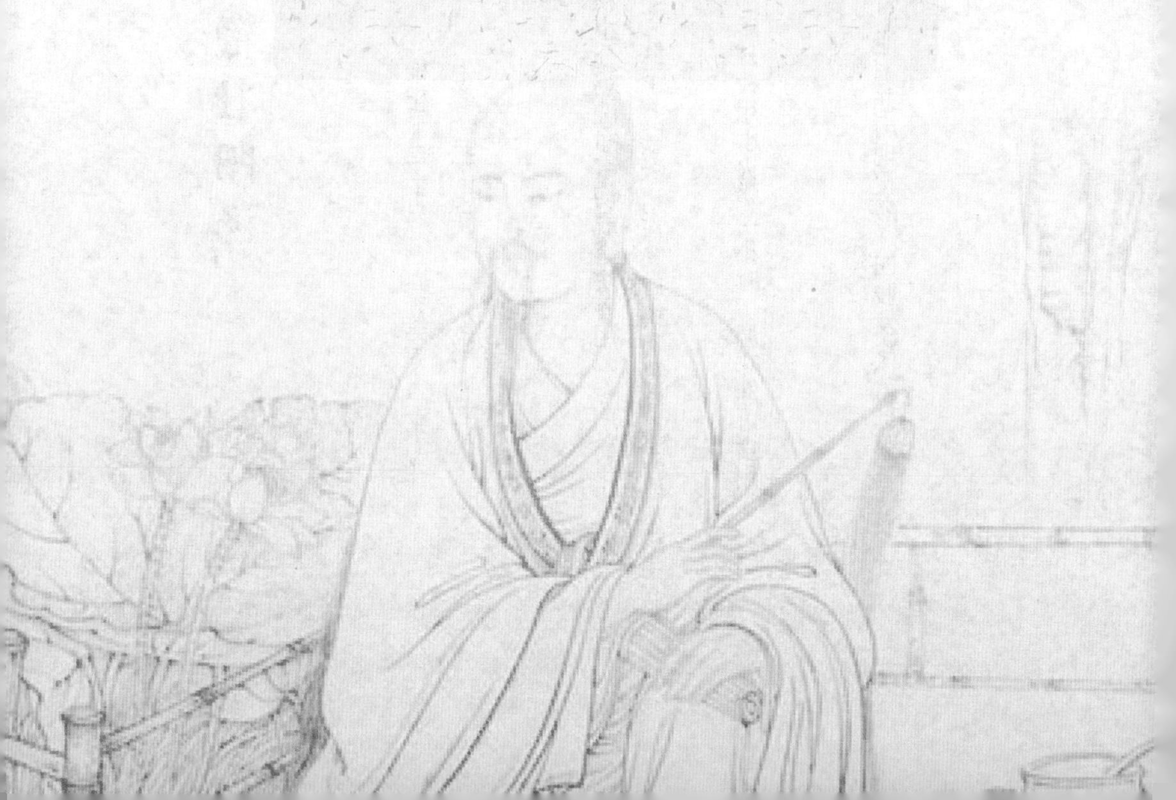

【湿热体质】

前列饮

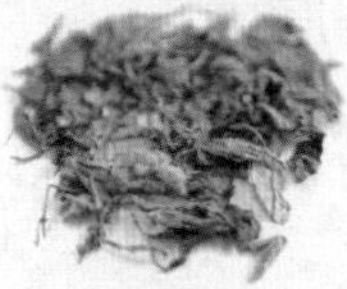
车前草

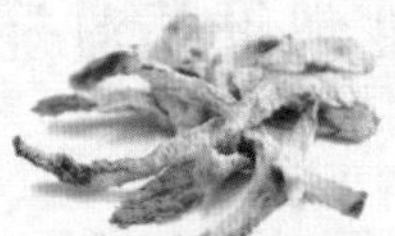
川萆薢

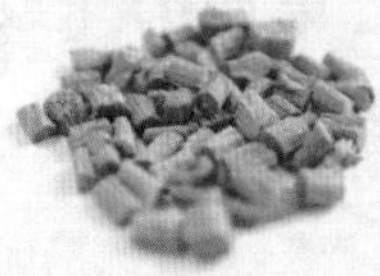
牛膝

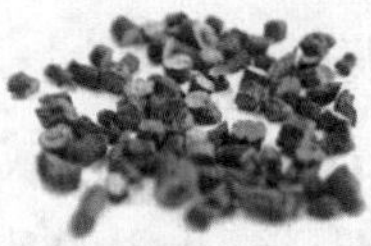
仙茅

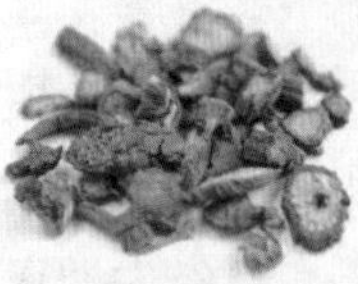
丹参

材料

车前草　十克　川萆薢　十五克　仙茅　十五克

丹　参　十克　牛　膝　十五克

做法

① 将车前草、川萆薢、仙茅、丹参和牛膝一起放入锅中，加入适量清水；

② 大火煲沸后，改用小火煲三十分钟，过滤出药汁，即可饮用。

适应证

用于慢性前列腺炎，并出现小便点滴不尽，或混浊有沉淀，尿末滴白，少腹、会阴或睾丸胀痛等症。

第四节｜女性常见病对症药膳方

（一）月经先期

月经先期是指月经周期提前7天以上，或20天左右一行，连续发生2个周期或以上。月经先期属于以周期异常为主的月经病，常与月经过多并见，严重者可发展成崩漏，应及时治疗。

【气虚体质】

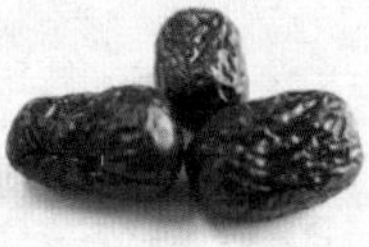

红枣

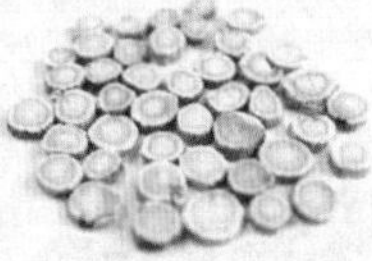

黄芪

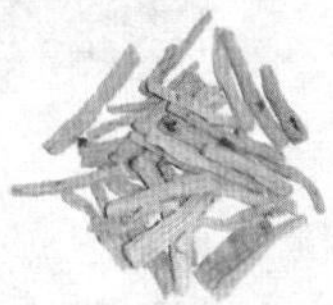

党参

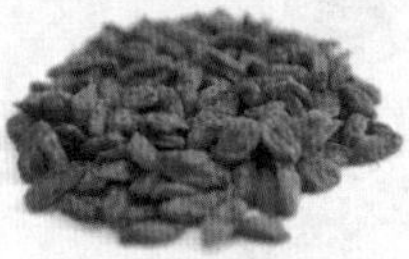

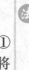

枸杞

黄芪炖斑鱼

材料

枸杞 十克 红枣 十克 党参 十五克

黄芪 三十克 斑鱼 一条

做法

①将生鱼洗净，切成小片备用；

②锅中加油烧至七成热，下入斑鱼段稍汆后，捞出沥油；

③再将鱼片、党参、枸杞、红枣和黄芪一起放入锅中，加入适量清水；

④大火煲沸后，改用小火煲一小时，调味即可食用。

适应证

用于气虚引起的月经先期，并出现神疲体倦，少气懒言，食少便溏，经血量多、色淡、质稀，舌淡苔薄等症。

【阴虚体质】

金针菇生地莲藕汤

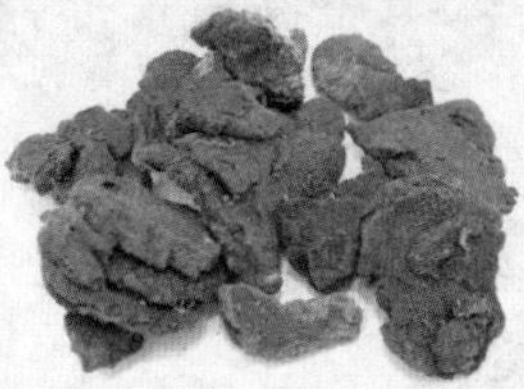

生地

材料

金针菇 三十克　生地 二十克
莲藕 一百克　鸭肉 一百克

做法

① 将莲藕和鸭肉洗净，切成小块备用；
② 把金针菇、生地、莲藕和鸭肉一起放入锅中，加入适量清水；
③ 大火煲沸后，改用小火煲一小时，调味即可食用。

适应证

用于阴虚引起的月经先期，并出现经量少、色红、质稠有块，颧赤唇红，手足心热，咽干口燥，舌红苔少等症。

【气郁体质】

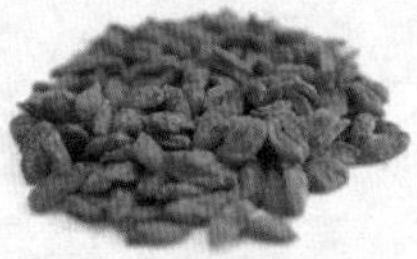

枸杞

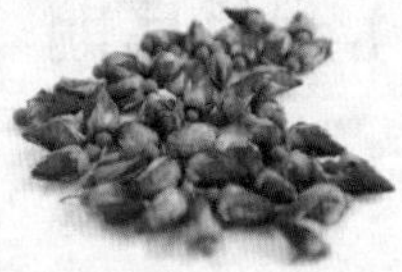

玫瑰花

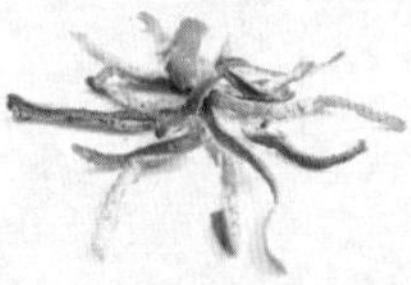

陈皮

玫瑰枸杞茶

材料

枸杞 十克 玫瑰花 十克

陈皮 五克 冰糖 适量

做法

① 将枸杞、玫瑰花和陈皮一起放入锅中，加入适量清水；

② 大火煲沸后，改用小火煲十五分钟，加入冰糖调味，即可饮用。

适应证

用于肝气不顺、郁结化热引起的月经来潮提早，伴有经前烦躁易怒，乳房或胸胁胀痛等症。

第四节 | 女性常见病对症药膳方

（二）月经后期

月经周期延后 7 天以上，甚至 3 到 5 个月，连续两个周期以上，称为“月经后期”。青春期月经初潮后一年内，或围绝经期，周期有时延后，而无其他证候者，不做病论。若每次延后三至五天，或偶尔延后一次，下次仍如期来潮，均不做月经后期论。

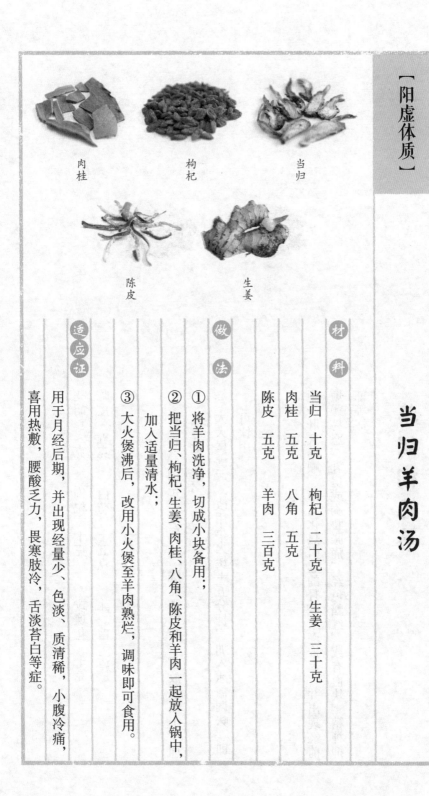

【阳虚体质】

当归羊肉汤

肉桂

枸杞

当归

陈皮

生姜

材料

当归 十克 枸杞 二十克 生姜 三十克
肉桂 五克 八角 五克
陈皮 五克 羊肉 三百克

做法

①将羊肉洗净，切成小块备用；
②把当归、枸杞、生姜、肉桂、八角、陈皮和羊肉一起放入锅中，加入适量清水；
③大火煲沸后，改用小火煲至羊肉熟烂，调味即可食用。

适应证

用于月经后期，并出现经量少、色淡、质清稀，小腹冷痛，喜用热敷，腰酸乏力，畏寒肢冷，舌淡苔白等症。

【气郁体质】

柴胡枸杞茶

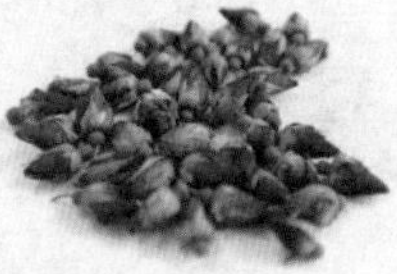
玫瑰花

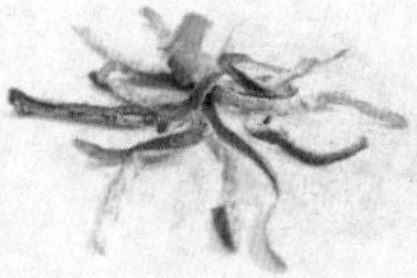
陈皮

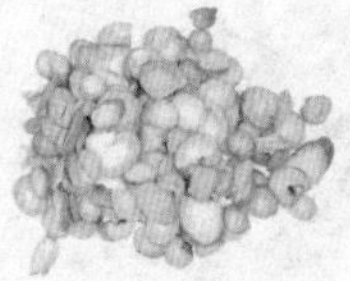
白芍

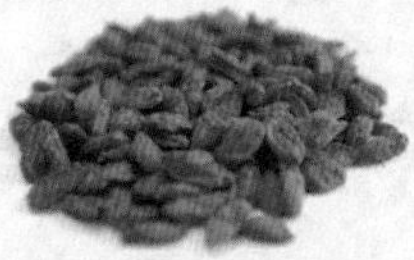
枸杞

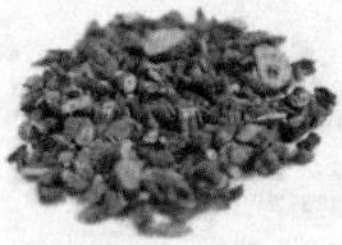
柴胡

材料

柴胡 六克　枸杞 十克　玫瑰花 十克
陈皮 五克　白芍 十五克　冰 糖 适量

做法

①将柴胡、枸杞、玫瑰花、陈皮和白芍一起放入锅中，加入适量清水；

②大火煲沸后，改用小火煲十五分钟，加入冰糖调味，即可饮用。

适应证

用于肝气不顺、郁结化热引起的月经来潮推迟，并出现经前烦躁易怒，乳房或胸胁胀痛，经色黯红，或有血块，精神抑郁等症。

【痰湿体质】

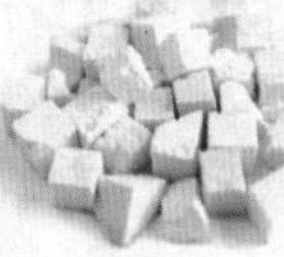
茯苓

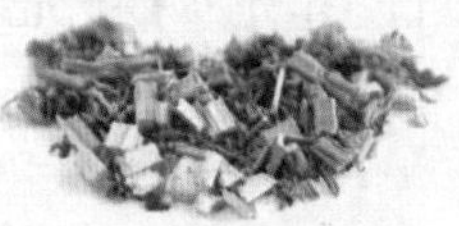
益母草

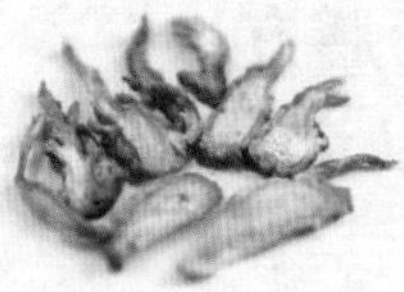
当归

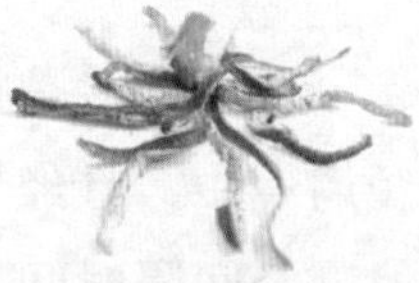
陈皮

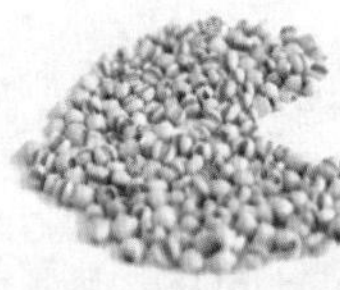
薏米

陈皮茯苓汤

材料

陈　皮　五克　　茯苓　十五克
益母草　十五克　当归　十克
薏　米　三十克　瘦肉　二百克

做法

①将瘦肉洗净，切成小块备用；
②把陈皮、茯苓、益母草、当归、薏米和瘦肉一起放入锅中，加入适量清水；
③大火煲沸后，改用小火煲一小时，调味即可食用。

适应证

用于痰湿体质的月经后期，并出现经量少、色淡质黏，肢体困重，脘闷恶心，带下量多，舌淡胖大，苔白腻等症。

第四节 | 女性常见病对症药膳方

（三）月经过多

月经过多是指连续数个月经周期中，月经期出血量多，但月经间隔时间及出血时间皆规律，无经间出血、性交后出血，或经血的突然增加。

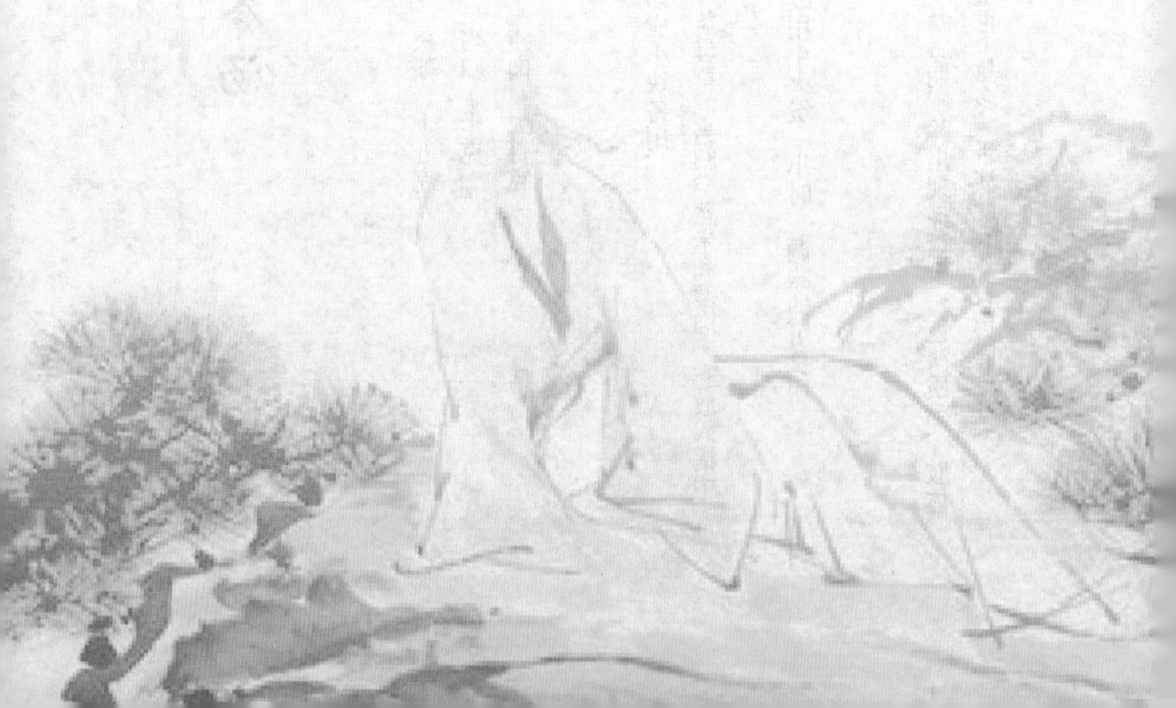

【血瘀体质】

地黄酒

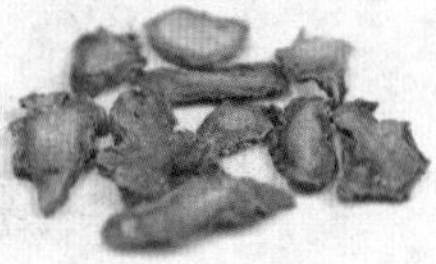

三七

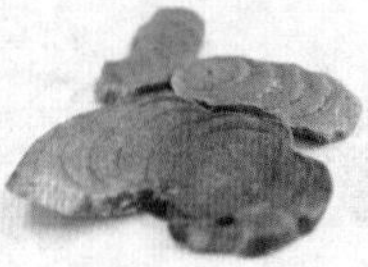

鸡血藤

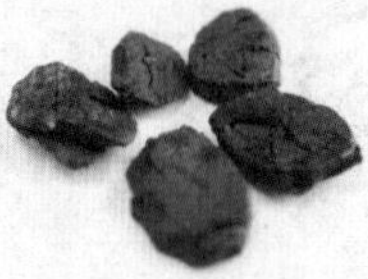

熟地

材料

熟地　二十克　鸡血藤　三十克
三七　五克　黄　酒　二百毫升
瘦肉　二百克

做法

①将瘦肉洗净，切成小块备用；
②将熟地、鸡血藤、三七和瘦肉一起放入锅中，加入黄酒；
③大火煲沸后，改用小火煲一小时，调味即可食用。

适应证

用于血瘀型月经过多，并出现经血色暗、有血块，痛经，舌质紫暗等症。

【气虚体质】

黄芪木耳粥

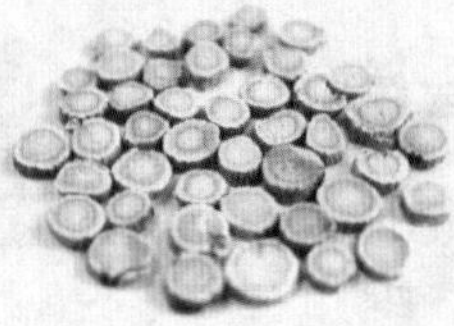

黄芪

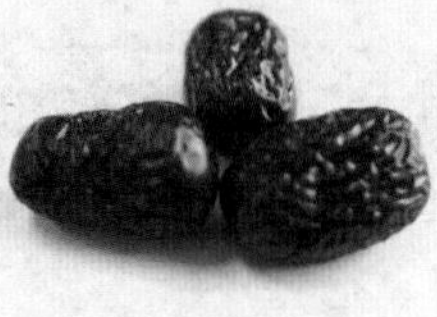

红枣

材料

黄芪 三十克 黑木耳 五克
红枣 三十克 大 米 一百克

做法

① 将黑木耳洗净，泡发备用；
② 把黄芪、黑木耳、红枣和大米一起放入锅中，加入适量清水；
③ 大火煲沸后，改用小火煮成粥，调味即可食用。

适应证

用于月经量多，经血色淡、质清稀、无血块，伴有少气懒言、头晕等症。

第四节 | 女性常见病对症药膳方

（四）月经过少

月经过少是指月经周期基本正常，经量明显减少，甚至点滴即净，或经期缩短不足两天，经量亦少的情况。

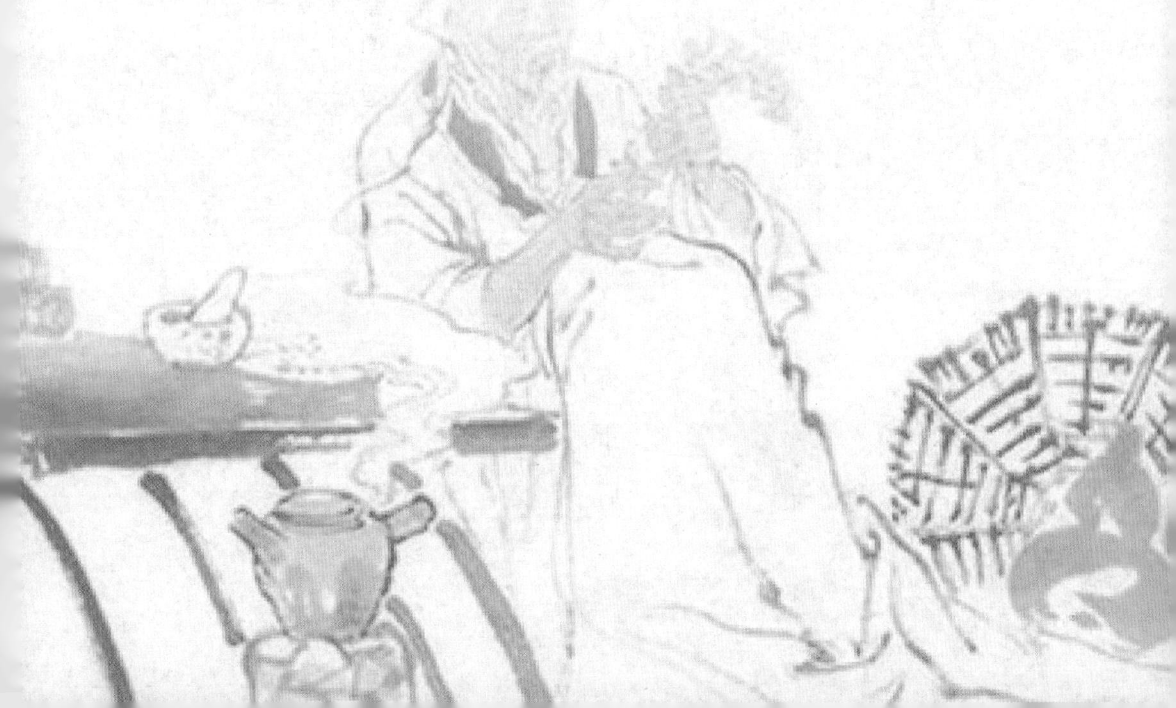

【血瘀体质】

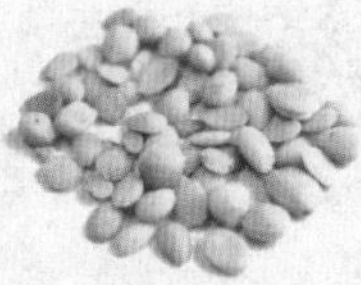
桃仁

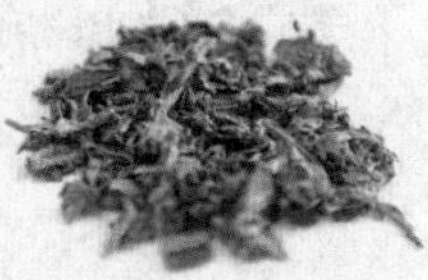
艾叶

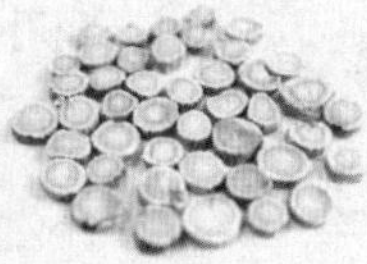
黄芪

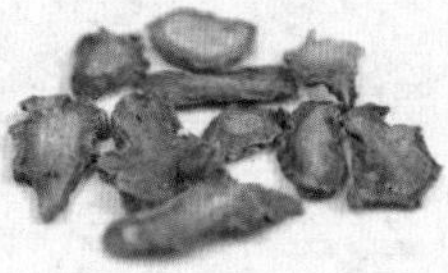
三七

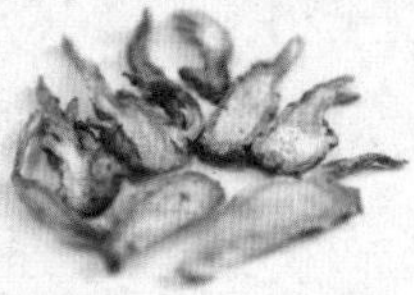
当归

黄芪鸡蛋汤

材料

黄芪 三十克　艾叶 十克　当归 十克
三七 五克　桃仁 十克
鸡蛋 一个　黄酒 适量

做法

①将黄芪、艾叶、当归、三七和桃仁一起放入锅中，加入适量清水；
②大火煲沸后倒入打散的鸡蛋，改用小火煲，待鸡蛋熟后加入黄酒调味，即可食用。

适应证

用于月经量少，并出现小腹刺痛，拒按，夹有血块，经血暗红等症。

【阴虚体质】

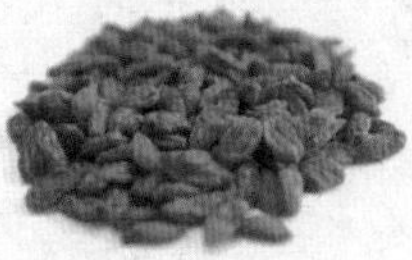

枸杞

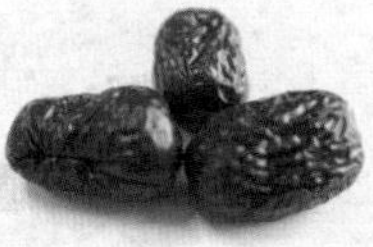

红枣

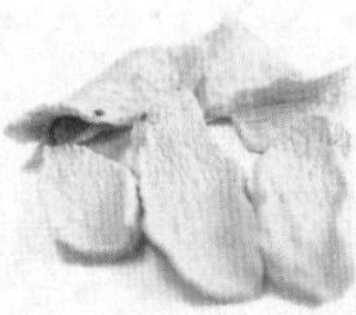

山药

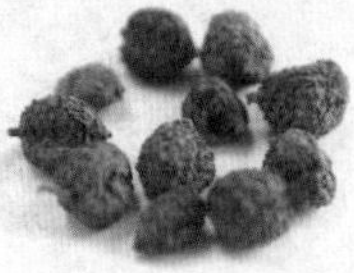

砂仁

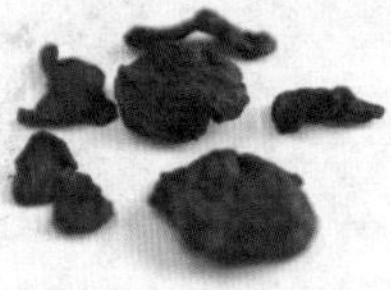

黄精

枸杞黄精鸡蛋汤

材料

枸杞 十克　红枣 十五克　黄精 十五克
山药 三十克　砂仁 五克　鸡蛋 一个

做法

①将枸杞、红枣、黄精和山药一起放入锅中，加入适量清水；
②大火煲沸后倒入打散的鸡蛋，然后加入砂仁，改用小火煲十分钟，调味即可食用。

适应证

用于月经过少，并出现腰背酸痛、耳鸣、头发早白、记忆力减退等症。

【痰湿体质】

薏米茯苓饮

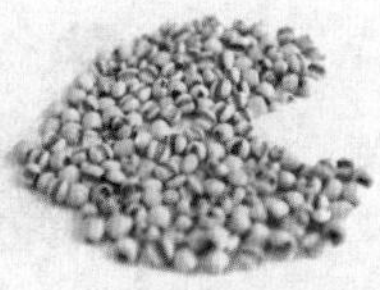
薏米

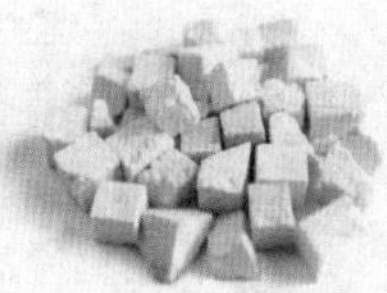
茯苓

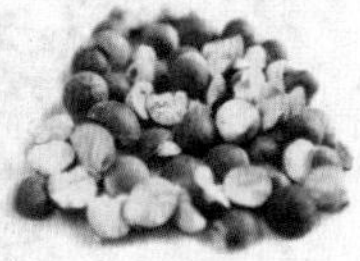
芡实

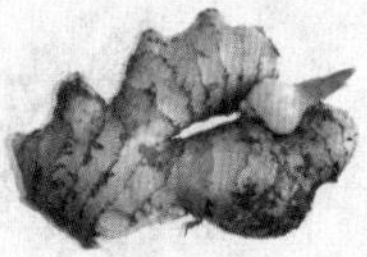
生姜

材料

薏米 十五克　茯苓 二十克

芡实 十五克　生姜 十克

做法

①将薏米、茯苓、芡实和生姜一起放入锅中，加入适量清水；

②大火煲沸后，改用小火煲三十分钟，过滤出药汁，即可饮用。

适应证

用于月经少，并出现白带量多、色淡、质黏，疲倦，形体肥胖，便溏，舌体胖大，脘腹满闷，舌苔白厚腻等症。

第四节 | 女性常见病对症药膳方

（五）经期延长

经期延长是指月经周期正常，经期超过7天以上，甚至淋漓不净达半月之久的情况，又称“经水不断”。

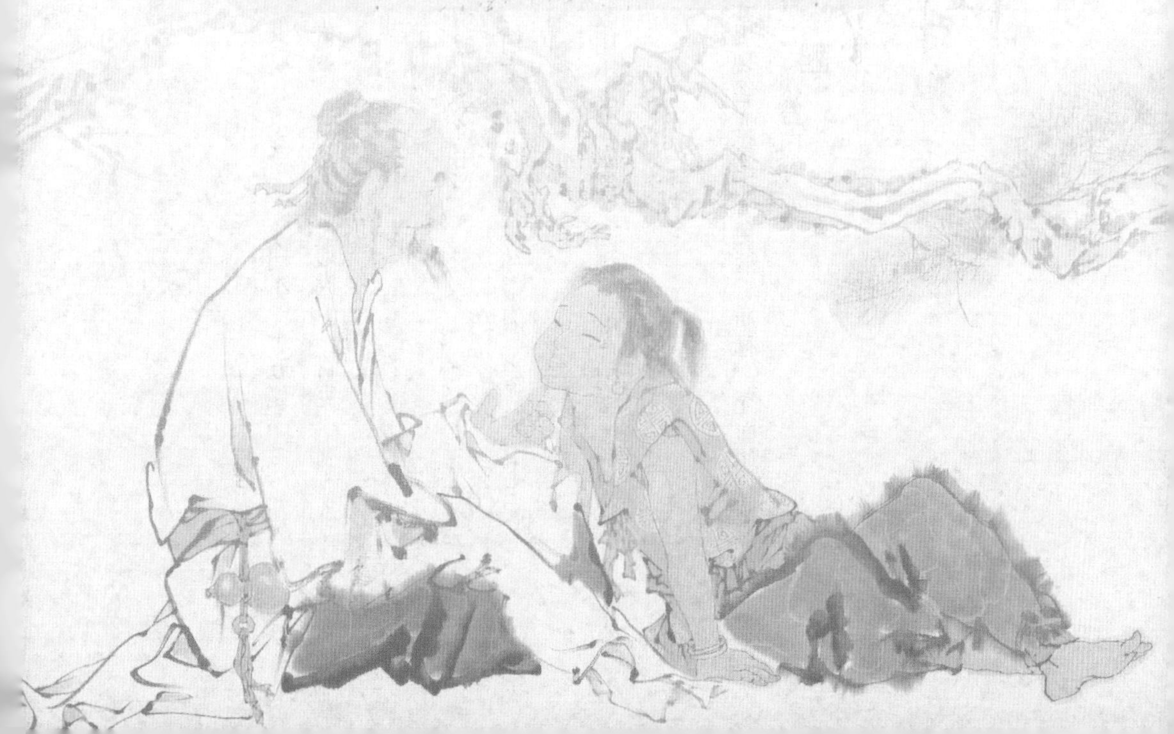

【气虚体质】

黄芪艾叶粥

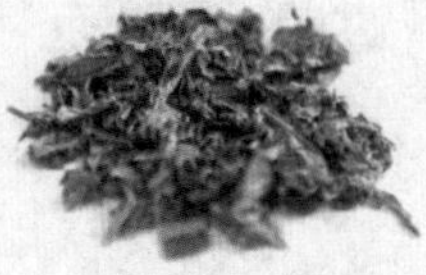
艾叶

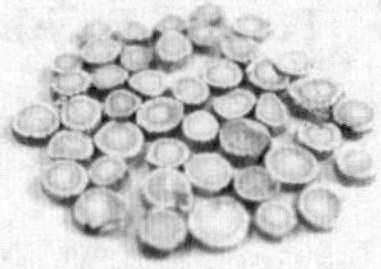
黄芪

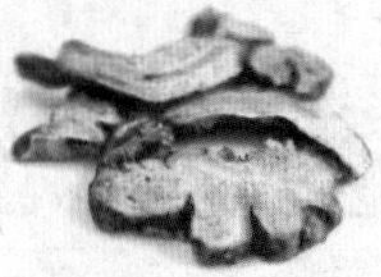
白术

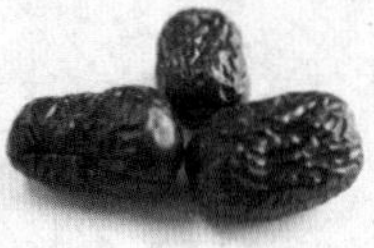
红枣

材料

黄芪 十五克 艾叶 五克 白术 十五克
红枣 三十克 大米 一百克 瘦肉 一百克

做法

①将瘦肉洗净，切成小块备用；
②把黄芪、艾叶、白术、红枣、大米和瘦肉一起放入锅中，加入适量清水；
③大火煲沸后，改用小火煮成粥，调味即可食用。

适应证

用于经期延长，并出现经血量多、色淡、质稀、无血块，肢倦神疲，少气懒言，舌淡苔白等症。

【阴虚体质】

地骨皮桑葚汤

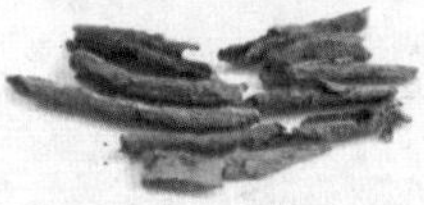

地骨皮

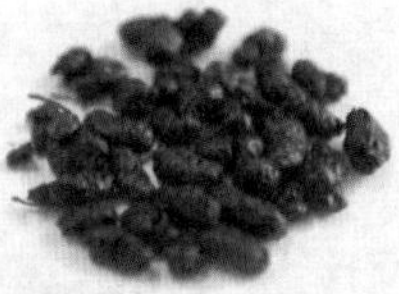

桑葚子

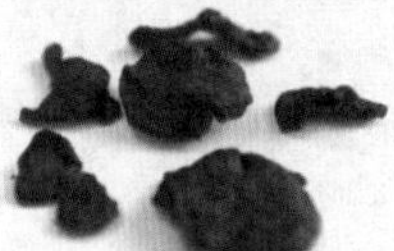

黄精

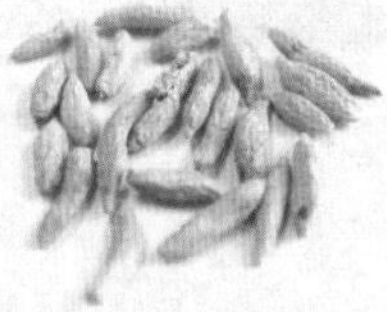

麦冬

材料

地骨皮　十克　桑葚子　十克　黄精　十五克

麦　冬　十克　鸭　肉　二百克

做法

① 将鸭肉洗净，切成小块备用；

② 将地骨皮、桑葚子、黄精、麦冬和鸭肉一起放入锅中，加入适量清水；

③ 大火煲沸后，改用小火煲一小时，调味即可食用。

适应证

用于经期延长，并出现经量少、色红、质稠，咽干口燥，潮热颧红，手足心热等症。

【血瘀体质】

三七益母草饮

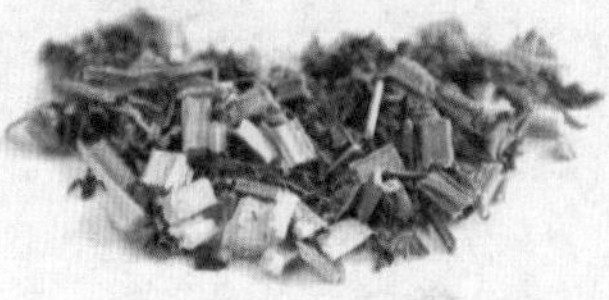
益母草

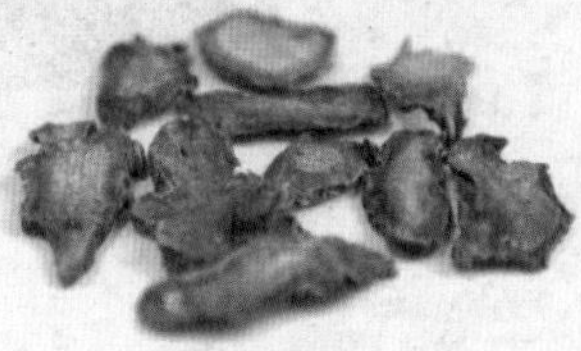
三七

材料

三七 五克 益母草 十克
鸡蛋 一个 黄 酒 适量

做法

①将三七和益母草一起放入锅中，加入适量清水；
②大火煲沸后倒入打散的鸡蛋，改用小火煲，待鸡蛋熟后加入黄酒调味，即可饮用。

适应证

用于经期延长，并出现经量或多或少、色暗有血块，小腹刺痛，舌质紫暗，有瘀点等症。

第四节 | 女性常见病对症药膳方

（六）经间期出血

经间期出血是指月经周期基本正常，在两次月经中间，即氤氲之时，出现周期性阴道少量出血的情况，西医学称之为“排卵期出血”。

【湿热体质】

生熟地汤

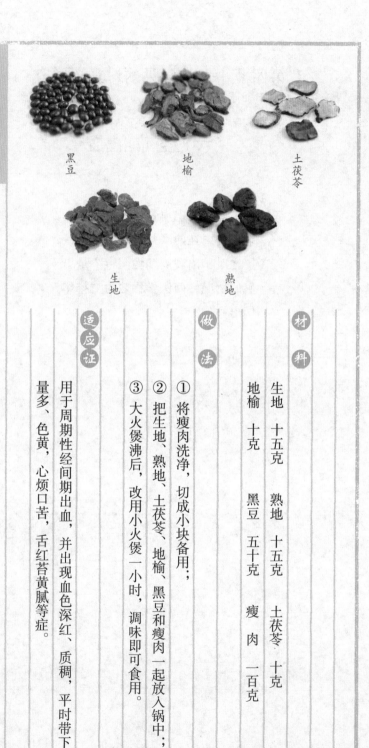

土茯苓

地榆

黑豆

熟地

生地

材料

生地 十五克　熟地 十五克　土茯苓 十克

地榆 十克　黑豆 五十克　瘦 肉 一百克

做法

① 将瘦肉洗净，切成小块备用；

② 把生地、熟地、土茯苓、地榆、黑豆和瘦肉一起放入锅中；

③ 大火煲沸后，改用小火煲一小时，调味即可食用。

适应证

用于周期性经间期出血，并出现血色深红、质稠，平时带下量多、色黄，心烦口苦，舌红苔黄腻等症。

【血瘀体质】

三七当归汤

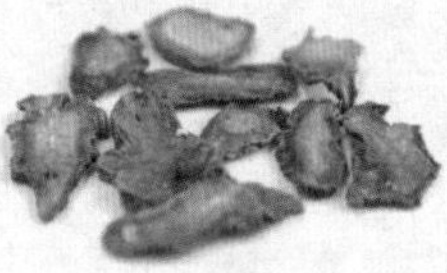
三七

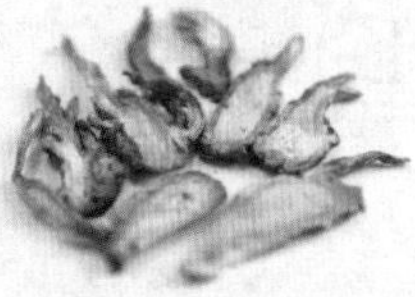
当归

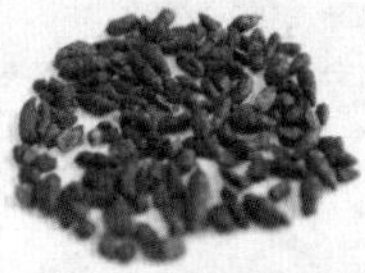
香附

材料

三七 五克 当归 十五克 香附 十克
瘦肉 一百克 黄酒 适量

做法

①将瘦肉洗净，切成小块备用；
②将三七、当归、香附和瘦肉一起放入锅中，加入适量清水；
③大火煲沸后，改用小火煲一小时，加入黄酒调味，即可食用。

适应证

用于周期性经间期出血，并出现经色紫暗，或有血块，小腹刺痛拒按，情志抑郁，胸肋、乳房胀痛，舌质紫暗，或有瘀点等症。

第四节 | 女性常见病对症药膳方

（七）痛经

痛经为最常见的妇科症状之一，指行经前后或月经期出现下腹部疼痛、坠胀，伴有腰酸或其他不适，症状严重影响生活质量的情况。

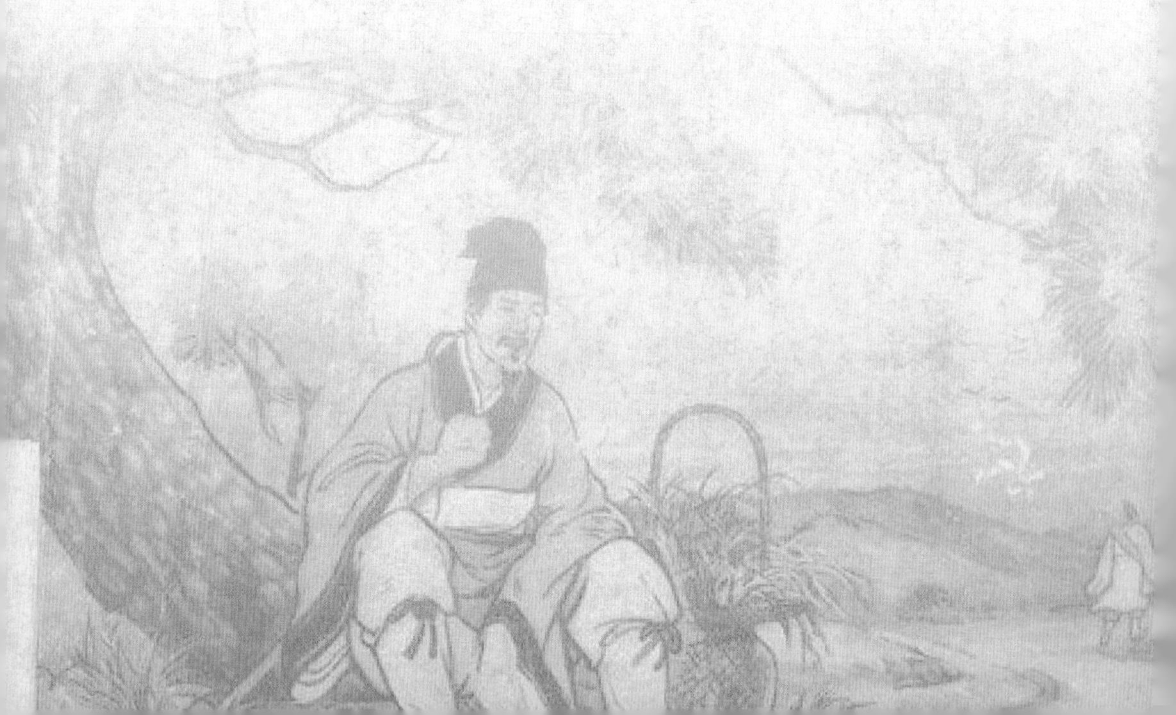

【阳虚体质】

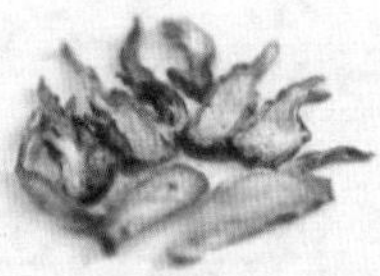
当归

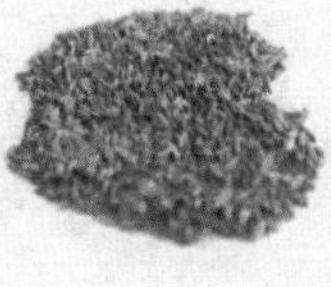
小茴香

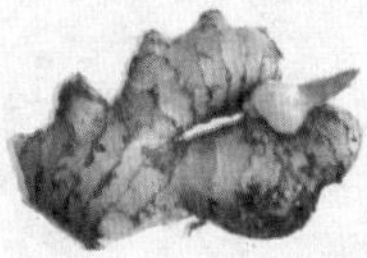
生姜

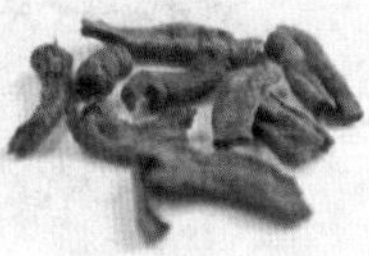
巴戟

巴戟羊肉汤

材料

巴　戟　十五克　生姜　二十克　当归　十五克

小茴香　五克　黄酒　适量　羊肉　二百克

做法

① 将羊肉洗净，切成小块备用；

② 把巴戟、生姜、当归、小茴香和羊肉一起放入锅中，加入黄酒；

③ 大火煲沸后，改用小火煲一小时，调味即可食用。

适应证

用于痛经，并出现小腹隐痛，喜按，经行量少、色暗淡、质稀，舌胖苔白等症。

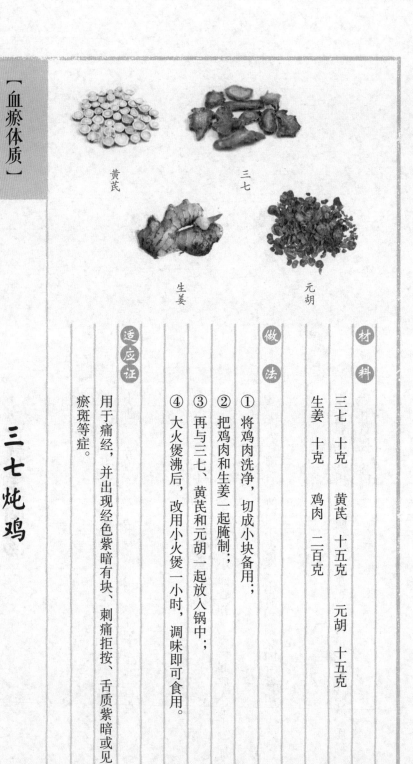

【血瘀体质】

三七炖鸡

黄芪

三七

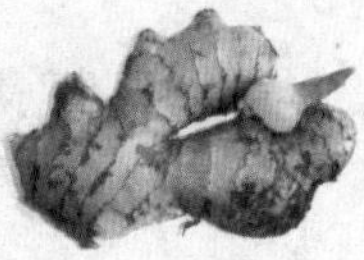

生姜

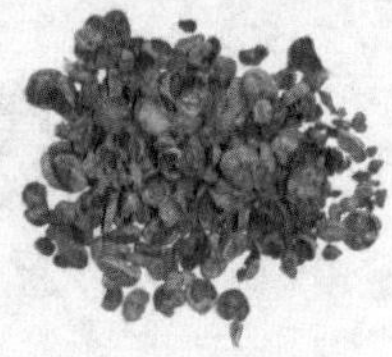

元胡

材料

三七 十克　黄芪 十五克　元胡 十五克
生姜 十克　鸡肉 二百克

做法

①将鸡肉洗净，切成小块备用；
②把鸡肉和生姜一起腌制；
③再与三七、黄芪和元胡一起放入锅中；
④大火煲沸后，改用小火煲一小时，调味即可食用。

适应证

用于痛经，并出现经色紫暗有块、刺痛拒按、舌质紫暗或见瘀斑等症。

【气郁体质】

丹参山楂饮

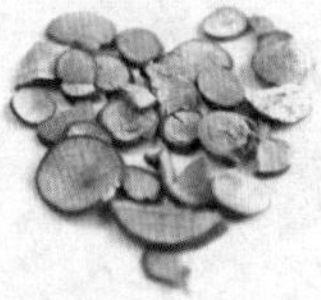
乌药

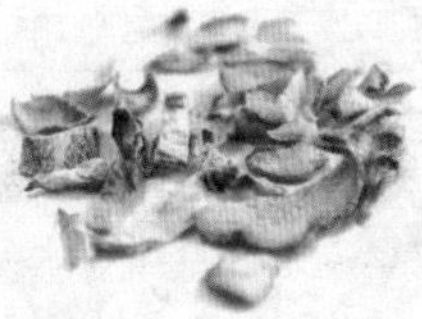
佛手

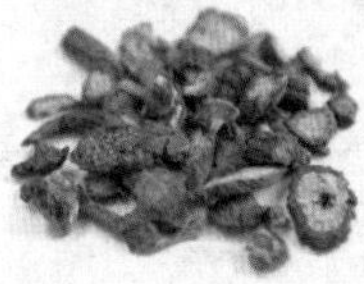
丹参

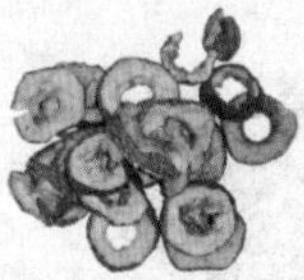
山楂

材料

丹参 十五克 山楂 十克
乌药 十五克 佛手 十克

做法

①将丹参、山楂、乌药和佛手一起放入锅中，加入适量清水；
②大火煲沸后，改用小火煲三十分钟，过滤出药汁，即可饮用。

适应证

用于痛经，并出现胸胁胀闷、走窜疼痛、急躁易怒、经行不畅、舌质紫暗有瘀点等症。

黄芪白芍乳鸽汤

【气虚体质】

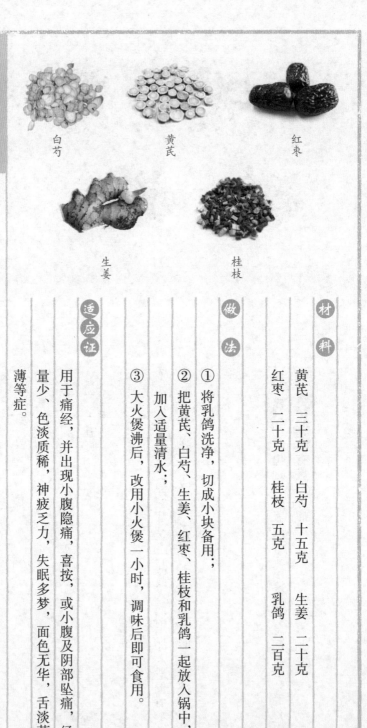

红枣

黄芪

白芍

桂枝

生姜

材料

黄芪 三十克 白芍 十五克 生姜 二十克

红枣 二十克 桂枝 五克 乳鸽 二百克

做法

①将乳鸽洗净，切成小块备用；

②把黄芪、白芍、生姜、红枣、桂枝和乳鸽一起放入锅中，加入适量清水；

③大火煲沸后，改用小火煲一小时，调味后即可食用。

适应证

用于痛经，并出现小腹隐痛，喜按，或小腹及阴部坠痛，经量少、色淡质稀，神疲乏力，失眠多梦，面色无华，舌淡苔薄等症。

第四节 | 女性常见病对症药膳方

（八）闭经

闭经是指女子年逾18周岁，月经尚未来潮，或月经来潮后又中断6个月以上的生理现象，古称“女子不月”“月事不来”“经水不通”“经闭”等。

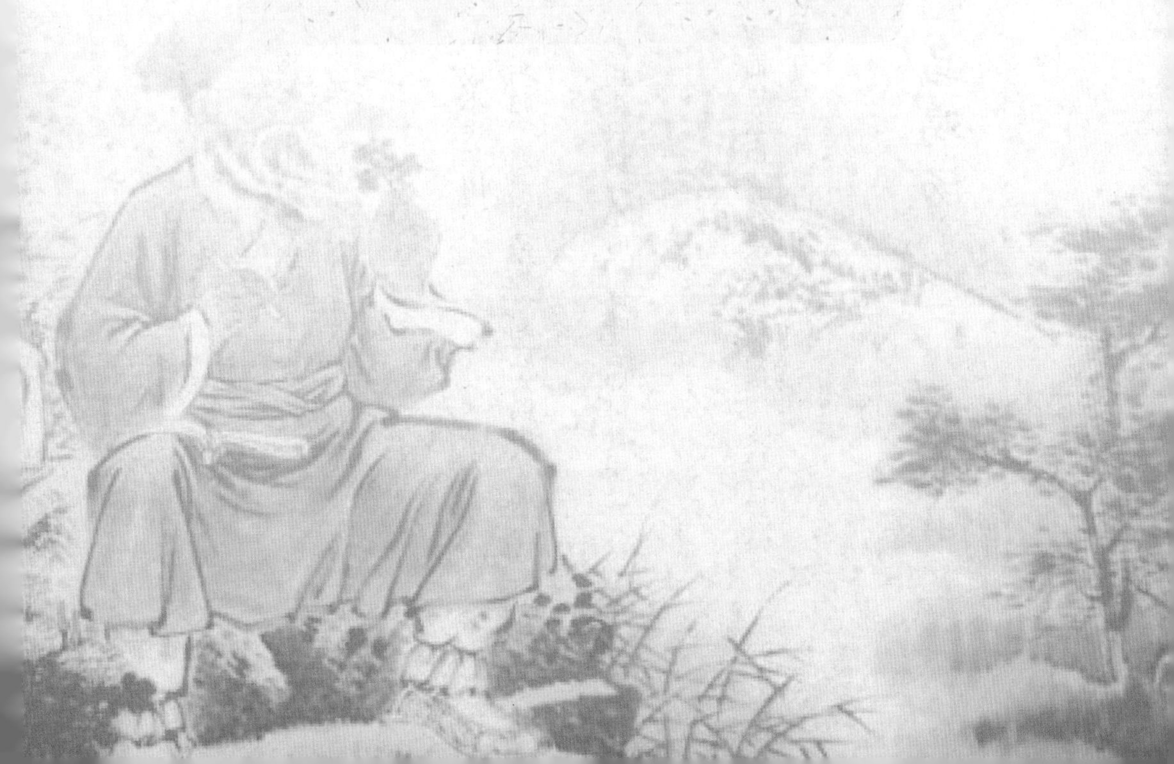

【气虚体质】

黄芪枸杞乌鸡汤

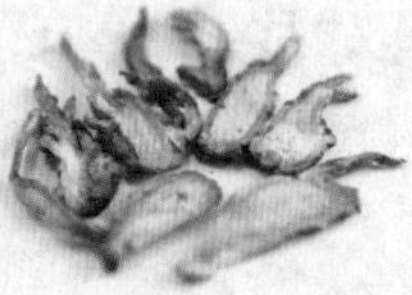
当归

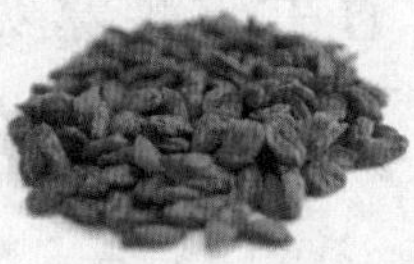
枸杞

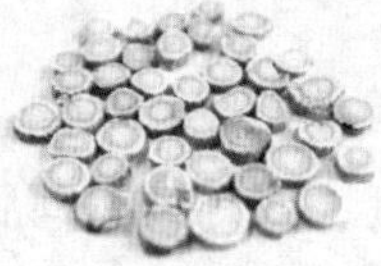
黄芪

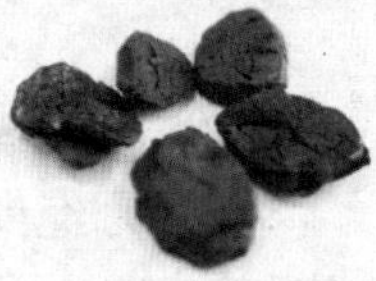
熟地

材料

黄芪 三十克 枸杞 十克 当归 十克
熟地 二十克 乌鸡 一只

做法

① 将乌鸡洗净，切成小块备用；
② 把黄芪、枸杞、当归、熟地和乌鸡一起放入锅中，加入适量清水；
③ 大火煲沸后，改用小火煲一小时，调味后即可食用。

适应证

用于闭经，并出现面色苍白或萎黄、精神疲倦、头晕目眩、心悸少气、四肢无力、舌苔薄白等症。

【阳虚体质】

红参羊肉汤

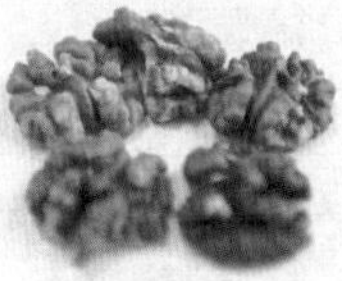
核桃

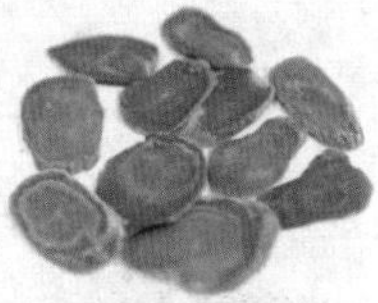
红参

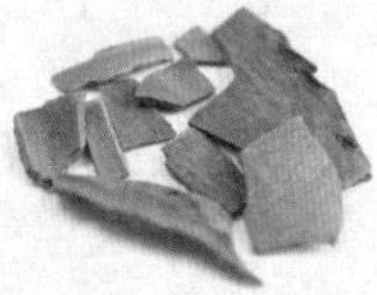
肉桂

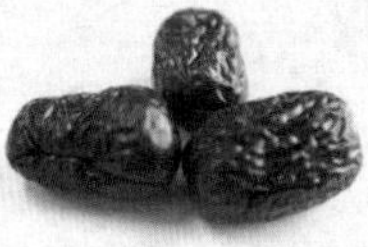
红枣

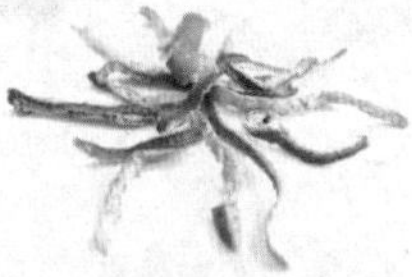
陈皮

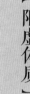

材料

红参　五克　核桃　二十克　陈皮　五克

红枣　十五克　肉桂　五克　羊肉　一百克

做法

①将羊肉洗净，切成小块备用；

②把红参、核桃、红枣、肉桂、陈皮和羊肉一起放入炖盅，加入适量清水；

③大火煲沸后，改用小火隔水炖一小时，调味后即可食用。

适应证

用于闭经，并出现腰腿酸软、全身乏力、手脚冰冷、健忘、性欲减退、面色晦暗等症。

【血瘀体质】

山楂饮

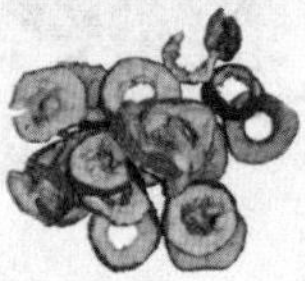

山楂

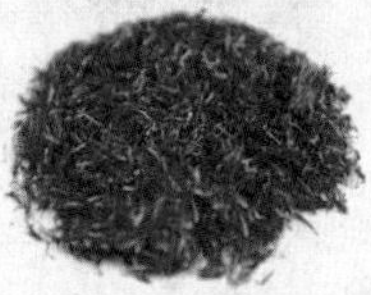

红花

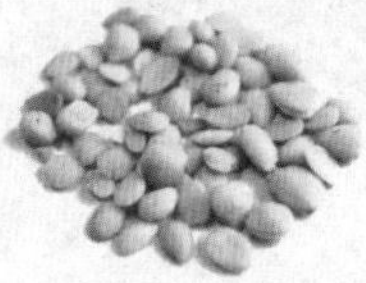

桃仁

材料

山楂 三十克 红花 十克

桃仁 十克 红糖 适量

做法

①将山楂、红花和桃仁一起放入锅中，加入适量清水；

②大火煲沸后，改用小火煲三十分钟，加入红糖调味，即可饮用。

适应证

用于闭经，并出现小腹胀痛、胸胁隐痛、乳房胀痛、面色萎黄带青紫等症。

【痰湿体质】

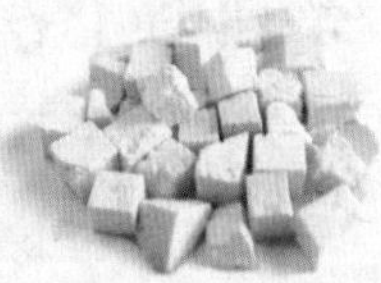

茯苓

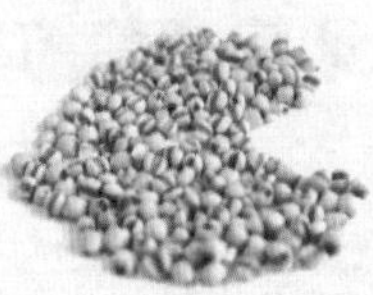

薏米

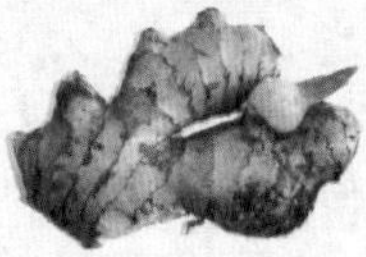

生姜

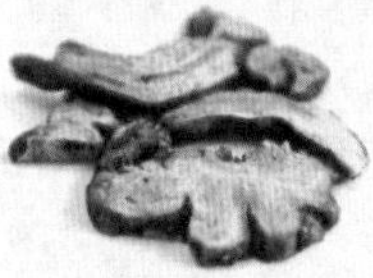

白术

术苓红糖饮

材料

白术 十五克 茯苓 二十克 生姜 二十克

薏米 三十克 红糖 适量

做法

①将白术、茯苓、生姜和薏米一起放入锅中，加入适量清水；

②大火煲沸后，改用小火煲三十分钟后，过滤出药汁，加入红糖调味，即可饮用。

适应证

用于闭经，并出现小腹微痛坠胀、体态肥胖、白带增多、头晕恶心、痰多、食欲不振、口淡无味等症。

第四节 | 女性常见病对症药膳方

（九）带下病

带下病是指带下的量、色、质、味异常，或伴外阴、阴道瘙痒、灼热、疼痛等局部症状。本病可见于现代医学的阴道炎、子宫颈炎、盆腔炎、卵巢早衰、闭经、不孕、妇科肿瘤等疾病引起的带下增多或减少。

【痰湿体质】

山药薏米牛肚汤

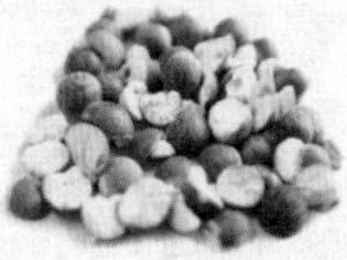

芡实

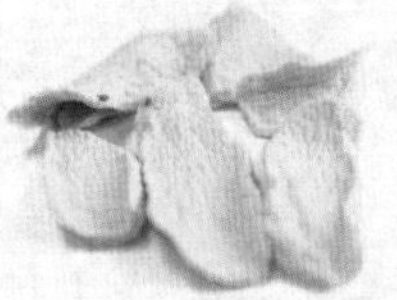

山药

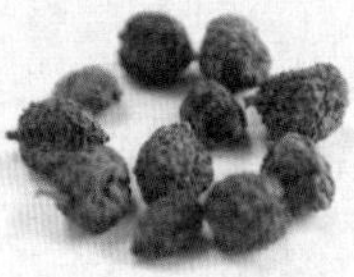

砂仁

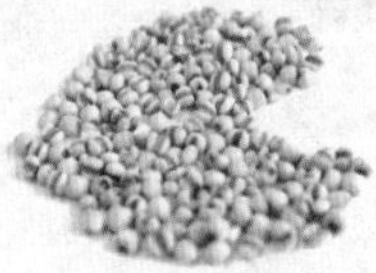

薏米

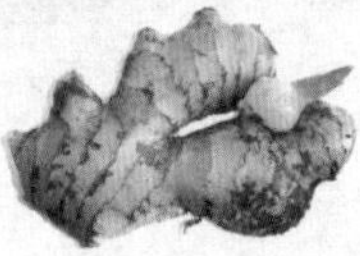

生姜

材料

山药 三十克　薏米 二十克　芡实 二十克

砂仁 十克　生姜 十克　牛肚 二百五十克

做法

①将牛肚洗净，在沸水中焯后捞起，除净黑膜，切成小块备用；

②把山药、薏米、芡实、砂仁、生姜和牛肚一起放入锅中，加入适量清水；

③大火煲沸后，改用小火煲一小时，调味即可食用。

适应证

用于带下量多，色白或淡黄、质黏、味腥，或涕如唾、腹胀纳少、四肢浮肿等症。

【湿热体质】

土茯苓车前粥

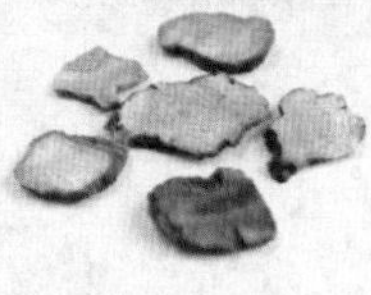

土茯苓

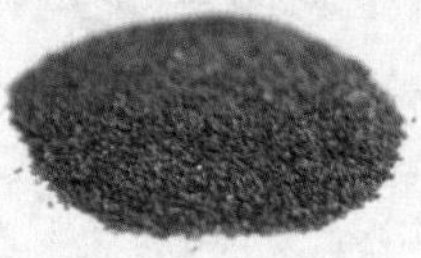

车前子

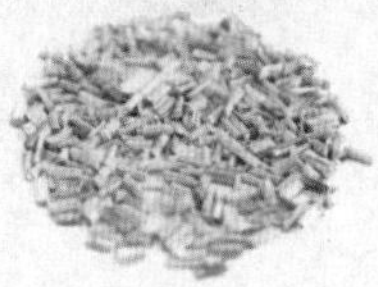

白茅根

材料

土茯苓 十五克　车前子 十克
白茅根 十克　大　米 一百克

做法

① 将土茯苓、车前子和白茅根一起装入纱布袋，加入适量清水，煲煮三十分钟，过滤出药汁备用；
② 把大米放入锅中，加入药汁；
③ 大火煲沸后，改用小火煲成粥，调味即可食用。

适应证

用于带下量多、色黄绿如脓、气味臭秽、浑浊如米泔，伴有阴部瘙痒，或小腹疼痛、小便短赤、口渴、舌质红、苔黄腻等症。

【阳虚体质】

芡实核桃粥

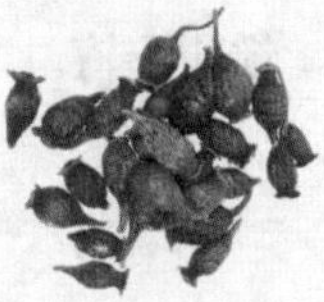
金樱子

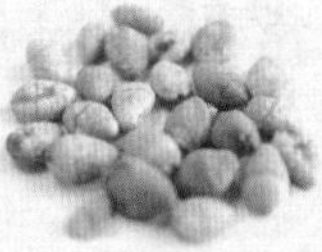
白果

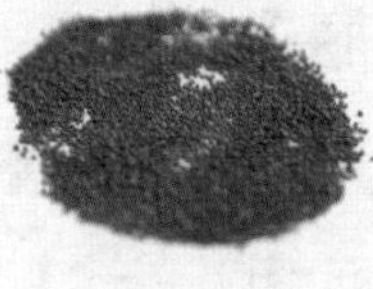
菟丝子

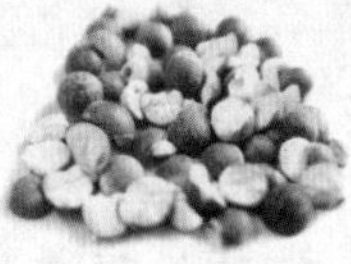
芡实

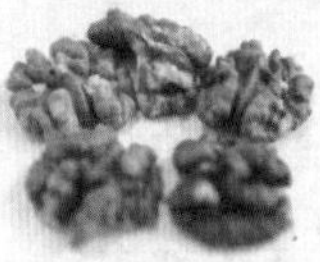
核桃

材料

芡 实 三十克　核 桃 二十克　白果 五克
金樱子 十五克　菟丝子 十五克
瘦 肉 一百克　大 米 一百克

做法

①将瘦肉洗净，切成小块备用；
②把金樱子和菟丝子放入锅中，加入适量清水，煲三十分钟，过滤出药汁备用；
③把芡实、核桃、白果、瘦肉和大米一起放入锅中，加入药汁；
④大火煲沸后，改用小火煲成粥，调味即可食用。

适应证

用于带下量多、清稀如水、绵绵不断，腰酸腿软，形寒肢冷，少腹冷，夜尿多，大便溏，舌质淡等症。

第四节｜女性常见病对症药膳方

（十）盆腔炎

盆腔炎又有附件炎之称，包括子宫炎、输卵管卵巢炎、盆腔结缔组织炎及盆腔腹膜炎，可一处或几处同时发病，是妇女常见病之一。常表现为月经不调，下腹部坠胀、疼痛及腰骶部酸痛等症状，病程较长时，还伴有神经衰弱症状，如精神不振、周身不适、失眠等。

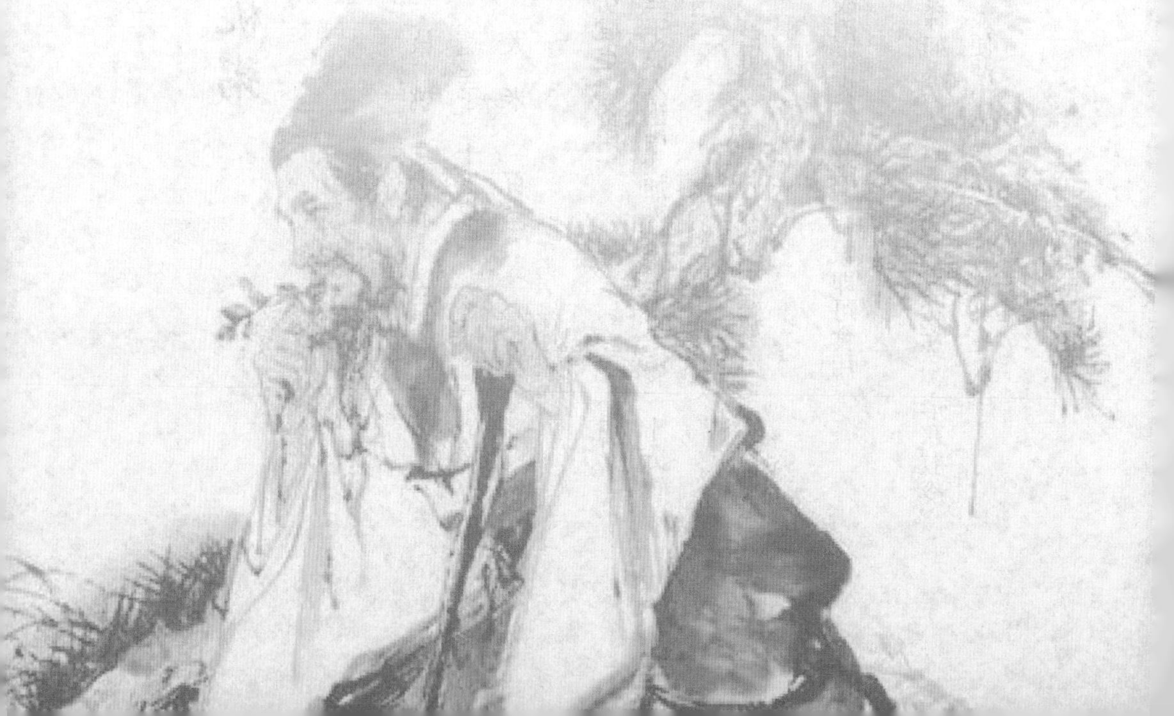

【湿热体质】

薏米土茯苓汤

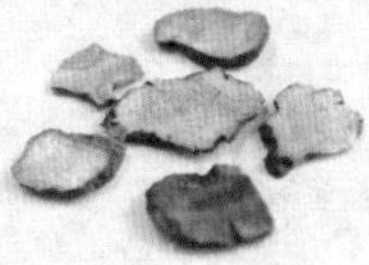
土茯苓

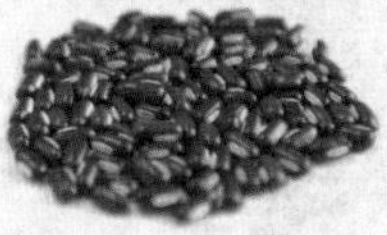
赤小豆

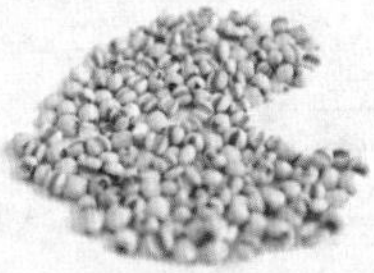
薏米

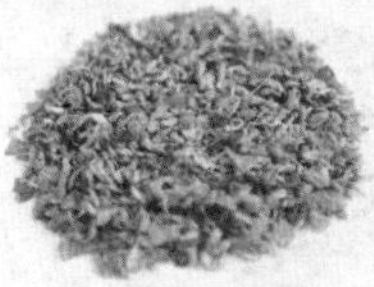
槐花

材料

薏米 二十克 土茯苓 十克 赤小豆 三十克
槐花 十五克 冬 瓜 二百克 瘦 肉 一百克

做法

①将瘦肉和冬瓜洗净，切成小块备用；
②把薏米、土茯苓、赤小豆、槐花、冬瓜和瘦肉一起放入锅中，加入适量清水；
③大火煲沸后，改用小火煲一小时，调味后即可食用。

适应证

用于盆腔炎，并出现下腹胀痛、小腹两侧疼痛拒按、带下色黄量多、口苦便秘、舌红苔黄腻等症。

【血瘀体质】

青皮红花茶

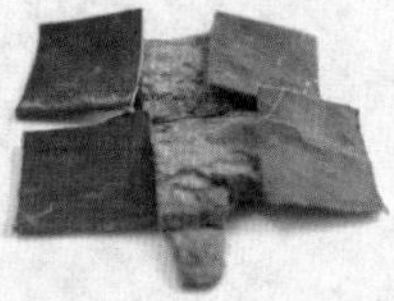
杜仲

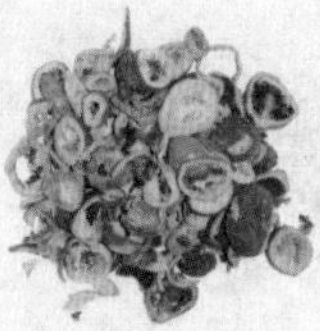
青皮

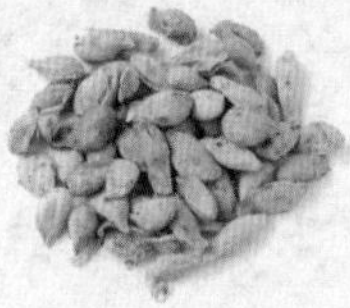
橘核

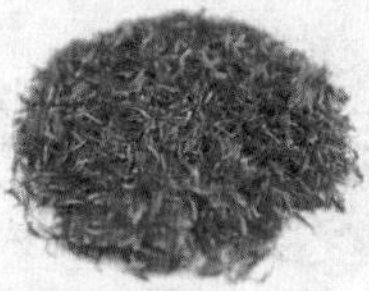
红花

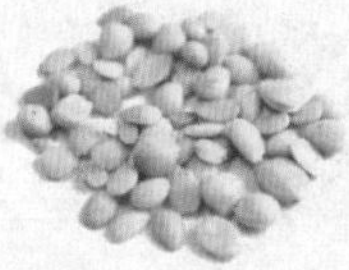
桃仁

材料

杜仲 十克 青皮 十克 橘核 十克
红花 十克 桃仁 十克

做法

①将杜仲、青皮、橘核、红花和桃仁一起放入锅中，加入适量清水；

②大火煲沸后，改用小火煲三十分钟，过滤出药汁，即可饮用。

适应证

用于盆腔炎，并出现下腹部及小腹两侧疼痛如针刺、腰骶酸痛、舌质紫暗有瘀点等症。

第四节 | 女性常见病对症药膳方

（十一）乳腺增生

乳腺增生是女性最常见的乳房疾病，不同年龄组有不同特点。未婚女性、已婚未育、尚未哺乳的妇女主要症状为乳腺胀痛；35岁以后妇女主要症状是乳腺有肿块、乳疼和触痛较轻，且与月经周期无关；45岁以后妇女常表现为单个或多个散在的囊性肿物，边界清楚，多伴有钝疼、胀痛或烧灼感；绝经后妇女乳房腺体萎缩，囊性病变更为突出，疼痛可向腋下、肩背部放射。

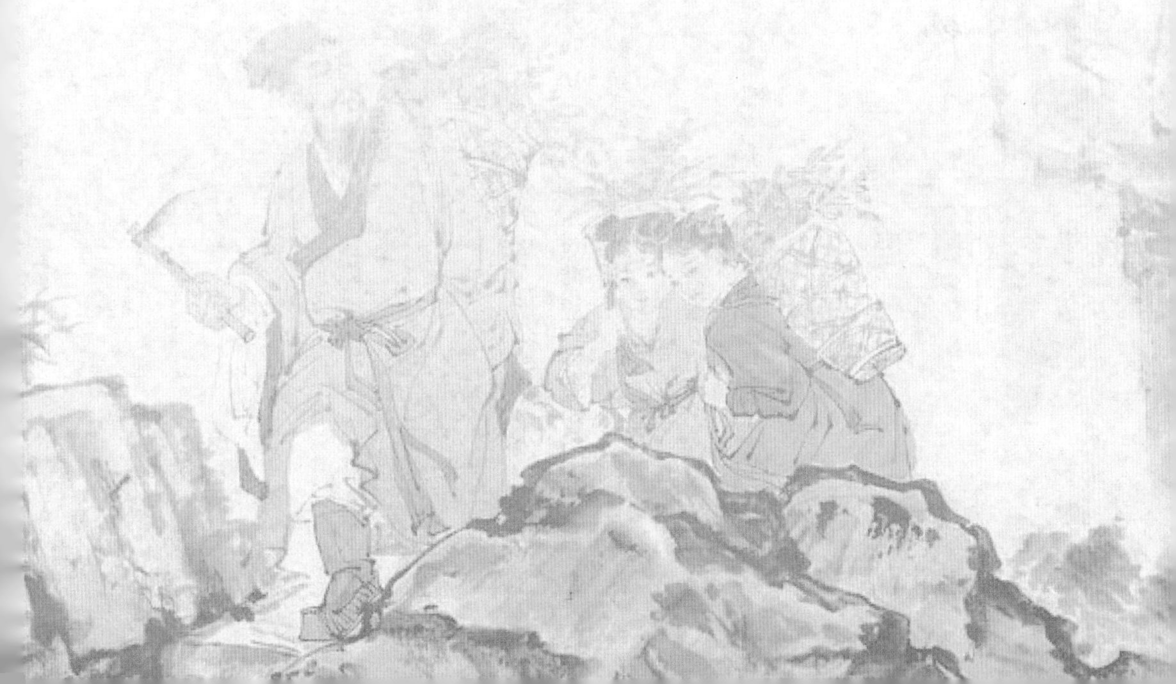

【气郁体质】

香附郁金饮

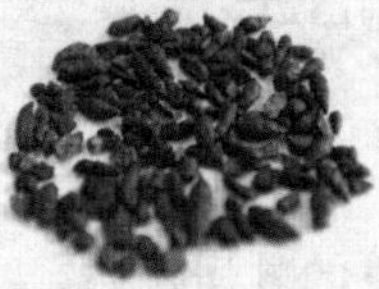

香附

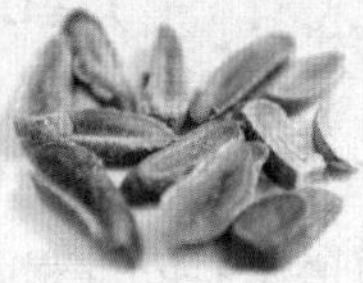

郁金

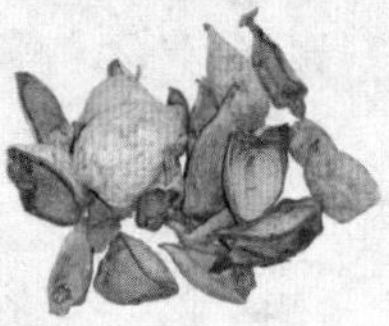

王不留行

材料

香　附　十五克　郁金　十克

王不留行　十克　　蜂蜜　适量

做法

①将香附、郁金和王不留行一起放入锅中，加入适量清水；

②大火煲沸后，改用小火煲三十分钟，过滤出药汁备用；

③药汁稍放凉后，加入蜂蜜调匀，即可饮用。

适应证

用于乳房胀痛，并出现疼痛部位不固定，伴心情不畅、喜叹气等症。

【血瘀体质】

三七香附蜜饮

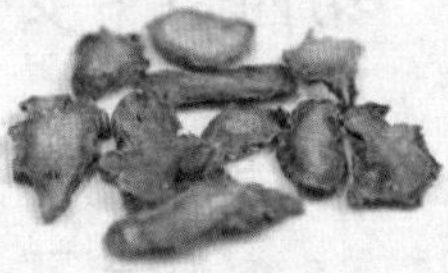
三七

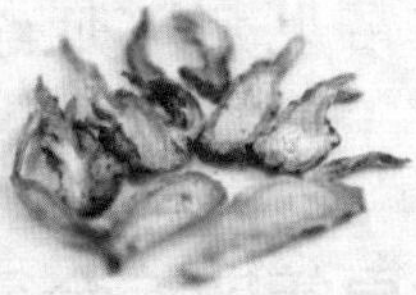
当归

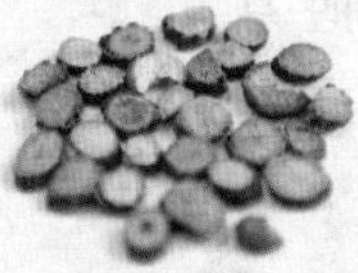
赤芍

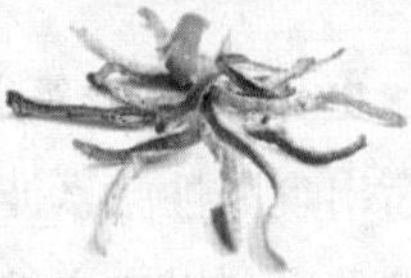
陈皮

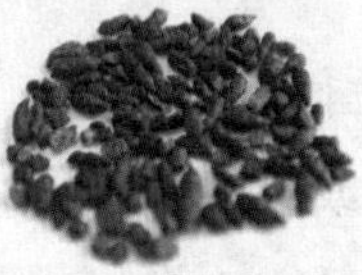
香附

材料

三七 十克 香附 十克 当归 十克

赤芍 十克 陈皮 五克 蜂蜜 适量

做法

①将三七、香附、当归、赤芍和陈皮一起放入锅中，加入适量清水；

②大火煲沸后，改用小火煲三十分钟，过滤出药汁；

③药汁稍放凉后，加入蜂蜜调匀，即可饮用。

适应证

用于乳房胀痛，并出现疼痛呈针刺样、部位固定，舌质紫暗、有瘀点等症。

第四节 | 女性常见病对症药膳方

（十二）更年期综合征

更年期综合征指妇女绝经前后出现因性激素波动或减少所致的一系列以自主神经系统功能紊乱为主，伴有神经心理症状的一组症候群，最典型的症状是潮热、潮红。

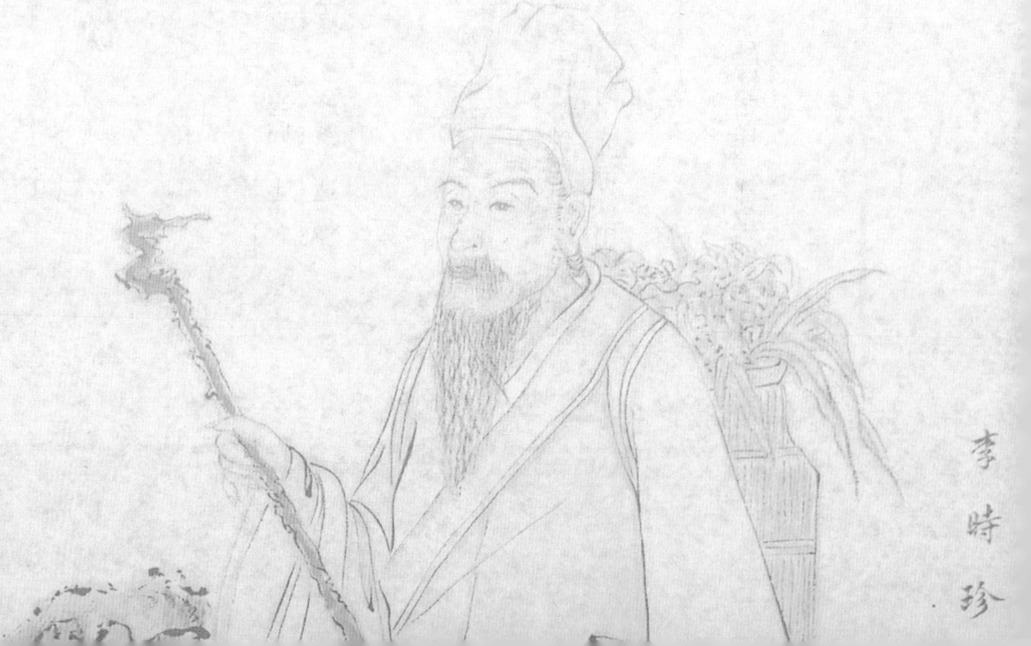

【阴虚体质】

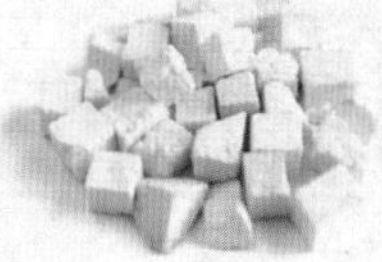

茯苓

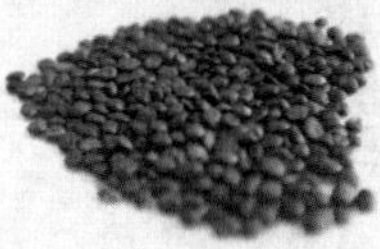

酸枣仁

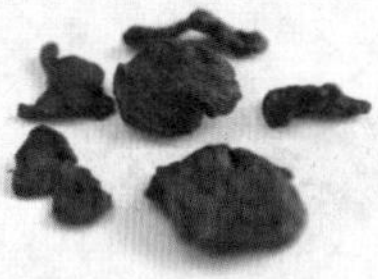

黄精

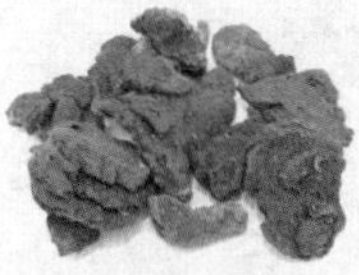

生地

生地黄精粥

材料

生地 十克 黄精 十五克 茯苓 十五克
酸枣仁 十克 大米 一百克 瘦肉 一百克

做法

①将瘦肉洗净，切成小块备用；
②把生地、黄精、茯苓、酸枣仁、大米和瘦肉一起放入锅中，加入适量清水；
③大火煲沸后，改用小火煲成粥，调味即可食用。

适应证

用于更年期综合症，并出现肾阴不足、头目眩晕、心烦易怒、情志失常、失眠心悸、盗汗、舌红少苔等症。

【气郁体质】

甘麦饮

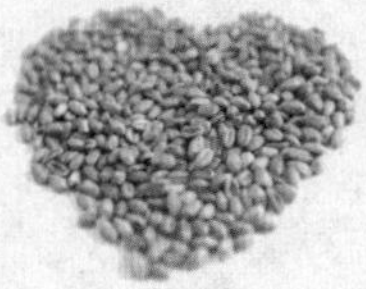
浮小麦

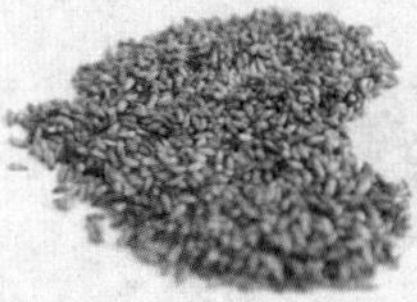
柏子仁

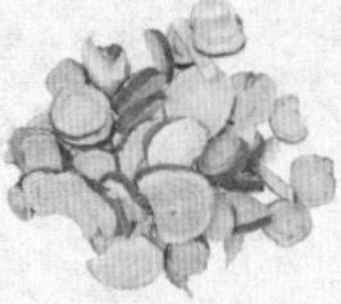
甘草

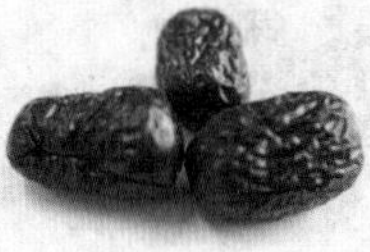
红枣

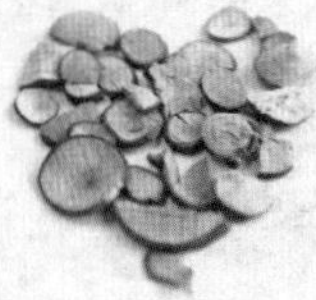
乌药

材料

浮小麦　三十克　红枣　三十克　甘草　十克
柏子仁　十克　乌药　十克

做法

①将浮小麦、红枣、甘草、柏子仁和乌药一起放入锅中，加入适量清水；

②大火煲沸后，改用小火煲三十分钟，过滤出药汁，即可饮用。

适应证

用于更年期综合征，并出现潮热汗出、烦躁心悸、忧郁易怒等症。

第四节 | 女性常见病对症药膳方

（十三）先兆流产

先兆流产指妊娠28周前，先出现少量的阴道流血，继而出现阵发性下腹痛或腰痛，盆腔检查宫口未开，胎膜完整，无妊娠物排出，子宫大小与孕周相符。

【气虚体质】

黄芪莲子饮

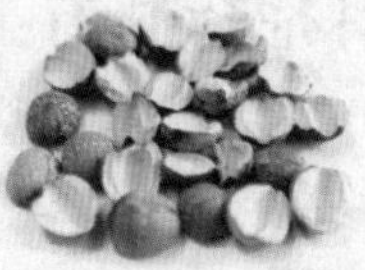
莲子

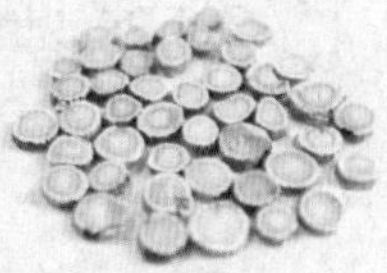
黄芪

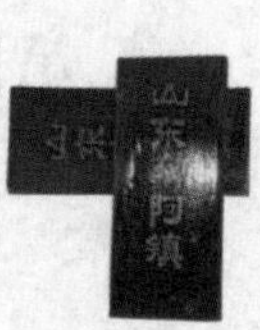
阿胶

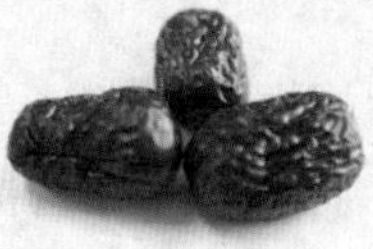
红枣

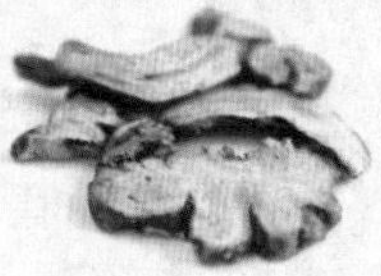
白术

材料

黄芪 十五克　莲子 十克　白术 十五克
红枣 十五克　阿胶 十克

做法

①把黄芪、莲子、白术和红枣一起放入锅中，加入适量清水；
②大火煲沸后，改用小火煲三十分钟，过滤出药汁备用；
③将阿胶放入药汁中，加热溶化后饮用。

适应证

用于先兆流产，并出现妊娠胎动下坠、阴道少量出血、面色苍白、腰酸腰胀、舌苔薄白等症。

【阳虚体质】

杜仲寄生羊肉汤

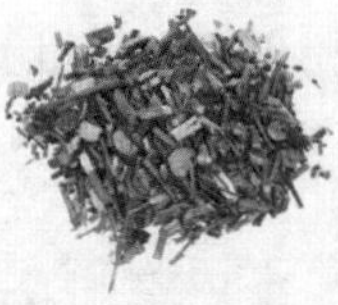
桑寄生

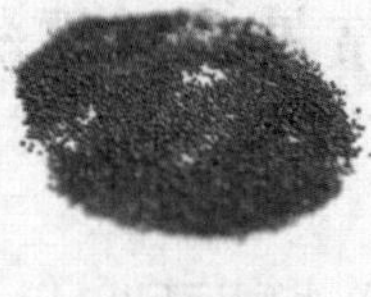
菟丝子

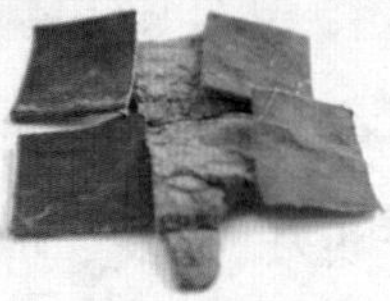
杜仲

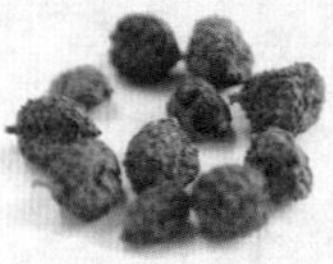
砂仁

材料

盐杜仲 三十克 桑寄生 十五克 菟丝子 十五克

砂 仁 五克 羊 肉 二百克

做法

①将羊肉洗净，切成小块备用；

②把盐杜仲、桑寄生、菟丝子和砂仁一起放入锅中，加入适量清水，煮开后煲三十分钟，过滤出药汁备用；

③将羊肉加入药汁，大火煲沸后，改用小火煲一小时，调味即可食用。

适应证

用于先兆流产，并出现阴道少量出血，血色淡、质稀，腰膝酸软，腹痛下坠，或伴头晕耳鸣、小便频数、夜尿多、舌淡苔白等症。

第四节｜女性常见病对症药膳方

（十四）妊娠剧吐

妊娠剧吐又称“妊娠恶阻”，包括头晕、疲乏、嗜睡、食欲不振、偏食、厌恶油腻、恶心、呕吐等症状。其严重程度和持续时间因人而异，多数在孕6周前后出现，孕12周左右自行消失。少数孕妇早孕反应严重，频繁恶心呕吐，不能进食，以致发生体液失衡及新陈代谢障碍，甚至危及孕妇生命。

【痰湿体质】

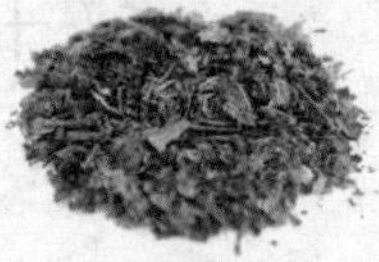
苏叶

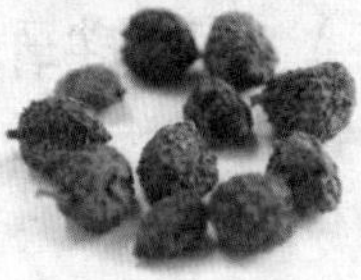
砂仁

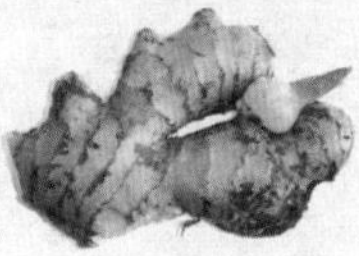
生姜

砂仁紫苏饮

材料

砂仁 六克
生姜 三十克
苏叶 五克

做法

把砂仁、生姜和苏叶一起放入锅中，大火煲沸后，改用小火煲十五分钟即可饮用。

适应证

用于妊娠剧吐，并出现反复恶心呕吐，吐出清水痰涎；纳少；腹胀；神疲乏力；舌淡苔白等症。

第四节 | 女性常见病对症药膳方

（十五）产后缺乳

产后缺乳又称“乳汁不足”，指哺乳期内，产妇乳汁甚少，或全无，不能满足哺育婴儿的需要。

【气虚体质】

猪蹄通乳汤

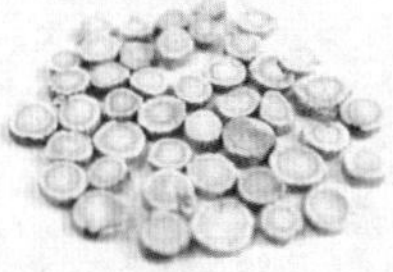
黄芪

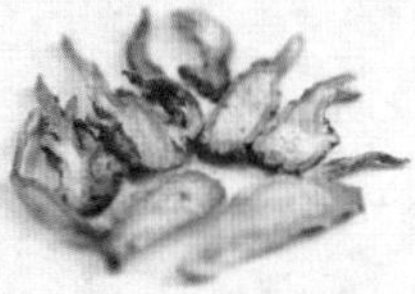
当归

通草

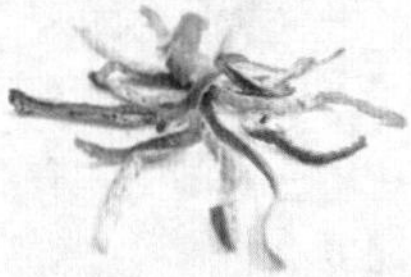
陈皮

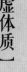

材料

黄芪 三十克 当归 十克 陈皮 五克

通草 五克 猪蹄 二百五十克

做法

①将猪蹄洗净，切成小块备用；

②把黄芪、当归、陈皮、通草和猪蹄一起放入锅中，加入适量清水；

③大火煲沸后，改用小火煲一小时，调味后即可食用。

适应证

用于产后缺乳，并出现乳汁清稀、乳房柔软、面色无华、神疲食少、少气懒言、舌苔薄白等症。

【气郁体质】

金针菜鲤鱼汤

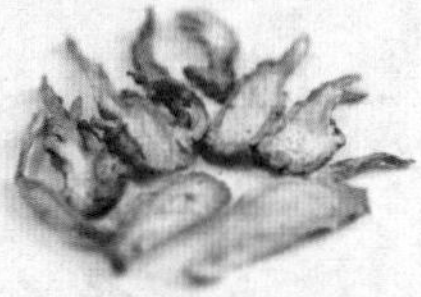

当归

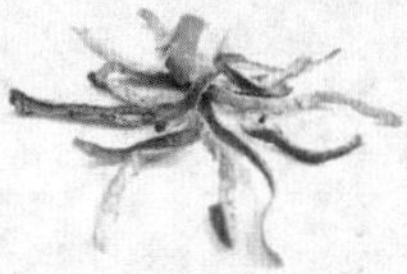

陈皮

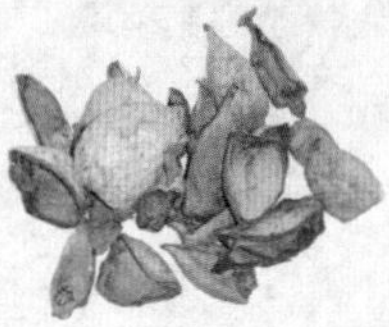

王不留行

材料

金针菜 三十克　王不留行 十克　当归 十克

陈 皮 六克　鲤 鱼 一条

做法

① 将金针菜洗净浸泡备用，鲤鱼洗净，切成小块备用；

② 把王不留行、当归、陈皮、金针菜和鲤鱼一起放入锅中，加入适量清水；

③ 大火煲沸后，改用小火煲一小时，调味后即可食用。

适应证

用于产后缺乳，并出现胸胁胀闷、抑郁不乐、饮食不振、舌红苔白等症。

第四节 | 女性常见病对症药膳方

（十六）产后便秘

产后便秘指产妇产后饮食如常，但大便数日不行或排便时干燥疼痛，难以解出，是最常见的产后病之一。主要是因产后亡血伤津，肠道失润，或素禀气虚，因产阳气更伤，气虚无力推送大便，便结肠中，壅滞难下。因此，食疗药膳重在补血养阴，润肠通便。

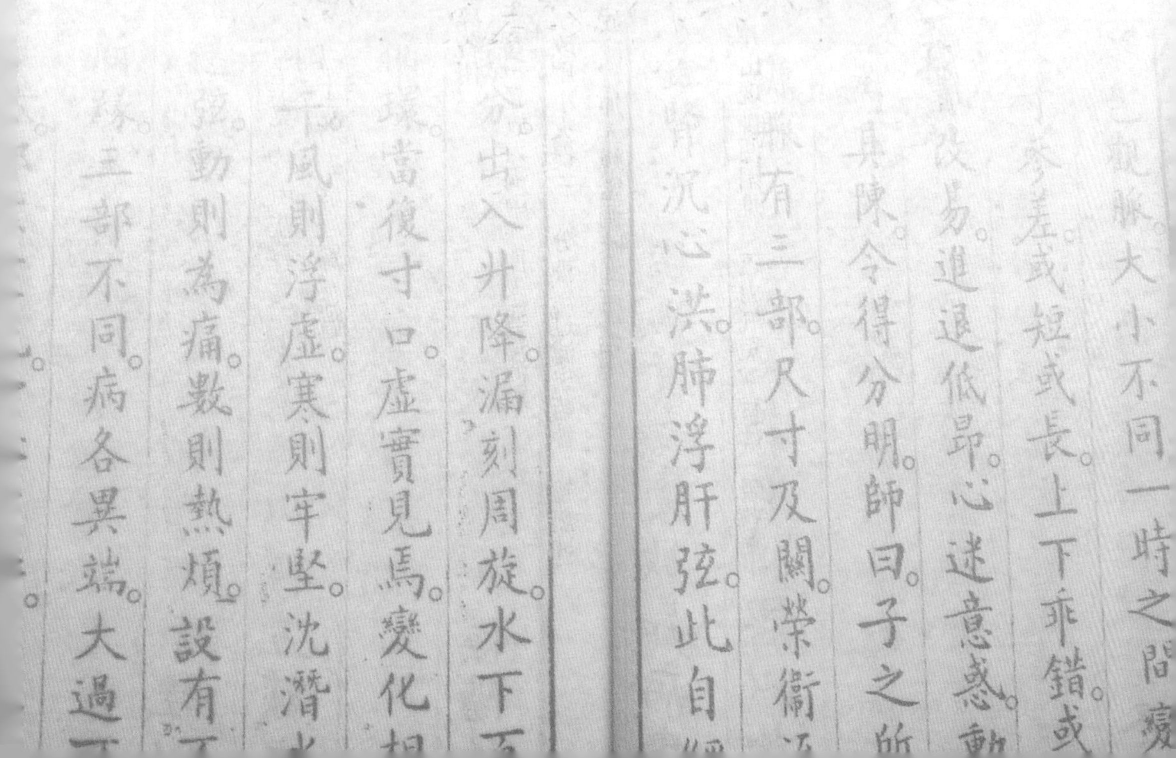

【气虚体质】

黄芪芝麻饮

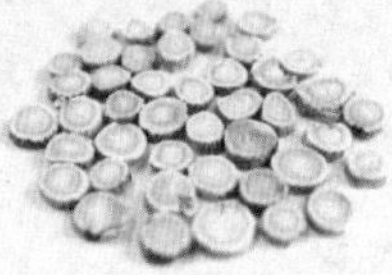

黄芪

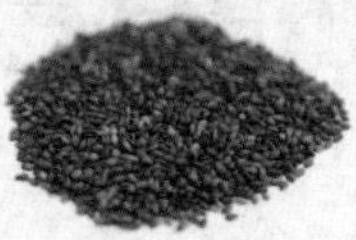

黑芝麻

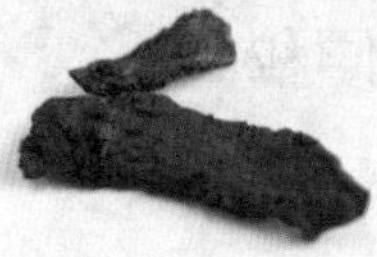

肉苁蓉

材料

黄　芪　三十克　肉苁蓉　二十克

黑芝麻（磨碎）　三十克　蜂　蜜　适量

做法

①将黑芝麻磨碎备用；

②把黄芪和肉苁蓉一起放入锅中，加入适量清水；

③大火煲沸后，改用小火煲三十分钟，过滤出药汁，趁热冲入黑芝麻，放冷，加入蜂蜜调味即可饮用。

适应证

用于产后便秘，并出现排便困难、乏力气短、自汗、舌苔薄白等症。

第五节｜癌症放化疗后期或术后对症药膳方

（一）咳嗽

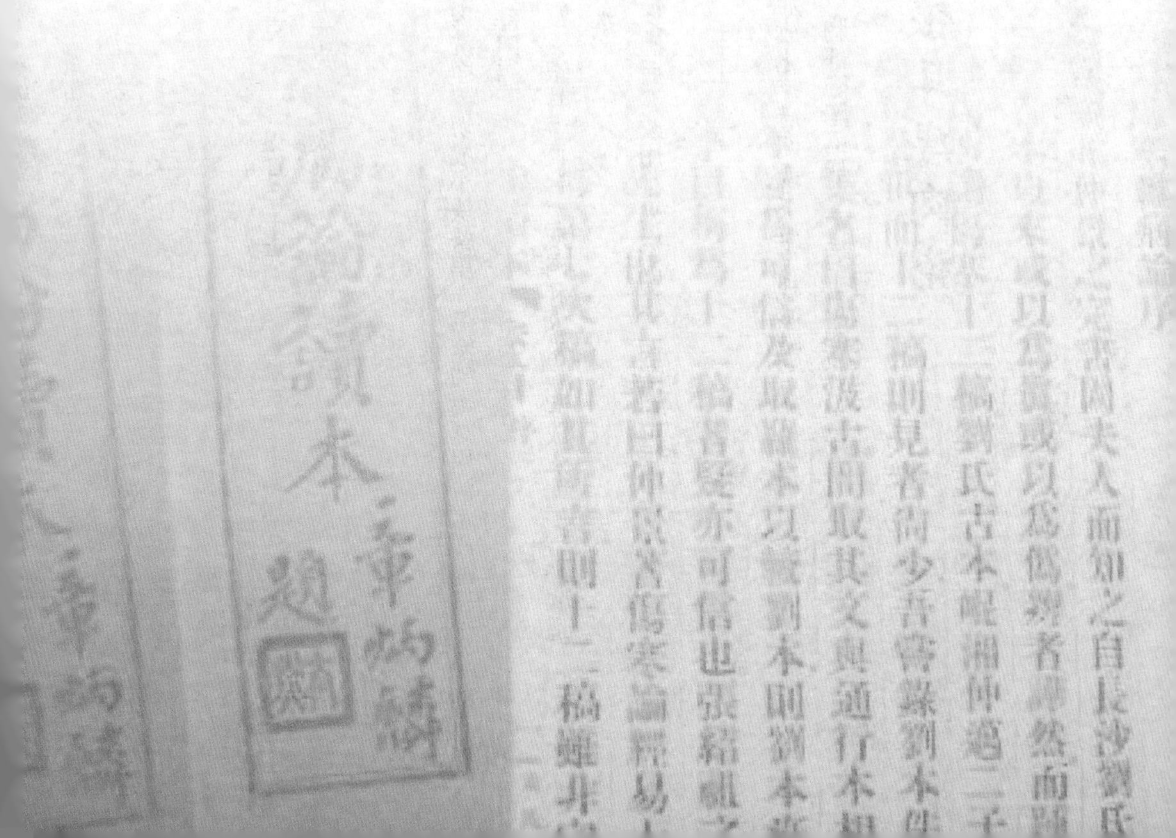

【阴虚体质】

燕窝银耳瘦肉粥

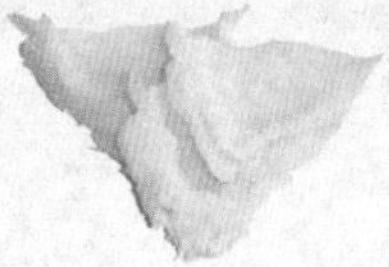
燕窝

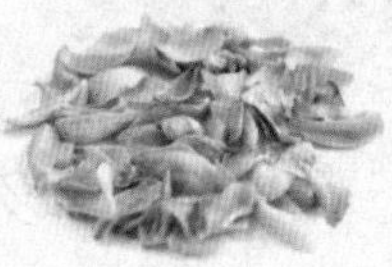
百合

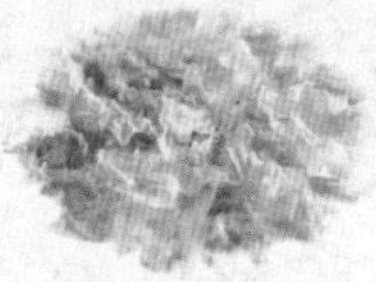
银耳

材料

燕窝 五克 银耳 十克 百合 十克
瘦肉 五十克 大米 一百克

做法

① 将瘦肉洗净，切成小块备用；燕窝和银耳用清水浸泡三十分钟备用；

② 把燕窝、银耳、百合、瘦肉和大米一起放入锅中，加入适量清水；

③ 大火煲沸后，改用小火煲成粥，调味即可食用。

适应证

用于癌症放化疗后期或术后出现咳嗽，症见咽干、痰黏、痰中带血、胸部隐隐闷痛、午后手足心热、舌红少苔。

【气虚体质】

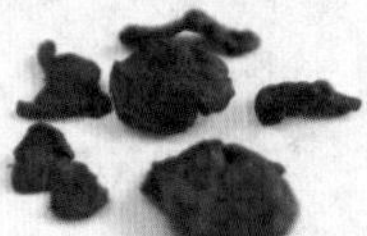
黄精

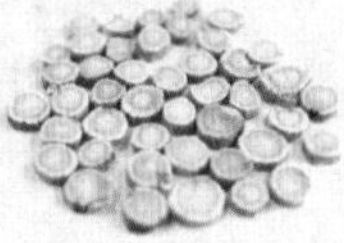
黄芪

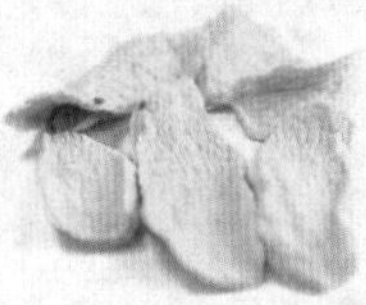
山药

黄芪黄精鸡汤

材料

黄芪 三十克 黄精 十五克
山药 十五克 鸡肉 二百五十克

做法

① 将鸡肉洗净，切成小块备用；
② 把黄芪、黄精、山药和鸡肉一起放入锅中，加入适量清水；
③ 大火煲沸后，改用小火煲一小时，调味即可食用。

适应证

用于癌症放化疗后期或术后出现咳嗽，症见咳声短促、倦怠乏力、易出虚汗、舌苔薄白。

【痰湿体质】

川贝陈皮汁

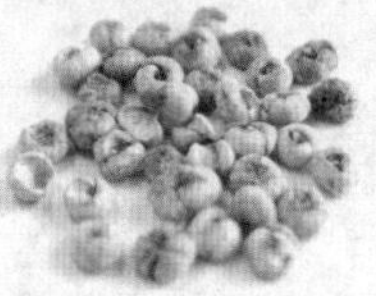

川贝母

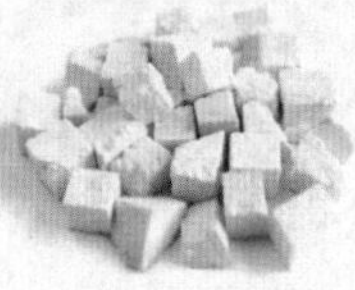

茯苓

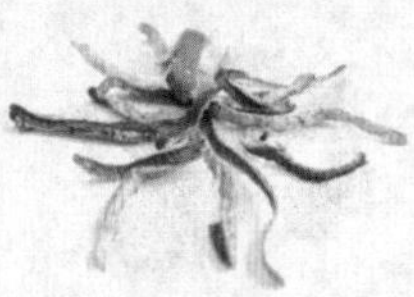

陈皮

材料

川贝母 六克 茯苓 二十克

陈 皮 五克 冰糖 适量

做法

① 将川贝母、茯苓和陈皮一起放入锅中，加入适量清水；

② 大火煲沸后，改用小火煲三十分钟后，加入冰糖调味即可饮用。

适应证

用于癌症放化疗后期或术后出现咳嗽，症见胸闷、痰多、痰鸣、苔滑腻。

第五节 | 癌症放化疗后期或术后对症药膳方

（二）乏力

【气虚体质】

黄芪鸡内金粥

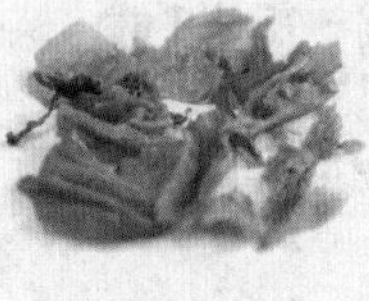

鸡内金

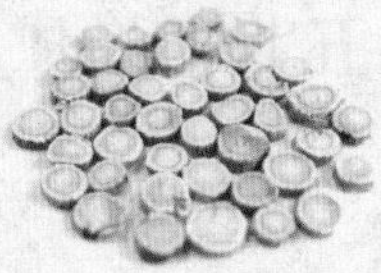

黄芪

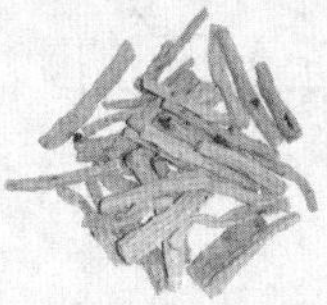

党参

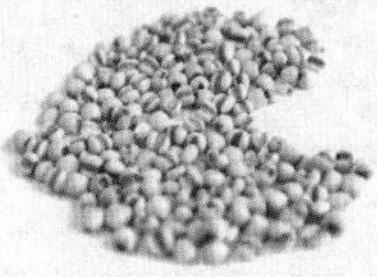

薏米

材料

黄芪 二十克 鸡内金 十克 党参 十五克

薏米 十五克 大 米 一百克 红糖 适量

做法

①将黄芪、鸡内金、党参和薏米一起放入锅中，加入适量清水，煮开后煲三十分钟，过滤出药汁备用；

②把大米放入锅中，加入药汁；

③大火煲沸后，改用小火煲成粥，加入红糖，调味即可食用。

适应证

用于癌症放化疗后期或术后脾胃气虚出现乏力，症见神疲乏力、精神萎靡、舌苔薄白。

第五节｜癌症放化疗后期或术后对症药膳方

（三）水肿

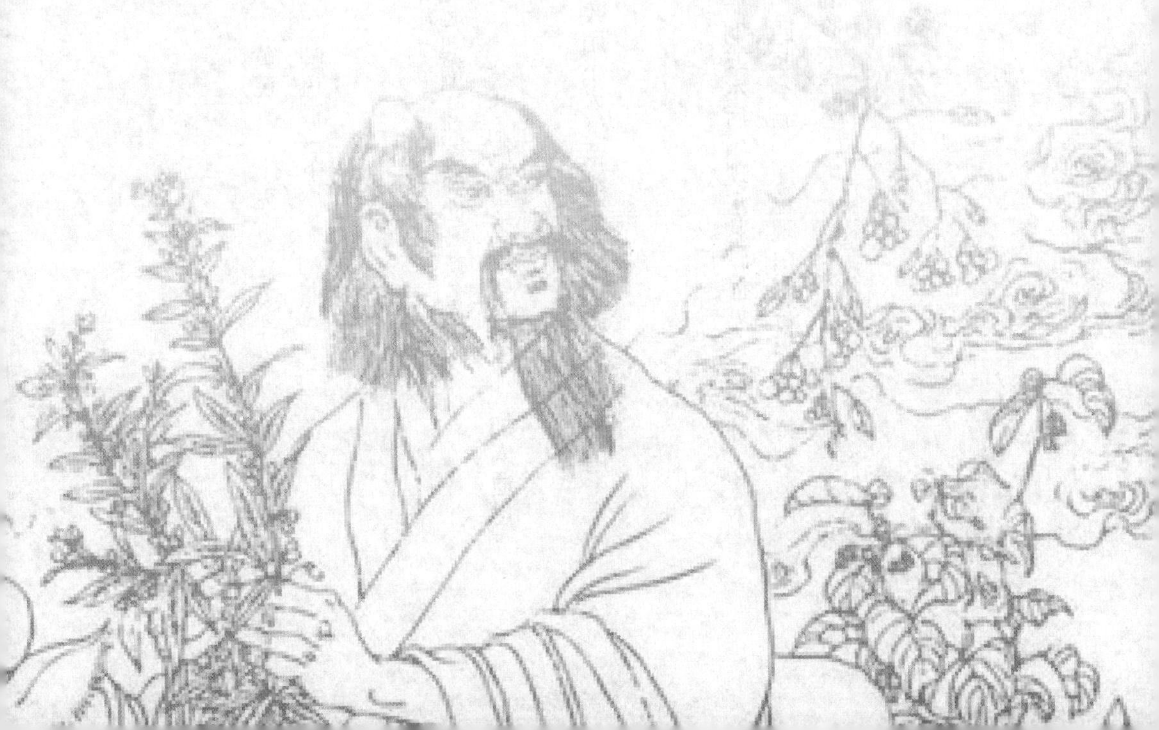

【气虚体质】

黄芪鲤鱼汤

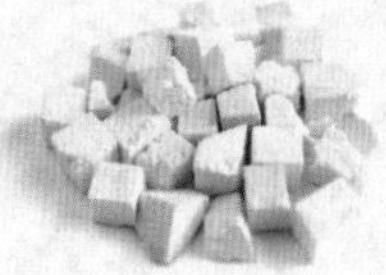

茯苓

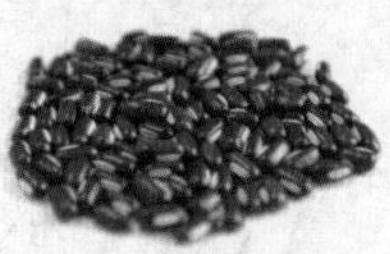

赤小豆

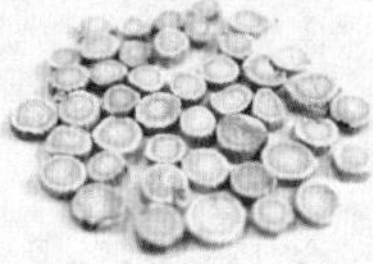

黄芪

材料

赤小豆 三十克　黄芪 三十克
茯　苓 二十克　鲤鱼 一条

做法

①将鲤鱼洗净，起油锅，煎至两面金黄备用；
②把赤小豆、黄芪、茯苓和鲤鱼一起放入锅中，加入适量清水；
③大火煲沸后，改用小火煲至鲤鱼熟烂，调味即可食用。

适应证

用于癌症放化疗后期或术后出现水肿，症见全身浮肿，腰下为重；神色疲倦；四肢不温；面色㿠白；苔白滑。特别适用于肝癌患者出现的腹水症状。

第五节｜癌症放化疗后期或术后对症药膳方

（四）贫血、血小板减少症

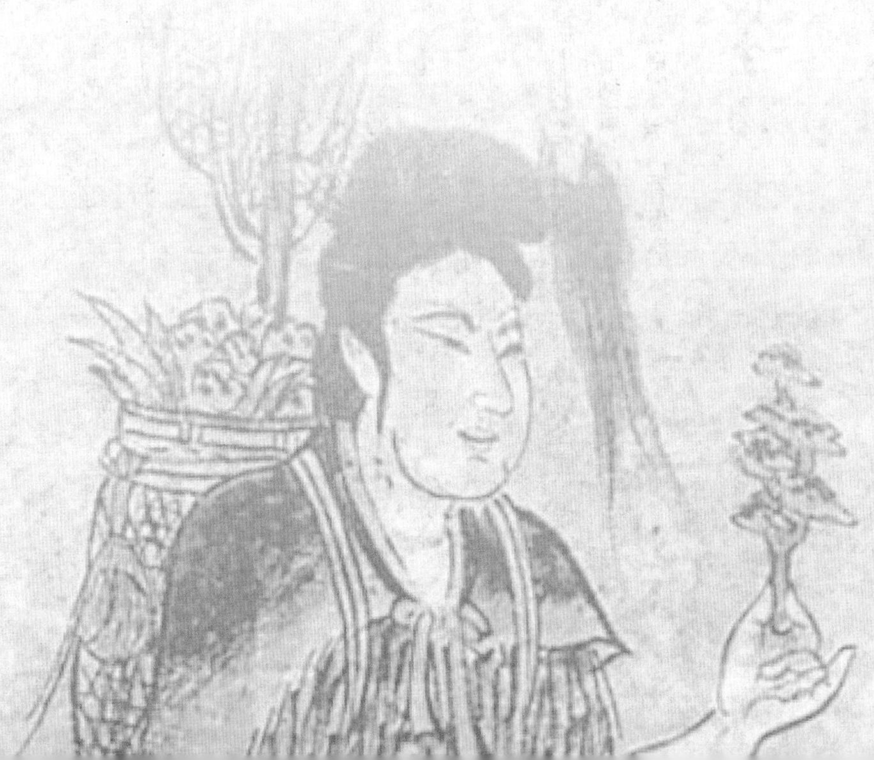

红枣花生汤

【气虚体质】

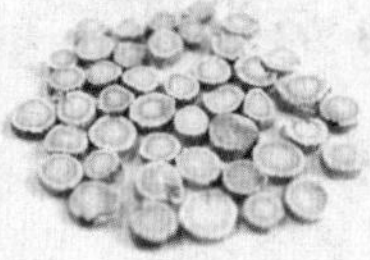
黄芪

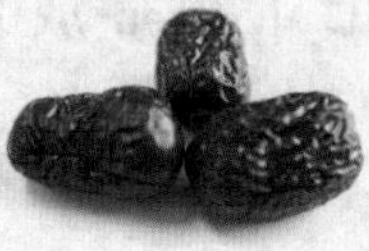
红枣

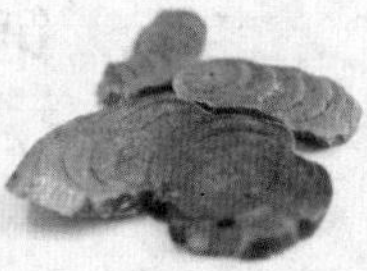
鸡血藤

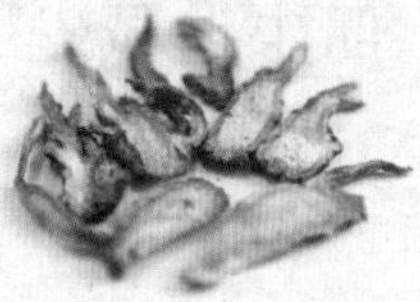
当归

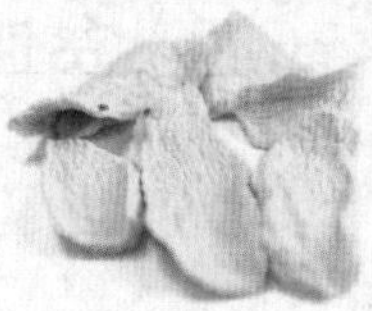
山药

材料

花生（带衣） 五十克　山药　三十克　红枣　三十克
鸡血藤　五十克　当归　十克　黄芪　十五克
黄鳝　一条　生姜　五克

做法

①将黄鳝洗净，切成小段备用；
②把鸡血藤、当归和黄芪一起放入锅中，加入适量清水，煮沸后煲三十分钟，过滤出药汁备用；
③将黄鳝、花生、山药、红枣和生姜加入药汁中，大火煲沸后，改用小火煲一小时，调味即可食用。

适应证

用于癌症放化疗后期或术后出现贫血、血小板减少症，症见乏力、头晕头痛、活动后心慌、注意力不集中、气短、面色晄白、倦怠懒言、苔白、舌边有齿痕。

【阳虚体质】

当归生姜羊肉汤

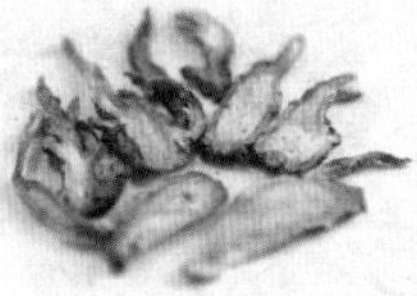
当归

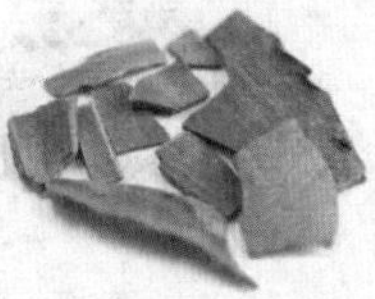
肉桂

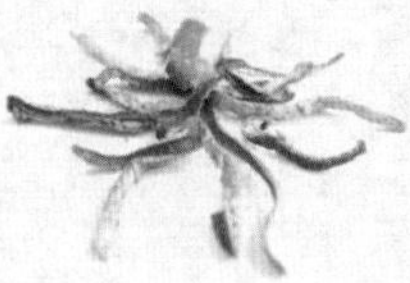
陈皮

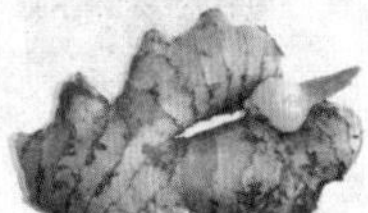
生姜

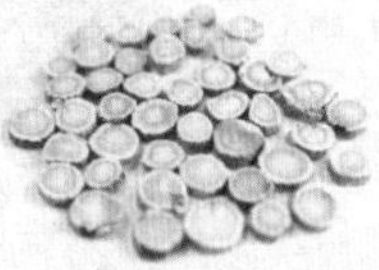
黄芪

材料

当归　十克　　黄芪　二十克

生姜　三十克　肉桂　五克

陈皮　五克　　羊肉　五百克

做法

①将羊肉洗净，切成小块备用；

②把当归、黄芪、生姜、肉桂、陈皮和羊肉一起放入锅中，加入适量清水；

③大火煲沸后，改用小火煲至羊肉熟烂，调味即可食用。

适应证

用于癌症放化疗后期或术后出现贫血、血小板减少症，症见造血功能下降、腰膝冷痛、手脚冰凉、舌淡胖嫩、舌边有齿痕等。

【阴虚体质】

枸杞生地汁

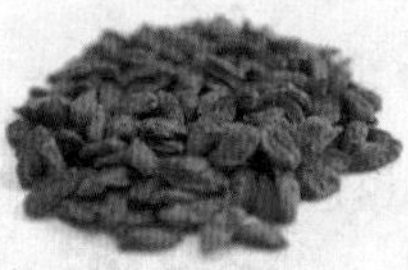
枸杞

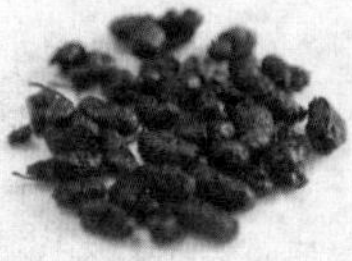
桑葚子

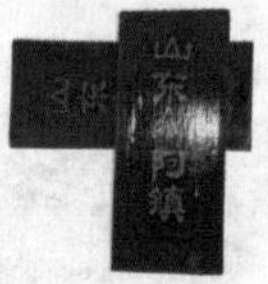
阿胶

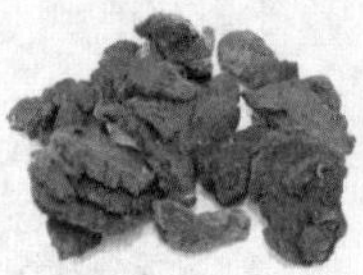
生地

材料

生地　二十克　枸杞　十五克

桑葚子　三十克　阿胶　十五克

做法

①把生地、枸杞和桑葚子一起放入锅中，加入适量清水，大火煲沸后，改用小火煲三十分钟，过滤出药汁备用；

②将阿胶放入药汁中，加热溶化即可饮用。

适应证

用于癌症放化疗后期或术后出现贫血、血小板减少症，症见眩晕、口干、心烦、失眠、舌红少苔。

第五节 | 癌症放化疗后期或术后对症药膳方

（五）失眠、心悸

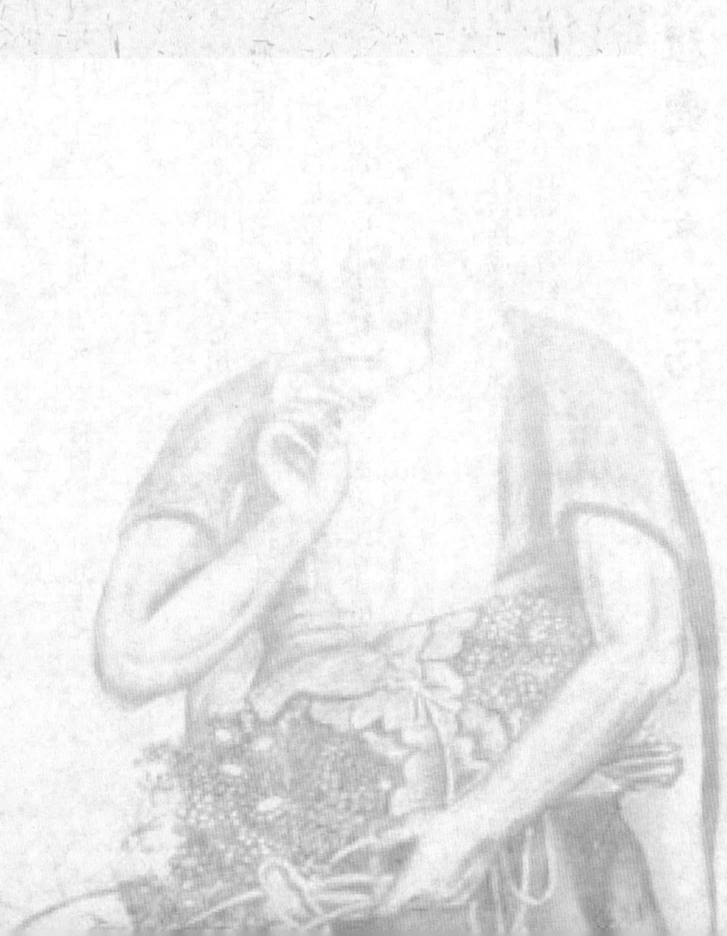

【阴虚体质】

花旗麦冬枣仁汤

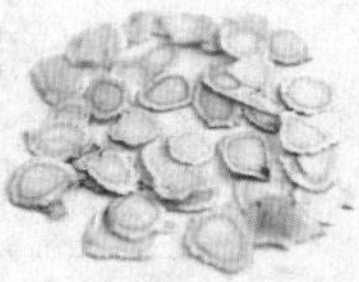
花旗参

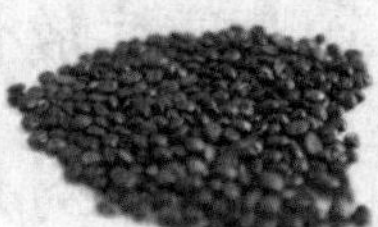
酸枣仁

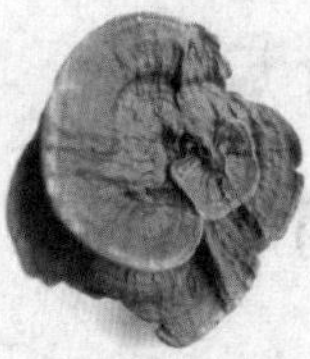
灵芝

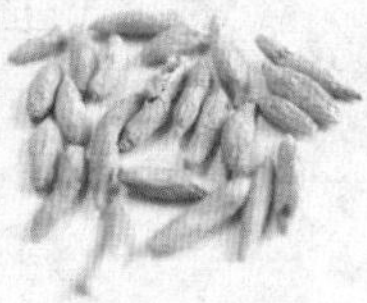
麦冬

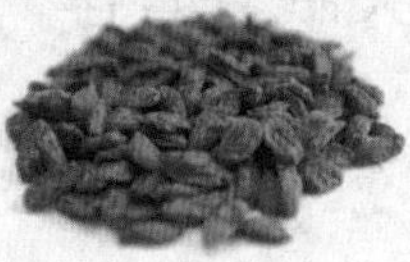
枸杞

材料

花旗参 五克　麦冬 十克　灵芝 二十克
酸枣仁 十克　枸杞 十克　鸭肉 二百五十克

做法

①将鸭肉洗净，切成小块备用；
②把花旗参、麦冬、灵芝、酸枣仁、枸杞和鸭肉一起放入锅中，加入适量清水；
③大火煲沸后，改用小火煲一小时，调味即可食用。

适应证

用于癌症放化疗后期或术后出现失眠、心悸，症见盗汗、五心烦热、口干舌燥、舌红少苔。

第五节｜癌症放化疗后期或术后对症药膳方

（六）便溏

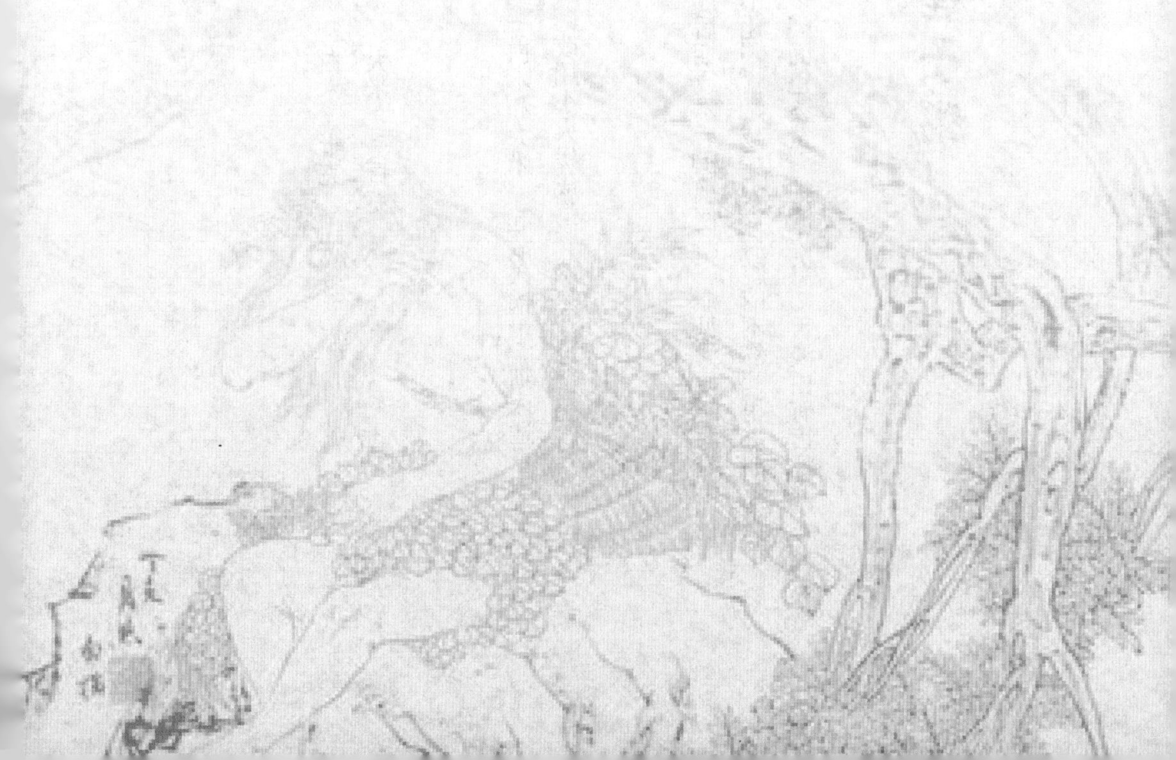

【气虚体质】

山药莲子粥

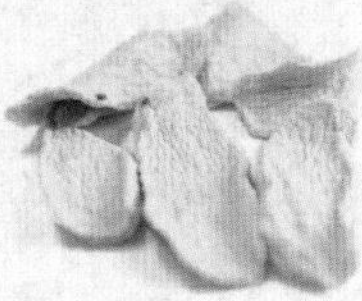
山药

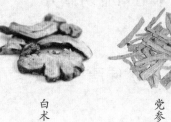

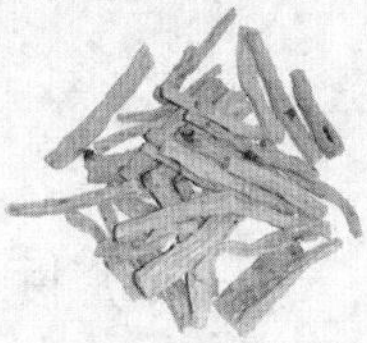
党参

白术

材料

山药　三十克　白术　十克
党参　十五克　大米　一百克

做法

①把山药、党参、白术和大米一起放入锅中，加入适量清水；
②大火煲沸后，改用小火煲成粥，调味即可食用。

适应证

用于癌症放化疗后期或术后出现便溏，症见大便时溏时泻，迁延反复，完谷不化；食量减少，食后脘闷不舒，稍进油腻食物则大便次数增多；面色萎黄；神疲倦怠；舌淡白有齿痕。

【痰湿体质】

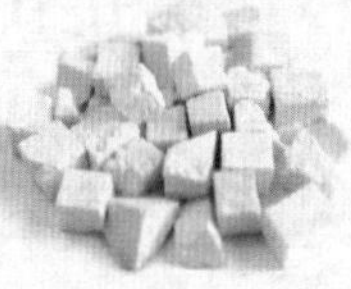

茯苓

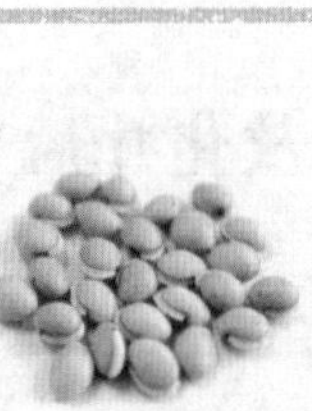

白扁豆

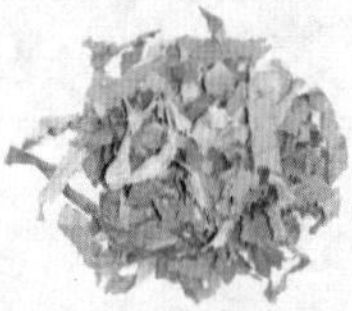

荷叶

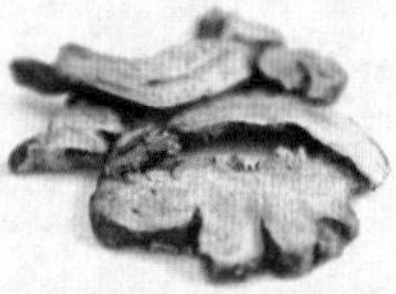

白术

白术荷叶粥

材料

白术　二十克　荷叶　十克　茯苓　十五克

白扁豆　二十克　大米　一百克

做法

①将白术、白扁豆放入锅中，炒至略带焦斑备用；

②将茯苓、荷叶和白术加入适量清水中，煮沸后煲三十分钟，过滤出药汁备用；

③把白扁豆和大米一起放入锅中，加入药汁；

④大火煲沸后，改小火煲成粥，调味即可食用。

适应证

用于癌症放化疗后期或术后出现便溏，症见腹泻腹痛、脘腹胀满、胸闷、痰多、身重不爽、舌苔白滑腻。特别适合胃癌、肝癌病人食用。

第五节 | 癌症放化疗后期或术后对症药膳方

（七）便秘

【阴虚体质】

海带决明汤

材料

海带 三十克 决明子 十五克
何首乌 二十克 瘦肉 一百克

做法

①将瘦肉洗净，切成小块备用；将海带充分浸泡，去除盐分后备用；
②把决明子装入纱布袋，与何首乌、海带和瘦肉一起放入锅中，加入适量清水；
③大火煲沸后，改用小火煲一小时，调味即可食用。

适应证

用于癌症放化疗后期或术后出现便秘，症见大便干结，伴有头热盗汗、口干口渴、舌红少苔等症。

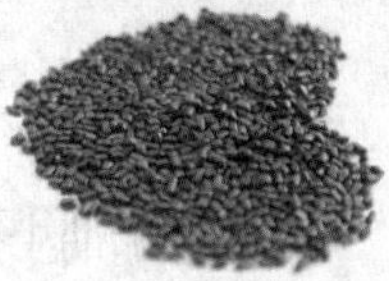
决明子

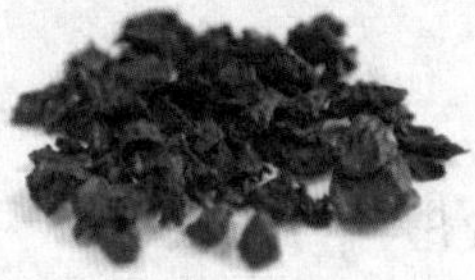
何首乌

第五节｜癌症放化疗后期或术后对症药膳方

（八）咽干、皮肤干燥

【阴虚体质】

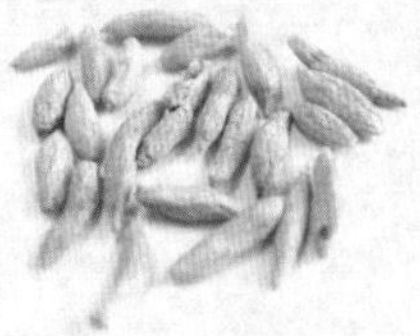

麦冬

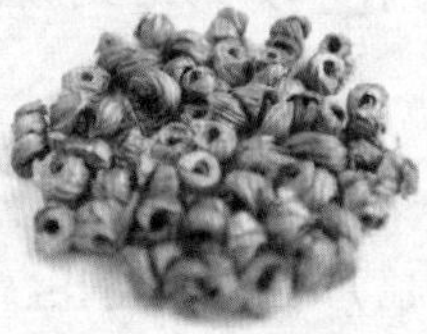

金霍斛

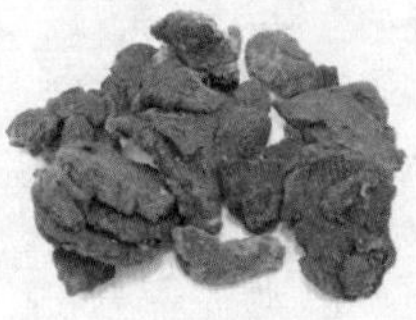

生地

麦冬生地粥

材料

麦冬 十五克 生地 十五克 金霍斛 五克

大米 一百克 冰糖 适量

做法

①将麦冬、生地和金霍斛加入适量清水中，煮开后煲三十分钟，过滤出药汁备用；

②把大米放入锅中，加入药汁；

③大火煲沸后，改小火煲成粥，加入冰糖调味即可食用。

适应证

用于癌症放化疗后期或术后出现咽干、皮肤干燥，症见咽痒、皮肤干裂、舌红少苔。

第五节 | 癌症放化疗后期或术后对症药膳方

（九）各种出血

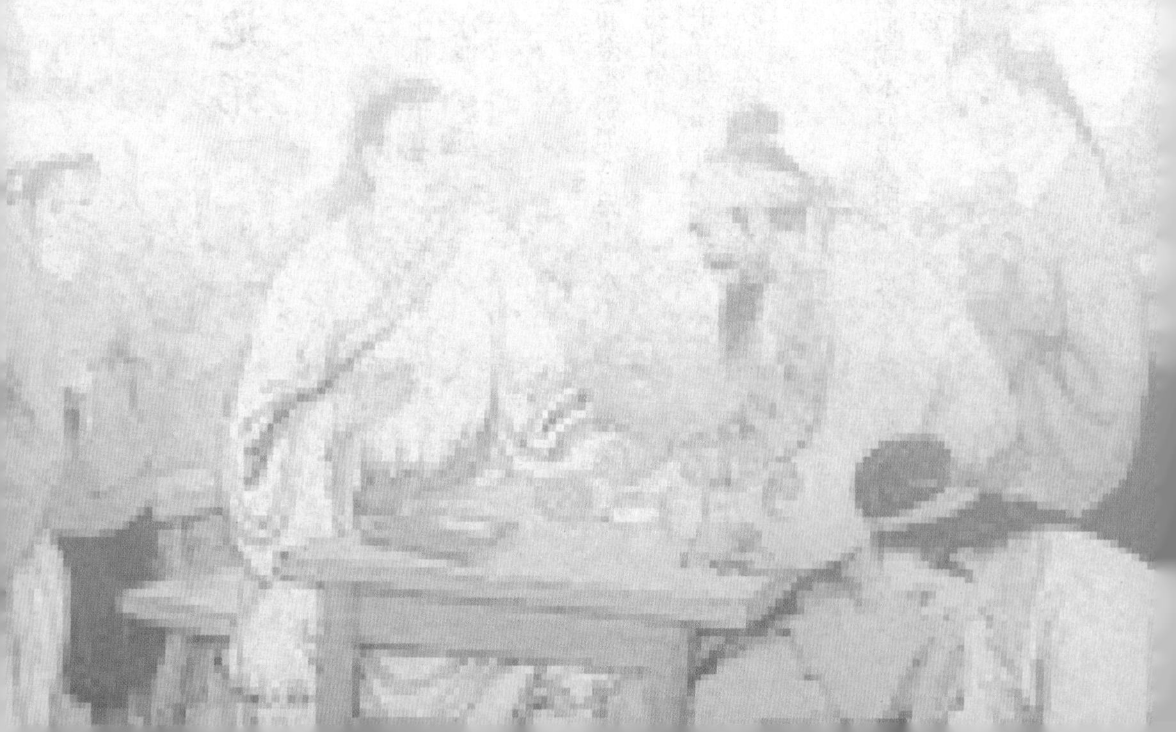

【血瘀体质】

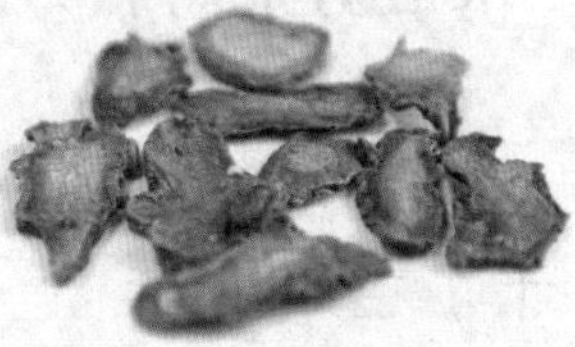

三七

三七藕蛋汤

材料

三七　五克　莲藕　二百克

鸡蛋　一个

做法

①将莲藕洗净，切成小块备用；

②把三七、鸡蛋（打碎）和莲藕一起放入锅中，加入适量清水；

③大火煲沸后，改用小火煲一小时，调味即可食用。

适应证

用于癌症放化疗后期或术后出现各种出血，症见鼻血、便血、吐血，或可见头胸、四肢等处有瘀青现象，口唇青紫，面色晦暗，舌质紫暗有瘀点。

第五节｜癌症放化疗后期或术后对症药膳方

（十）吞咽困难

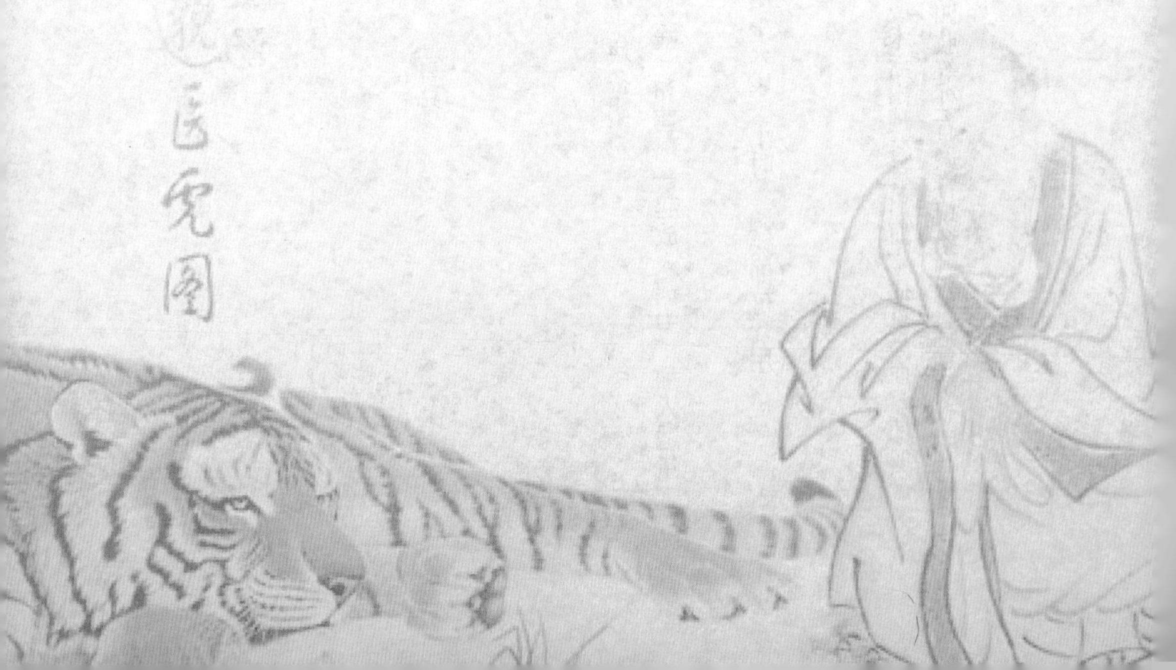

【各种体质】

灵仙猪苓饮

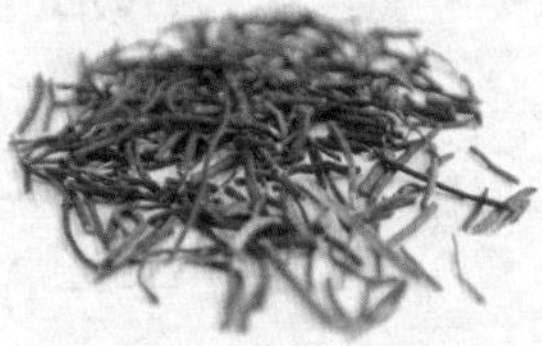

威灵仙

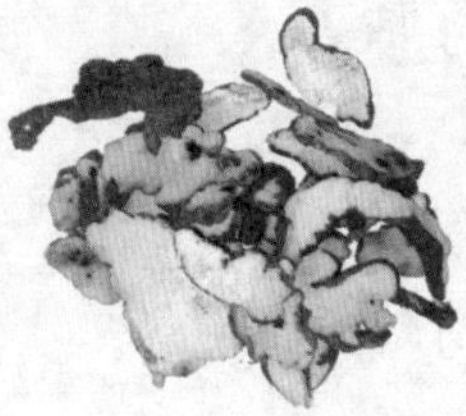

猪苓

材料

威灵仙　二十克

猪　苓　十五克

蜂　蜜　适量

做法

①将威灵仙和猪苓一起放入锅中，加入适量清水；

②大火煲沸后，改用小火煲三十分钟，过滤出药汁备用；

③药汁放凉后，加入蜂蜜调味，即可饮用。

适应证

用于癌症放化疗后期或术后出现吞咽困难，症见不能进食、声音嘶哑、发声困难，伴呼吸困难、胸闷等症。

第五节 | 癌症放化疗后期或术后对症药膳方

（十一）胸闷

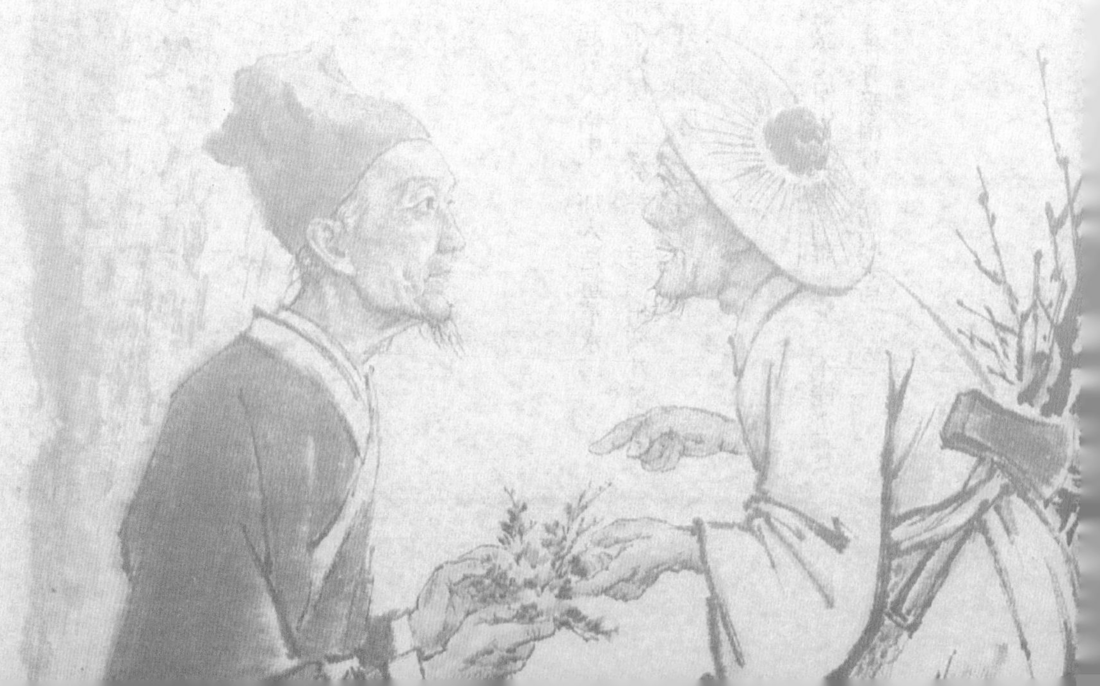

【气郁体质】

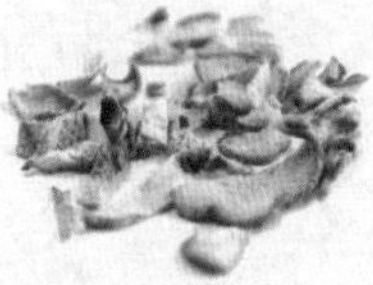
佛手

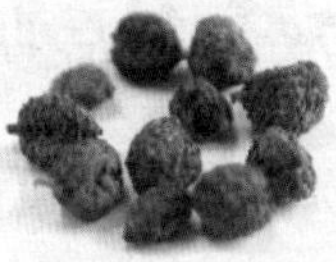
砂仁

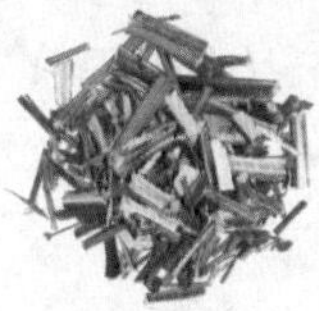
紫苏梗

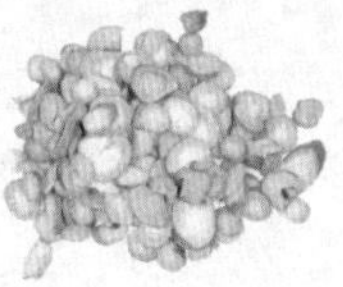
白芍

佛手鲫鱼汤

材料

佛手 十五克 砂仁 五克 白芍 十五克
紫苏梗 十五克 鲫鱼 一条

做法

①将鲫鱼洗净，起油锅，煎至两面金黄备用；
②把佛手、砂仁、白芍和紫苏梗一起放入锅中，加入适量清水，煮沸后煲三十分钟，过滤出药汁备用；
③再将鲫鱼加入药汁中，大火煲沸后，改用小火煲至鲫鱼熟烂，调味即可食用。

适应证

用于癌症放化疗后期或术后出现胸闷，症见胸痛、烦躁易怒、呼吸不畅、舌红苔白等。特别适合肝郁气滞乳腺癌患者食用。

第五节｜癌症放化疗后期或术后对症药膳方

（十二）疼痛

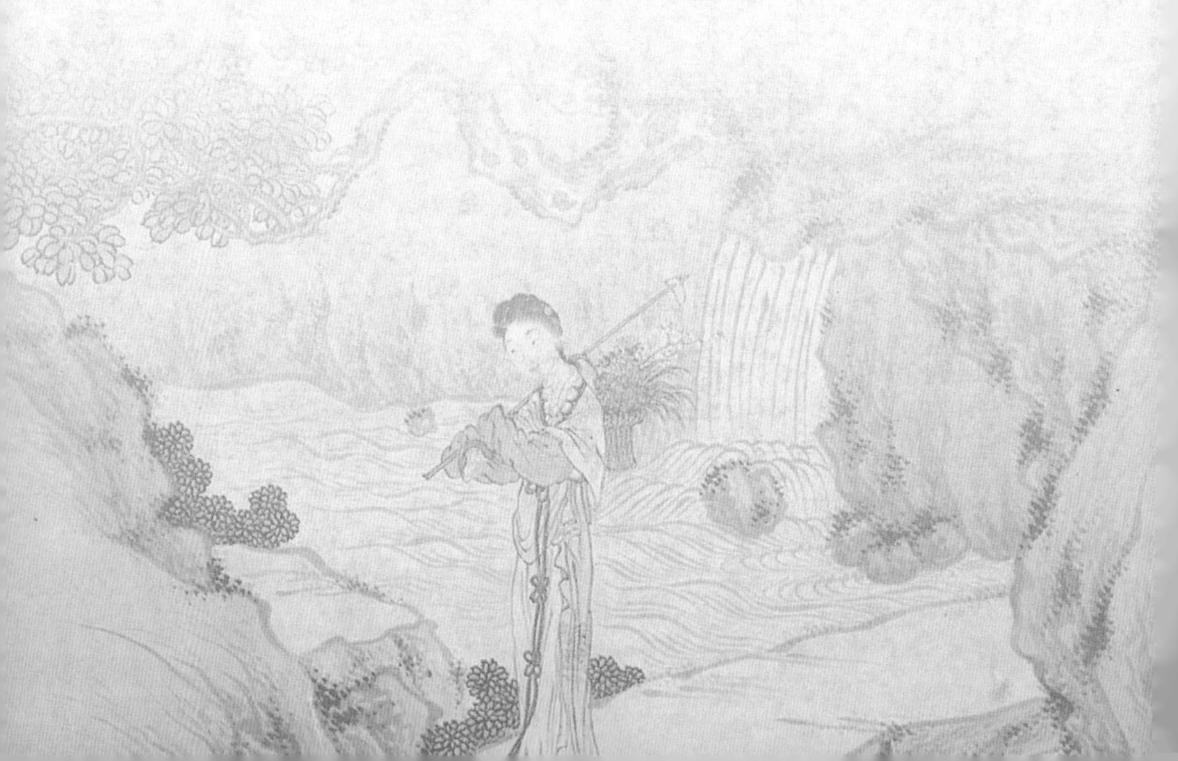

【血瘀体质】

土茯苓郁金蜜饮

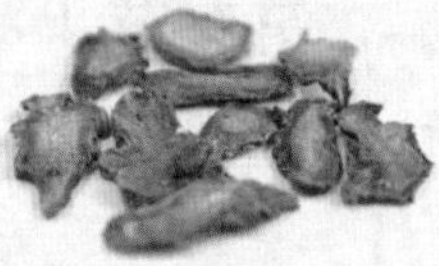
三七

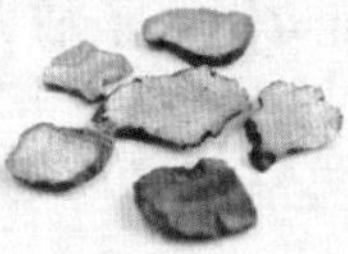
土茯苓

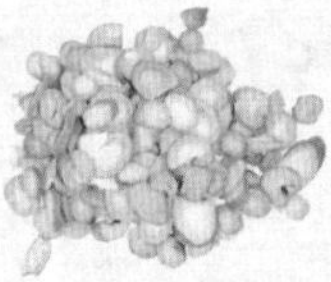
白芍

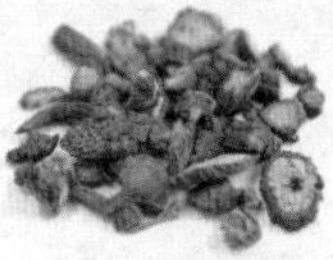
丹参

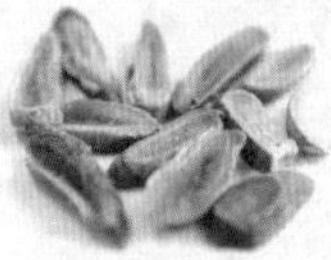
郁金

材料

白芍　十克　土茯苓　十五克　丹参　十五克

郁金　十五克　三　七　五克　蜂蜜　适量

做法

①将土茯苓、白芍、丹参、三七和郁金一起放入锅中，加入适量清水；

②大火煲沸后，改用小火煲一小时，过滤出药汁，放凉后，再加入蜂蜜调味即可饮用。

适应证

用于癌症放化疗后期或术后出现疼痛，症见胸肋刺痛，痛处固定不移；腹胀；情绪抑郁易怒；舌质青紫，有瘀点。

第五节｜癌症放化疗后期或术后对症药膳方

（十三）食欲减退

【气虚体质】

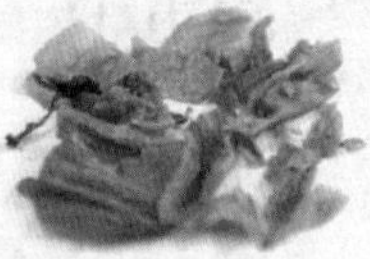

鸡内金

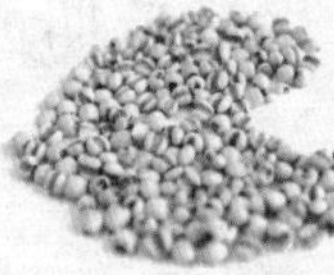

薏米

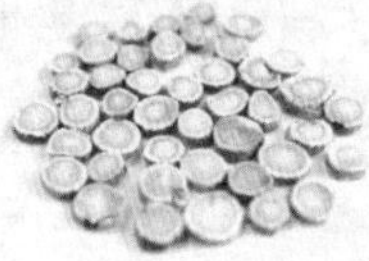

黄芪

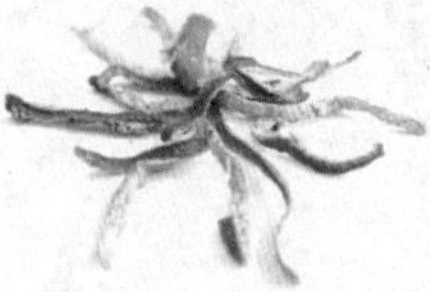

陈皮

黄芪薏米粥

材料

黄芪 三十克 薏米 三十克 鸡内金 十克

陈皮 五克 大米 一百克

做法

① 将黄芪、薏米、鸡内金、陈皮和大米一起放入锅中，加入适量清水；

② 大火煲沸后，改用小火煲成粥，调味即可食用。

适应证

用于癌症放化疗后期或术后出现食欲减退，症见进食腹胀、恶心、体倦乏力、便溏、舌淡、舌边有齿痕。

第五节｜癌症放化疗后期或术后对症药膳方

（十四）恶心呕吐

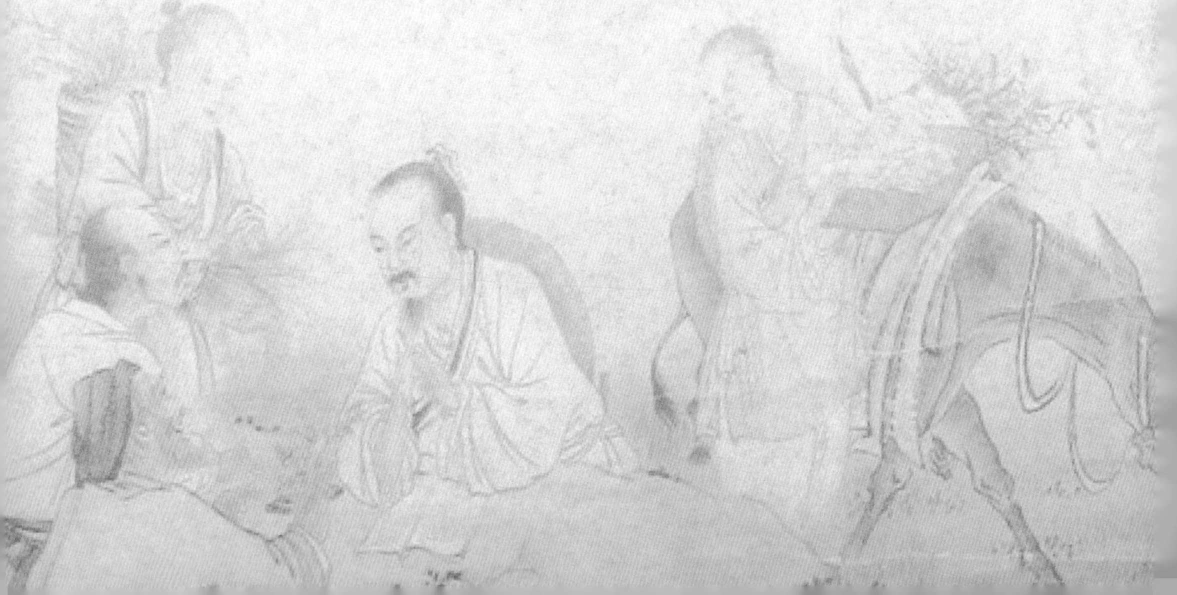

【气虚体质】

人参茶饮

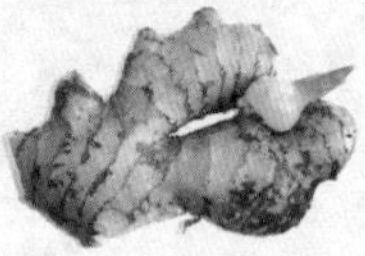

生姜

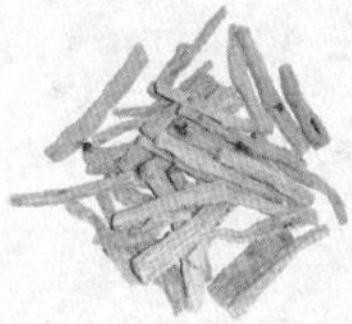

党参

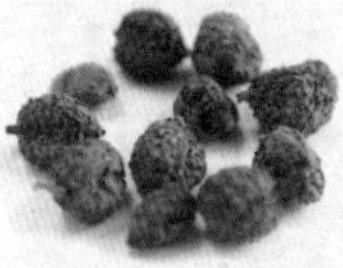

砂仁

材料

生姜　二十克
党参　十五克
砂仁　十克

做法

①将生姜、党参和砂仁一起放入锅中，加入适量清水；
②大火煲沸后，改用小火煲十五分钟，即可代茶饮之。

适应证

用于癌症放化疗后期或术后出现恶心呕吐，症见厌食、腹胀、便溏、面色萎黄、舌淡、舌边有齿痕。

第六节 | 小儿常见病对症药膳方

（一）遗尿

遗尿又称“非器质性遗尿症”或“功能性遗尿症”，通常是指儿童 5 岁后仍不自主地排尿而尿湿了裤子或床铺，但无明显的器质性病因。其中原发性遗尿（小儿从小至就诊时一直有遗尿现象）占大多数，尤以夜间遗尿最常见，以男孩多见，夜间遗尿者约有半数每晚尿床，甚至每晚遗尿 2~3 次，白天过度活动、兴奋、疲劳或躯体生病后往往遗尿次数增多，日间遗尿较少见。遗尿患儿常常伴夜惊、梦游、多动或其他行为障碍。

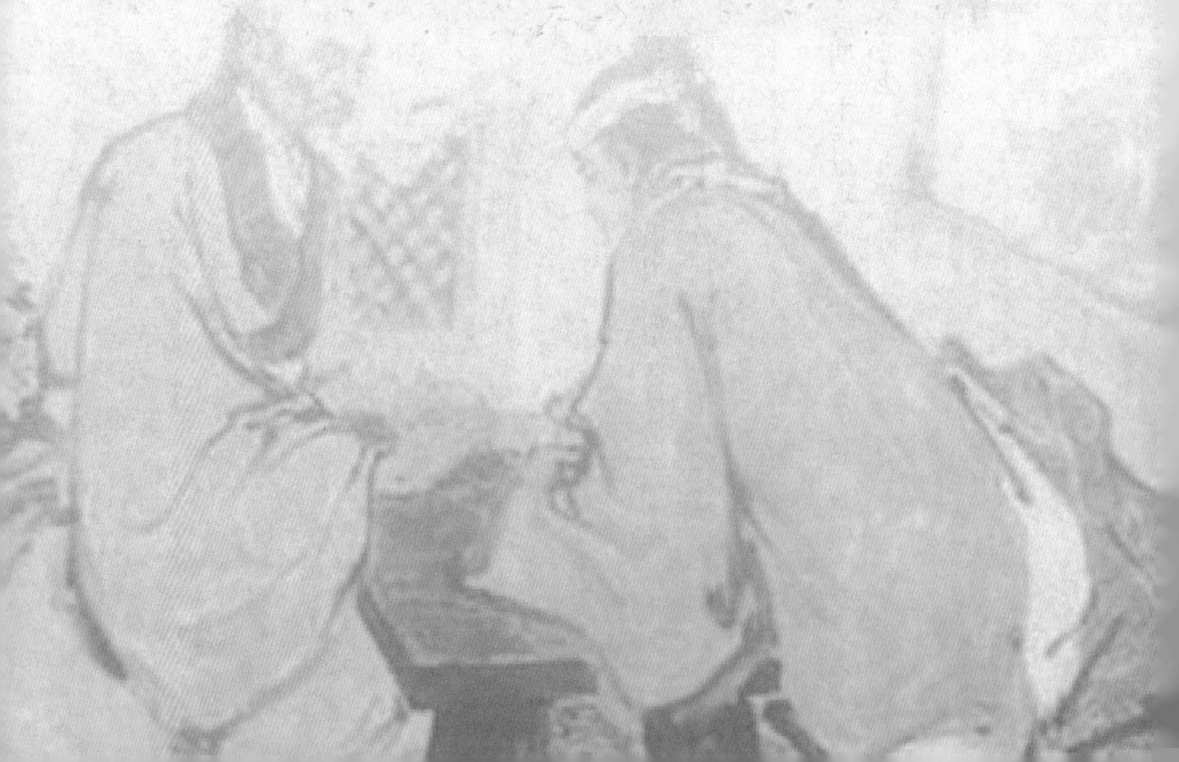

【阳虚体质】

黑豆羊腰汤

材料

金樱子 十克　芡　实 十克　莲子 十克
乌　药 五克　桑螵蛸 十克　黑豆 三十克
羊　腰 一个

做法

①将羊腰洗净，切成小片备用；
②把金樱子、芡实、莲子、桑螵蛸、乌药、黑豆和羊腰一起放入锅中，加入适量清水；
③大火煲沸后，改用小火煲一小时，调味即可分次食用。

适应证

用于小儿遗尿，并出现神疲乏力、小便清长、尿频、面色晄白、四肢畏冷、舌淡胖嫩、舌边有齿痕等症。

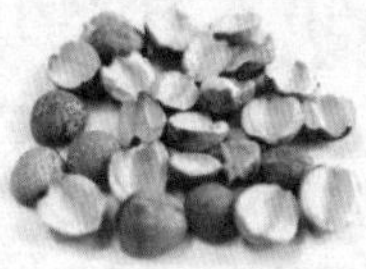
莲子

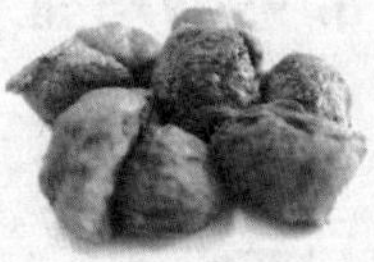
桑螵蛸

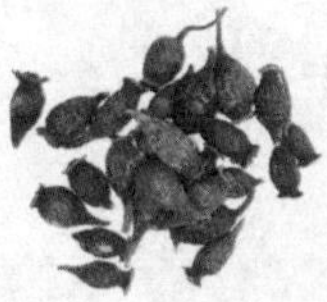
金樱子

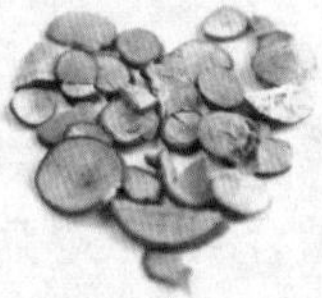
乌药

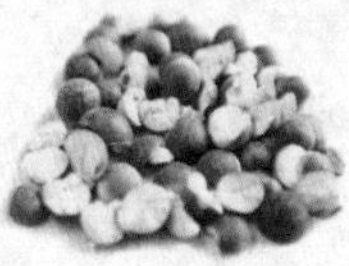
芡实

第六节 | 小儿常见病对症药膳方

（二）夜啼

夜啼是指小儿白天如常，入夜则经常啼哭不眠，本病多发于半岁以内的婴幼儿。小儿或阵阵啼哭，或通宵达旦，哭后仍能入睡，或伴面赤唇红、阵发腹痛、腹胀呕吐，或时惊恐，声音嘶哑等。一般持续时间少则数日，多则经月，过则自止。

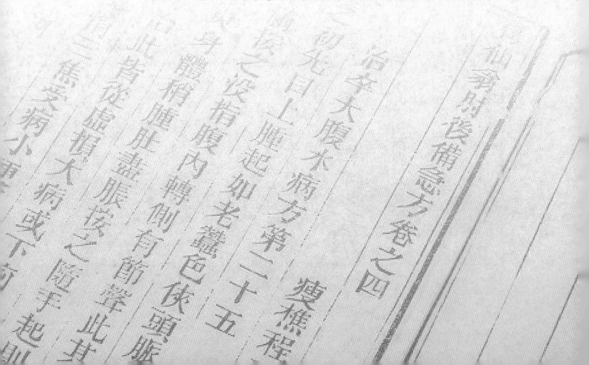

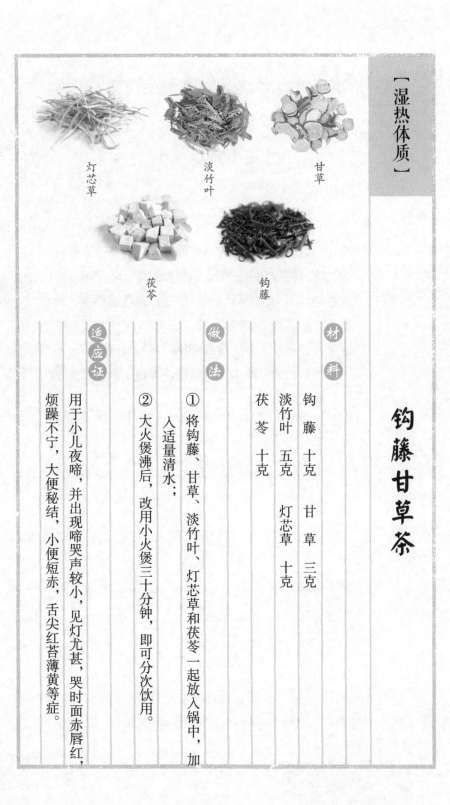

【湿热体质】

钩藤甘草茶

甘草　淡竹叶　灯芯草　钩藤　茯苓

材料

钩藤 十克　甘草 三克
淡竹叶 五克　灯芯草 十克
茯苓 十克

做法

① 将钩藤、甘草、淡竹叶、灯芯草和茯苓一起放入锅中，加入适量清水；
② 大火煲沸后，改用小火煲三十分钟，即可分次饮用。

适应证

用于小儿夜啼，并出现啼哭声较小，见灯尤甚，哭时面赤唇红，烦躁不宁，大便秘结，小便短赤，舌尖红苔薄黄等症。

第六节 | 小儿常见病对症药膳方

（三）扁桃体炎

扁桃体炎是指腭扁桃体的急性非特异性炎症，常继发于上呼吸道感染，并伴有程度不等的咽部黏膜和淋巴组织的急性炎症，乙型溶血性链球菌为主要致病菌。中医称急性扁桃体炎为“烂乳娥”“喉娥风”。多发生于儿童及青年，在季节更替、气温变化时容易发病。临床常将其分为急性卡他性扁桃体炎和急性化脓性扁桃体炎。

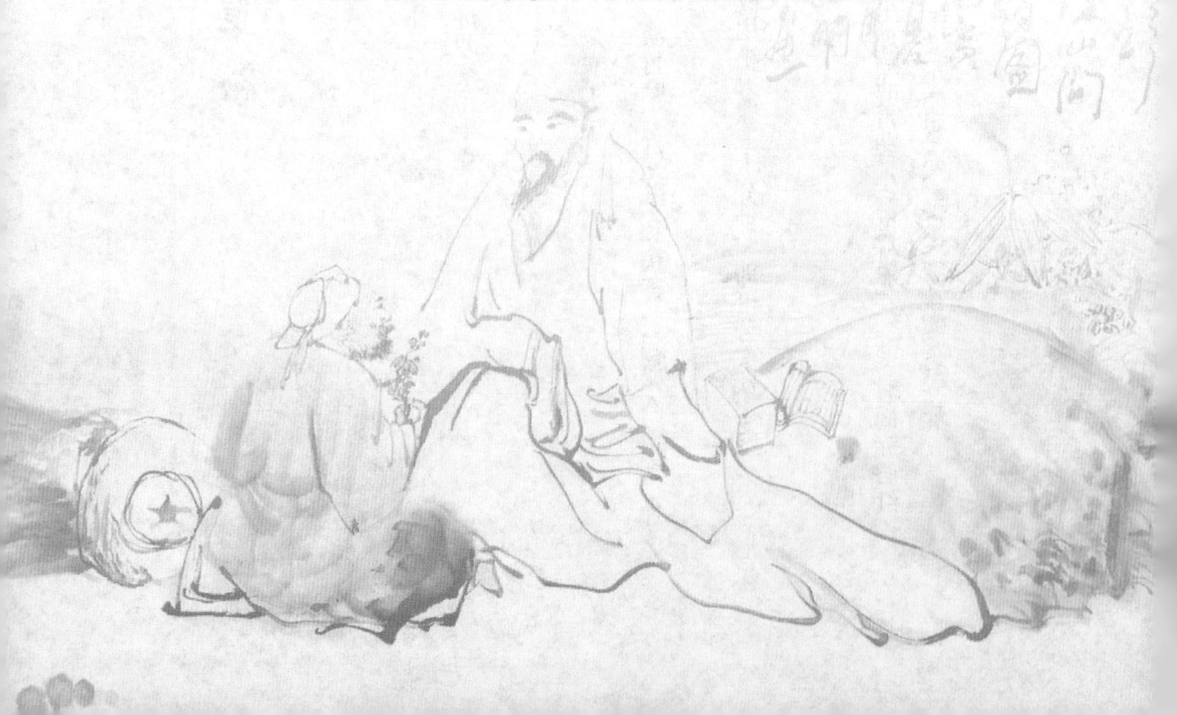

【湿热体质】

鱼腥草粥

材料

鱼腥草 十克　南杏仁 五克
大　米 五十克　白　糖 适量

做法

① 将鱼腥草和南杏仁一起放入锅中，加入适量清水，煮沸后煲三十分钟，过滤出药汁备用；
② 把大米放入锅中，加入药汁；
③ 大火煲沸后，改用小火煲成粥，加入白糖调味即可分次食用。

适应证

用于小儿扁桃体炎，并出现吞咽困难、咳嗽、痰黄稠、大便秘结、扁桃体红肿、舌红苔薄白或微黄等症。

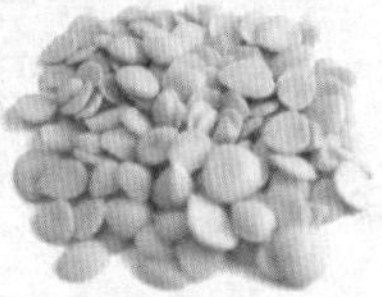

南杏仁

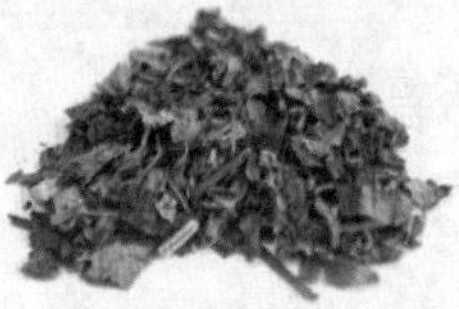

鱼腥草

第六节｜小儿常见病对症药膳方

（四）感冒

感冒是小儿最常见的疾病，主要侵犯鼻、鼻咽和咽部，因此常用“急性鼻咽炎（感冒）”“急性咽炎”“急性扁桃体炎”等诊断名词，也可统称为“上呼吸道感染”，简称“上感”。鼻咽感染常可出现并发症，涉及邻近器官如喉、气管、肺、口腔、鼻窦、中耳、眼以及颈淋巴结等。

【湿热体质】

三根饮

材料

葛根 十克
白茅根 五克
芦根 五克

做法

① 将葛根、白茅根和芦根一起放入锅中，加入适量清水；
② 大火煲沸后，改用小火煲三十分钟，即可分次饮用。

适应证

用于小儿感冒，并出现的咽喉红肿疼痛，咳嗽，痰黏或黄，鼻塞黄涕，口渴喜饮，舌尖边红、苔薄白微黄等。

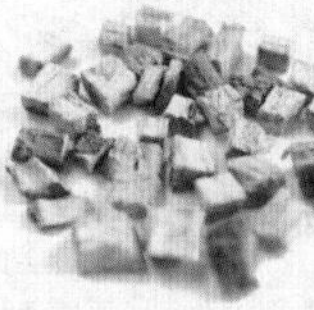

葛根

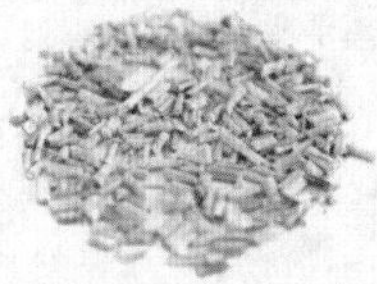

白茅根

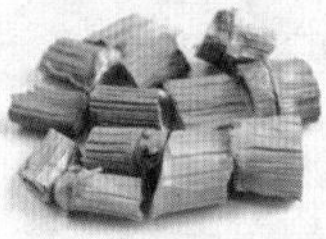

芦根

第六节 | 小儿常见病对症药膳方

（五）疳积

疳积指由于喂养不当，或其他疾病的影响，致使脾胃功能受损，气液耗伤而逐渐形成的一种慢性病证。临床以形体消瘦、饮食异常、面黄发枯、精神萎靡或烦躁不安为特征。本病发病无明显季节性，5岁以下小儿多发。古代疳证被列为儿科四大要证之一。现在随着人们生活水平的提高，家长们又缺乏喂养知识，盲目地加强营养，反而加重了小儿脾运的负荷，伤害了其脾胃之气，滞积中焦，使其食欲下降，营养缺乏，故现在的疳积多由营养失衡造成。

【血瘀体质】

山楂麦芽汤

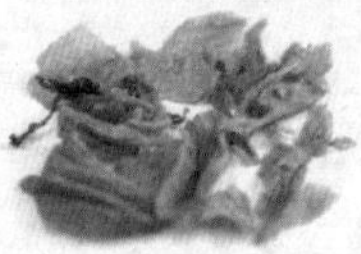
鸡内金

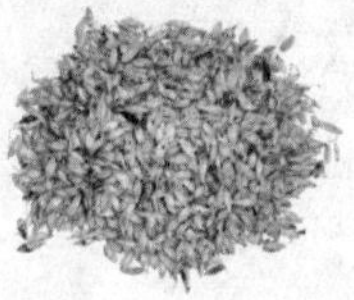
麦芽

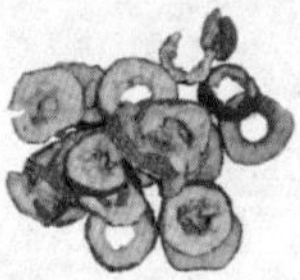
山楂

材料

山楂 五克 麦芽 十克

鸡内金 五克 瘦肉 一百克

做法

①将瘦肉洗净，切成小块备用；

②把山楂、麦芽、鸡内金和瘦肉一起放入锅中，加入适量清水；

③大火煲沸后，改用小火煲一小时，调味即可分次食用。

适应证

用于小儿疳积，并出现精神萎靡、面黄肌瘦、毛发焦枯、肚大筋露、纳呆便溏等症。

第六节｜小儿常见病对症药膳方

（六）厌食

厌食以较长期的食欲减退或消失、食量减少为主要症状，是现今小儿中常见的病症，严重者可造成营养不良及多种维生素与微量元素缺乏，影响小儿生长发育，造成小儿“面黄肌瘦、个子矮小”。中医认为“胃为水谷之海，主受纳”“脾主运化”，厌食症主要由于脾胃功能失调。

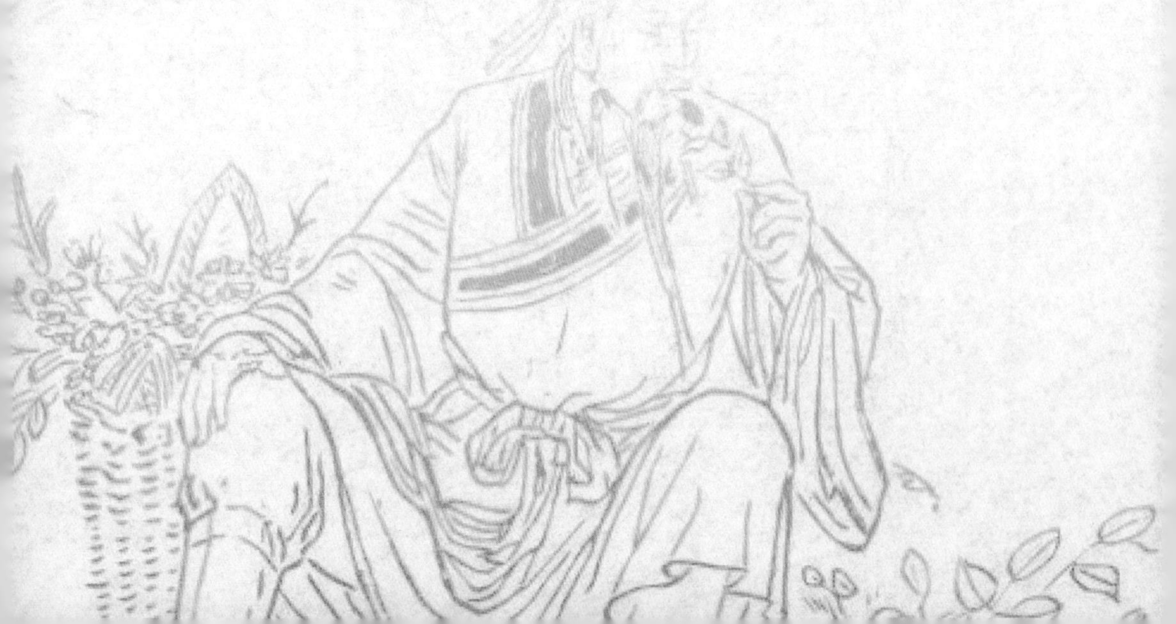

【气虚体质】

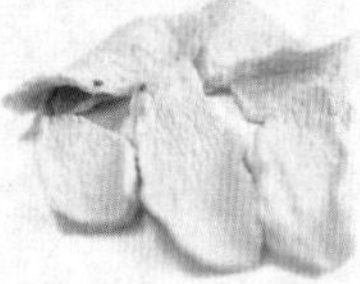
山药

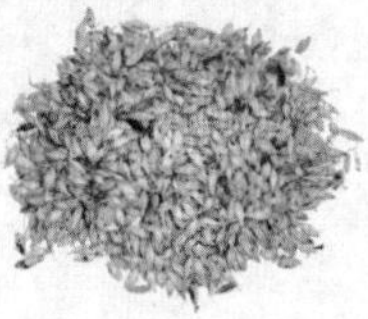
麦芽

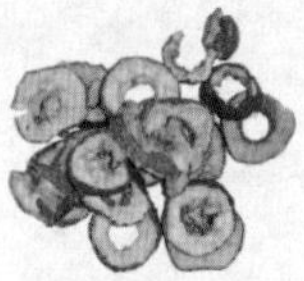
山楂

山楂麦芽饮

材料

山楂 五克 山药 十克
麦芽 十克 苹果 半个

做法

①将苹果洗净，切成小块备用；
②把山楂、山药、麦芽和苹果一起放入锅中，加入适量清水；
③大火煲沸后，改用小火煲三十分钟，即可分次饮用。

适应证

用于小儿厌食，并出现形体消瘦、体倦乏力、精神不振、食欲减退、便秘、腹泻、腹胀、腹痛等症。

第六节 | 小儿常见病对症药膳方

（七）腹泻

腹泻是多病因、多因素引起的一组疾病，是儿童时期发病率最高的疾病之一，是世界性公共卫生问题。在未明确病因前，大便形状改变与大便次数比平时增多，统称为“腹泻病”。据有关资料，我国5岁以下儿童腹泻病的年发病率为201%，平均每年每个儿童年发病3.5次，其死亡率为0.51%。腹泻病的治疗原则为预防脱水、纠正脱水、继续饮食、合理用药。

【气虚体质】

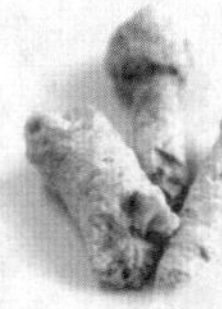
糖泡参

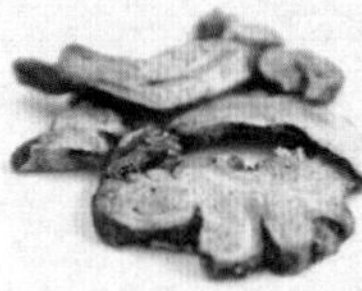
白术

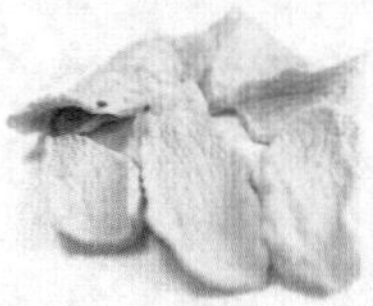
山药

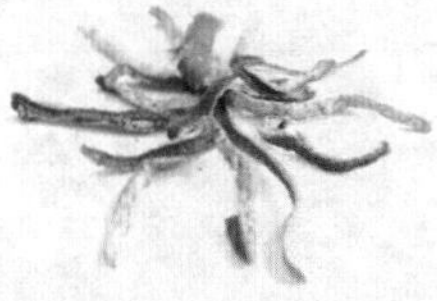
陈皮

大米固肠粥

材料

山药 二十克 糖泡参 十五克 白术 十五克

陈皮 五克 大米 一百克

做法

①将大米略炒备用；

②把山药、糖泡参、白术和陈皮一起放入锅中，加入适量清水，煮开后煲三十分钟，过滤出药汁备用；

③将大米放入锅中，加入药汁，大火煲沸后，改用小火煲成粥，调味即可分次食用。

适应证

用于小儿腹泻，并出现面色苍白、语声低微、食欲不振或呕奶、大便次数增多及便溏、舌淡白等症。

【痰湿体质】

扁豆粥

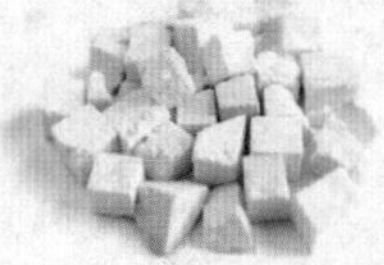

茯苓

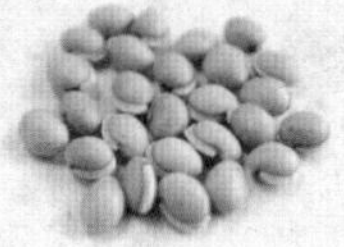

白扁豆

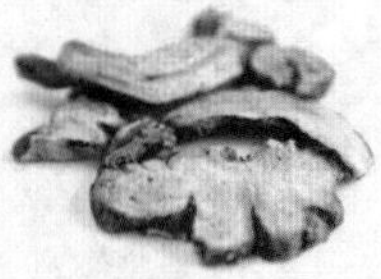

白术

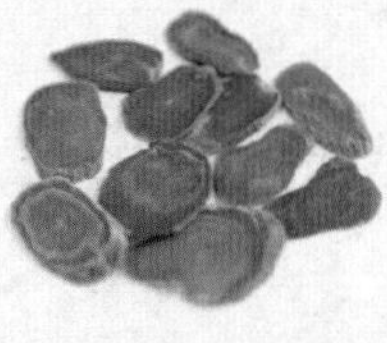

红参

材料

白扁豆　十克　茯苓　十克　白术　五克

红　参　五克　大米　一百克

做法

①将红参、白扁豆、茯苓和白术一起放入锅中，加入适量清水中，煮开后煲三十分钟，过滤出药汁备用；

②把大米放入锅中，加入药汁；

③大火煲沸后，改小火煲成粥，调味即可分次食用。

适应证

用于小儿腹泻，并出现大便次数增多、呈水样、黄绿便、味腐臭，烦躁口渴，尿少而涩黄等症。

第六节 | 小儿常见病对症药膳方

（八）便秘

便秘常由于排便规律改变所致，指大便干燥、坚硬，秘结不通，排便时间间隔较久（＞2 天），或虽有便意却排不出大便，常并发肛裂、直肠脱垂、肠绞痛，甚至营养不良等。小儿便秘可以分为功能性便秘和器质性便秘两大类。

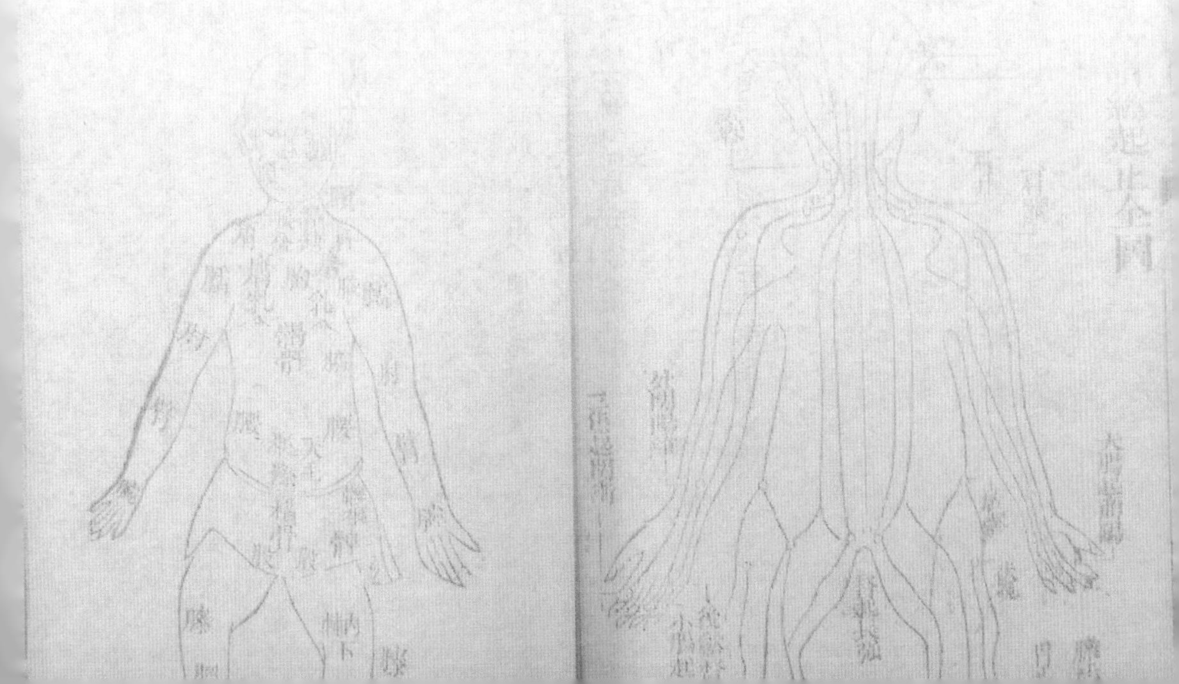

【阴虚体质】

蜂蜜芝麻饮

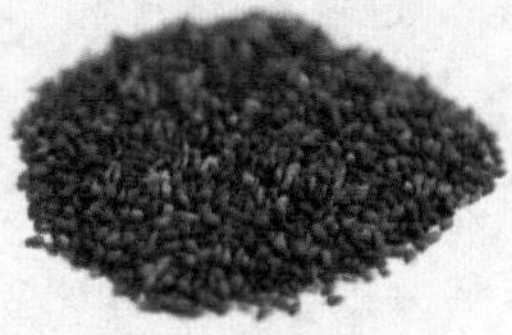
黑芝麻

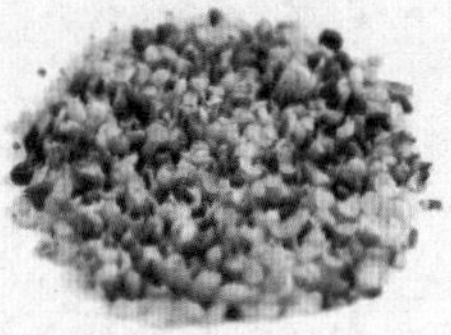
火麻仁

材料

火麻仁 十克
黑芝麻 十克
蜂 蜜 适量

做法

①将黑芝麻和火麻仁打碎一起放入锅中，加入适量清水；
②大火煲沸后，改用小火煲三十分钟，过滤出药汁；
③药汁稍放凉后，加入蜂蜜调匀即可分次饮用。

适应证

用于小儿便秘，并出现大便干结、潮热盗汗、手足心发热、舌干口渴、舌红少苔等症。

第三篇

各种体质养生保健方案

（自我康复保健：相当于医生交代注意事项）

第一节｜气虚体质的养生保健方案

——增强免疫有气力

（一）饮食保健

气虚体质人群往往五脏皆有虚损，尤以脾、肺、肾三脏为甚，因而其饮食原则是偏重补益脾、肺、肾之气，兼顾心、肝之气。

原则一：饮食以甘平为主

多选用味甘、平性食物以补气，如猪肉、鸡肉、山药等。

原则二：辅以辛、温之品

多选用辛、温之品以助阳气的升发，同时保障气机通畅，如砂仁、陈皮、生姜等。

原则三：忌暴食暴饮，最好选择喝粥

气虚体质之人脾胃运化功能虚弱，不宜过饱，七分为宜；喝粥也有利于消化吸收。

原则四：避免肥甘厚味

气虚体质之人脾胃运化功能虚弱，进食肥甘厚味容易引起腹胀、嗳气，不利于消化吸收。

原则五：忌用生冷寒凉、味苦的食物

气虚体质之人脾胃运化功能虚弱，如果再吃生冷寒凉、味苦的食物，则寒凉败胃，更加重症状。

1. 适宜的食物

水果类：大枣、葡萄、苹果、荔枝、龙眼等。

蔬菜类：菜花、胡萝卜、香菇、马铃薯、红薯、南瓜等。

禽肉水产类：牛肉、鸡肉、鲢鱼、黄鱼、比目鱼等。

2. 忌食或少食

水果类：山楂、柚子、柑、金橘、橙子、西瓜、梨子等。

蔬菜类：芜菁（大头菜）、冬瓜、空心菜、马蹄、白萝卜、芥菜、苦瓜、黄瓜等。

禽肉水产类：鸭肉、田螺、蟹、甲鱼、蚌类等。

（二）中药保健

宜选用：红参、黄芪、花旗参、太子参、党参、茯苓、白术、山药、炙甘草、灵芝等。

忌服：莱菔子、溪黄草、薄荷、土茯苓、菊花、金银花、鱼腥草等。

（三）穴位保健

1. 选穴：关元、气海穴。

2. 定位：关元穴位于身体前正中线上，脐下 3 寸；气海穴位于身体前正中线上，脐下 1.5 寸。

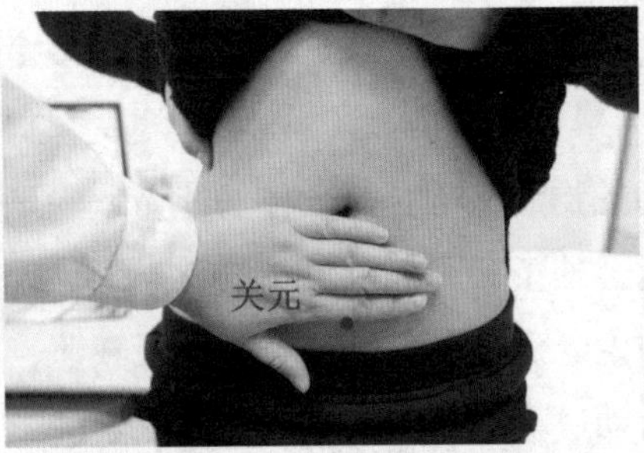

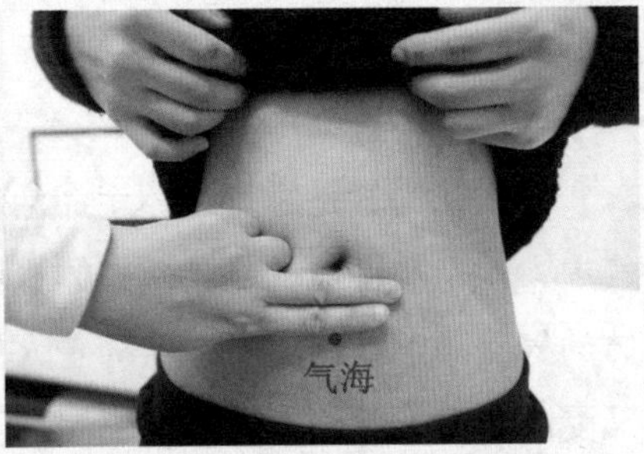

3. 操作：可用温和灸法灸关元、气海穴，或借助温灸盒，将之平放于腹部，可覆盖关元、气海两穴，以同时施灸。每个穴位灸 10 分钟，隔日 1 次，10 天为 1 个疗程。

（四）精神保健

气虚体质者多性格内向、情绪不稳定、胆小、不喜欢冒险，应培养豁达乐观的生活态度；思则气结，悲则气消，气虚者不可过度劳神或悲伤，要保持稳定平和的心态。

（五）生活保健

作息规律，注意保暖，不过劳，不熬夜。

（六）运动保健

根据自己的体能，可选用一些传统的健身功法，如太极拳、太极剑、保健功等，气功可练“六字诀”中的“吹”字功，常练可以固肾气、壮筋骨。

附 气虚体质的介绍

中医认为气是维持人体生命活动的物质基础，是人体的能量，一旦气虚，就是缺乏这种能量，人体也就会处于一种能量低下的状态了。人体的气蕴藏于脏腑之中，伴随着人的生老病死。它既得益于先天禀赋，又受制于后天的调养。在人的生长活动过程中，由于受到各种因素的影响，气会不知不觉中流失、减少，当气受损时，人就会出现面色萎黄，气短懒言，精神不振，体倦乏力，常自汗出，动则尤甚等现象。气虚体质者会因各种病因而发病,因心肺脾肾气虚部位不同而并见不同的症状，易患感冒、内脏下垂等疾病，平时抵抗力弱，病后康复缓慢。以补气养气为总治则，还应针对脏腑辨证，分别选用补脏腑之气方药。根据气血同源理论，适当加用补血药。

一、气虚体质总体特征：元气不足，以气短、疲乏、自汗等表现为主要特征。

二、气虚体质形体特征：两种倾向，要么就偏瘦，要么就虚胖。偏瘦主要原因是脾气虚导致消化功能的低下，容易出现不想进食的现象，脾胃为“气血生化之源”，气血化源少了，那么人的形体就会非常的瘦弱；另一种属于虚胖，这类型的人往往吃得多，且养尊处优，缺乏体力运动，表现为皮肤松弛不紧绷。

三、气虚体质舌苔特征：舌质淡，舌边有齿痕，苔白。

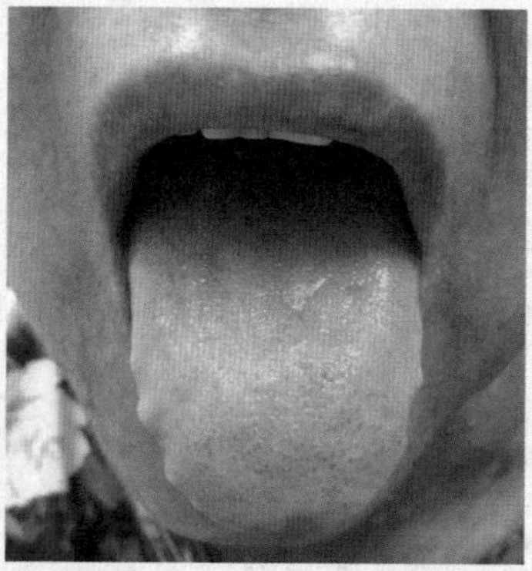

四、气虚体质形成的原因：

（一）先天禀赋，和遗传有关系。

（二）大病久病之后，元气大伤，身体很容易陷入气虚状态。

（三）形体过劳会伤气，重体力劳动者或者职业运动员在长期的工作过程中，往往容易伤气。

（四）长期的过度用脑，也容易导致气虚体质。

（五）过度的节食也要注意，很容易形成气虚体质。

五、气虚体质心理特征：性格内向、情绪不稳定、胆小、精神不振、反应迟钝、不喜欢冒险，严重情况下，会有抑郁的倾向。

六、气虚体质发病倾向：易患感冒、虚胖无力或消瘦、内脏下垂、低血压、习惯性便秘、月经不调、慢性盆腔炎、过敏性鼻炎、慢性支气管炎、自汗（不活动也会汗出）、色斑等病，且病后康复缓慢。

七、气虚体质对外界环境适应能力：对自然环境和社会环境适应能力较差，不能太劳累，属于典型的“天生富贵命”，不耐受风、寒、暑、湿邪。

第二节 | 阳虚体质的养生保健方案

——扶助阳气增活力

（一）饮食保健

原则：阳虚体质人群宜吃属性温热的食物，忌食性寒生冷的食物，包括各种冷饮。

1. 适宜的食物

水果类：龙眼、荔枝、榴梿等。

蔬菜类：韭菜、辣椒、南瓜、洋葱、香菜等。

禽肉水产类：狗肉、羊肉、牛肉、鹿肉、猪肚、鸡肉、海参等。

2. 忌食或少食

水果类：各种生冷瓜果，如西瓜、柿子、梨、火龙果、山竹、猕猴桃、椰子、马蹄等。

蔬菜类：黄瓜、苦瓜、冬瓜、空心菜、莲藕、竹笋、白萝卜、大头菜等。

禽肉水产类：鸭肉、田螺、蟹、蚌类、甲鱼等。

（二）中药保健

宜选用：鹿尾巴、鹿茸、海狗肾、蛤蚧、冬虫夏草、巴戟、淫羊藿、海马、仙茅、肉苁蓉、补骨脂、核桃、杜仲、续断等。

忌服：金银花、菊花、板蓝根、蒲公英、鱼腥草、黄连等清热解毒之品。

（三）穴位保健

1. 选穴：命门、肾俞穴。

2. 定位：命门穴位于身体后正中线上，第 2 腰椎棘突下凹陷中；肾俞穴位于第 2 腰椎棘突下，旁开后正中线 1.5 寸，两侧各一穴。

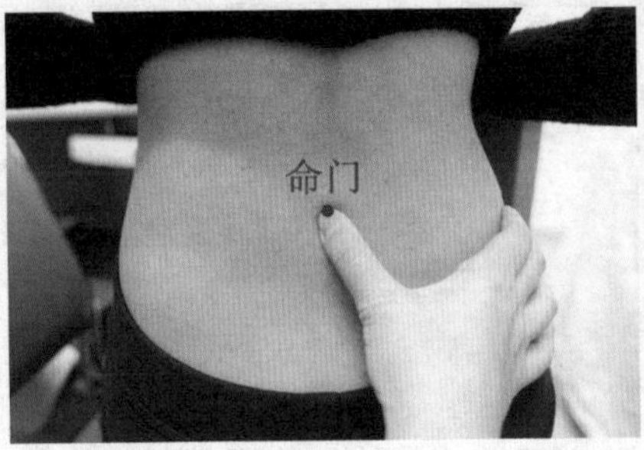

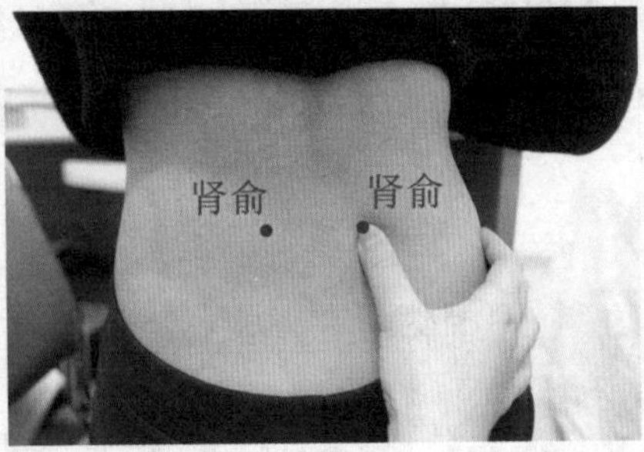

3. 操作：可用全掌心搓命门、肾俞穴，以穴位发热为度，并用手捂住穴位使热力渗透。也可取俯卧位，将温灸盒横放于三穴之上，同时对三穴施灸。施灸时间为 10~15 分钟，隔日 1 次，10 天为 1 个疗程。

（四）精神保健

加强精神调养，要善于调节自己的情绪，去忧悲，防惊恐，和喜怒，消除不良情绪的影响。

（五）生活保健

阳虚体质者适应寒暑变化能力差，稍微转凉，即觉冷不可受。因此，在严寒的冬季，要“避寒就温”；在春夏之季，要注意培补阳气。有人指出，如果能在夏季进行日光浴，可以大大提高适应冬季严寒气候的能力。阳虚体质之人切不可在室外露宿，睡眠时不要让电风扇直吹；有空调设备的房间，要注意室内外的温差不要过大，同时避免在树荫下、水亭中及过堂风很大的过道久停。

（六）运动保健

阳虚体质者要加强体育锻炼，春夏秋冬，坚持不懈，每天进行。具体项目因体力强弱而定，如瑜伽、散步、慢跑、太极拳、五禽戏、八段锦、内养操、工间操、球类活动和各种舞蹈活动等，亦可常做日光浴，强壮卫阳。气功方面，坚持做强壮功、站桩功、保健功、长寿功。

附 阳虚体质的介绍

阳虚简单地说就是热量不足，推动力不够，人体的各项生理机能下降，出现阳气虚衰的病理现象。阳气有温暖肢体、脏腑的作用，如阳虚则机体功能减退，容易出现虚寒的征象。

一、阳虚体质总体特征：畏寒怕冷，四肢不温。这是阳虚最主要的症状。阳气犹如自然界的太阳，阳气不足,则机体内环境就会处于一种“寒冷”状态。

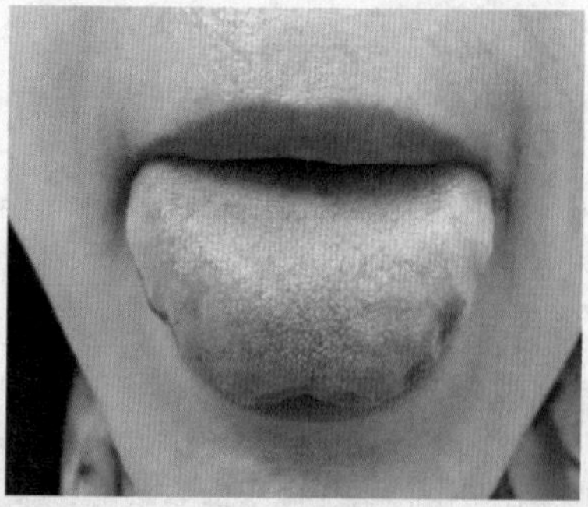

二、阳虚体质形体特征：肌肉松软不实，胖而水肿。

三、阳虚体质舌苔特征：舌体胖大，受牙齿挤压而出现齿痕。

四、阳虚体质形成的原因：

（一）先天禀赋，和遗传有关。

（二）父母生育太晚，容易导致胎儿形成阳虚体质。

（三）俗话说“产前一盆火，产后一盆冰”，怀孕的女性一般身体比较热，若妊娠期间吃了很多寒凉的食物，则可能影响胎儿的体质，因此，母亲怀孕的时候，吃过多寒凉的东西，容易导致胎儿形成阳虚体质。

（四）幼年时期用过大量的抗生素、激素，或者经常服用清热解毒的药物，容易导致阳虚体质。

（五）平时吃了太多冰冻的东西，容易导致阳虚体质。

（六）随着年龄的增长，阳气不可避免地慢慢虚衰，最终会导致阳虚体质。

（七）和工作环境有关系，如冰冻仓库的工人、井下矿工、常年在空调房工作的人等容易形成阳虚体质。

（八）过度的性生活，也是导致阳虚体质的原因之一。

五、阳虚体质心理特征：性格多沉静、内向，情绪低落，意志消沉，有孤独感，有抑郁的倾向。

六、阳虚体质发病倾向：易发胖、脱发、睡眠不好（浅睡易醒）、骨质疏松、慢性结肠炎、痹证、水肿、月经不调、痤疮、色斑、口气大。男子容易出现早泄、性欲减退；女子则容易出现白带清稀如水或宫寒不孕、性冷淡等病。

七、阳虚体质对外界环境的适应能力：不耐受寒邪，耐夏不耐冬，易感风、寒、湿邪。

第三节｜阴虚体质的养生保健方案

——滋阴清热除虚烦

（一）饮食保健

原则：阴虚体质人群宜吃滋阴生津的食物，不宜吃伤阴的食物，如温燥的、辛辣的、煎炸香浓的食物。

1. 适宜的食物

水果类：柿子、雪梨、火龙果、西瓜等。
蔬菜类：莲藕、木耳、芦笋、马蹄、冬瓜、西红柿、丝瓜等。
禽肉水产类：鸭肉、龟、鳖、鲍鱼、蚌类等。

2. 忌食或少食

水果类：龙眼、荔枝等。
蔬菜类：芥菜、韭菜、辣椒、葱、蒜等。
禽肉水产类：羊肉、狗肉、虾、海马等。

（二）中药保健

宜选用：花旗参、燕窝、百合、桑葚、灵芝、玉竹、枸杞、五味子、太子参、黄精、石斛、麦冬、沙参等。

忌服：干姜、肉桂、丁香、茴香、川椒、巴戟、鹿茸、高丽参、红参、锁阳等。

（三）穴位保健

1. 选穴：太溪、涌泉穴。

2. 定位：太溪穴位于足内侧，内踝后方，内踝尖与跟腱之间的凹陷处；涌泉穴位于足底部，卷足时足前部凹陷处，约当足底第二、第三跖趾缝纹头端与足跟连线的前 1/3 与后 2/3 交点上。

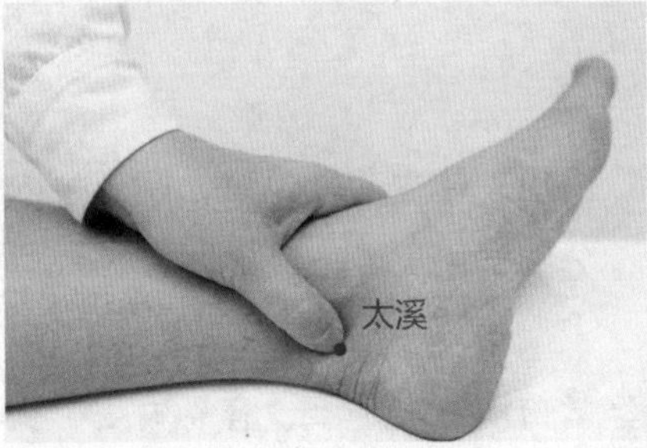

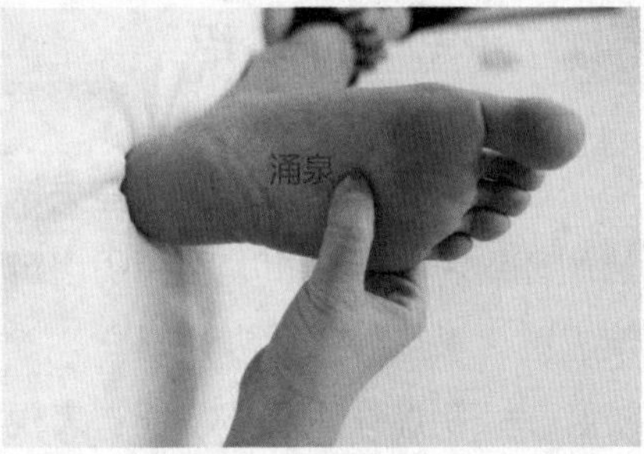

3. 操作：用大拇指按揉双侧太溪穴，至有酸胀感为度，每次按揉 5 分钟。再用两手掌分别搓对侧涌泉穴，至足底发热为度。每日 1 次，10 天为 1 个疗程。

（四）精神保健

阴虚体质之人性情较急躁，常常心烦易怒，这是阴虚火旺，火扰神明的原因，所以应该遵循“恬淡虚无”“精神内守”的养神方法。平时，非原则性问题，少与人争，以减少激怒。

（五）生活保健

起居应有规律，居住环境宜安静，中午保证一定的午休时间。日常注意事项：睡前不要饮茶、锻炼和玩游戏，应早睡早起，避免熬夜和在高温酷暑下工作。宜节制房事，戒烟酒。

（六）运动保健

不宜进行大强度、大运动量的运动，也要避免在闷热的环境中运动，以免出汗过多，损伤阴液，同时及时补充水分。最好选择瑜伽、太极拳、太极剑、八段锦、气功等动静结合的传统健身项目，或练习“六字诀”中的“嘘”字功，以涵养肝气。

附　阴虚体质的介绍

阴虚体质是指当脏腑功能失调时，易出现体内阴液不足，阴虚生内热的证候。应针对相关脏腑阴虚辨证，分别选用滋养五脏之阴液，佐以清五脏之虚热的方药为治则。

一、阴虚体质总体特征：表现为经常口渴、喉咙干、容易失眠、头晕耳鸣、容易心烦气躁，或见面色潮红、两目干涩、视物模糊、脾气差、皮肤枯燥无光泽、形体消瘦、盗汗、小便黄、大便硬、便秘等。

二、阴虚体质形体特征：形体消瘦，不太容易发胖。

三、阴虚体质舌苔特征：舌体瘦小，舌苔干燥，舌质偏红，舌面少苔，甚至没有舌苔或苔面花剥。

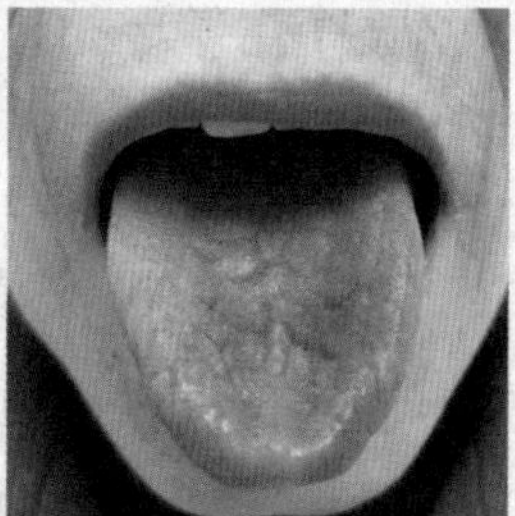

四、阴虚体质形成的原因：

（一）先天禀赋，先天不足。母亲阴血不足导致子代阴液亦虚，因此和遗传有关系。

（二）性格压抑，不能释放，情志化火形成阴虚体质。

（三）辛辣、煎烤食品多性燥，易耗伤阴津，长期食用能导致阴津不足的疾患，也会加重和促生阴虚体质。

（四）高血压病人长期吃利尿药也会形成阴虚体质。

（五）女性更年期。女性一生的主要特点是经、带、胎、产。每月的月经、每日的带下、生产时大量的失血、给婴儿哺乳分泌的乳汁，都属于阴血范围，而这四种生命特征均以损伤阴血为前提。所以，女性多易出现阴虚体质，到了更年期，经血闭止，就是阴血枯竭的表现，因此，更年期的女性阴虚最常见。

（六）长期发热。某些慢性疾病如果表现为长期发热，就易于在热退之后出现阴虚体质。汗为阴液，发热时不停地出汗最易导致人体阴液耗伤。

（七）男性纵欲耗精，也是导致阴虚体质的原因之一。

五、阴虚体质心理特征：俗话说“无热不生烦”，多表现为性情急躁、情绪波动大。

六、阴虚体质发病倾向：

（一）易得结核、肺痨。

（二）失眠。

（三）虽然形体很瘦，但是阴虚到一定程度，血液黏稠，就会得高血脂、高血压。

（四）糖尿病，初起阶段都是以阴虚为主的，表现为口干、饮不解渴、皮肤变薄变干。

（五）容易引起便秘。

（六）对妇女来说，影响生殖内分泌，影响月经。如果阴虚到一定程度，甚至会闭经，称为“血枯经闭”。

七、阴虚体质对外界环境适应能力：表现为不耐热邪，耐冬不耐夏，不耐受暑、热、燥邪。

第四节 | 痰湿体质的养生保健方案

——减肥降脂身轻健

（一）饮食保健

原则：少食肥甘厚味，酒类也不宜多饮，且勿过饱，进食速度不宜过快。多吃些蔬菜、水果，尤其是一些具有健脾利湿、化痰祛痰功效的食物。

1. 适宜的食物

水果类：荔枝、龙眼、樱桃等。

蔬菜类：洋葱、芥菜、韭菜、大蒜、葱、生姜等。

禽肉水产类：牛肉、羊肉、狗肉、鸡肉、泥鳅、黄鳝、海蜇、河虾等。

2. 忌食或少食

水果类：石榴、柚子、柿子、橘子、李子等酸涩水果。

蔬菜类：冬瓜、马蹄、竹笋、莲藕等。

禽肉水产类：鸭肉、蚌类、牡蛎、田螺、生三文鱼、生鱼片等。

（二）中药保健

宜选用：薏米、白扁豆、砂仁、白术、荷叶、山药、茯苓、半夏、苏梗、生姜等。

忌服：沙参、玉竹、生地、麦冬、芦根、金银花等。

（三）穴位保健

1. 选穴：丰隆、阴陵泉穴。

2. 定位：丰隆穴位于小腿前外侧，外踝尖上 8 寸，距胫骨前缘 2 横指；阴陵泉穴位于小腿内侧，当胫骨内侧髁后下方凹陷处。

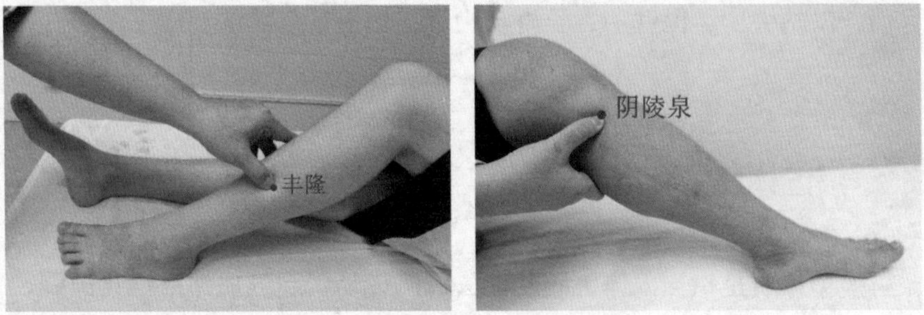

3. 操作：用大拇指按揉丰隆、阴陵泉穴，两侧穴位可同时操作，以有酸胀感为度。每次按揉 5~10 分钟，每日 1 次，10 天 1 个疗程。

（四）精神保健

如果经常处于忧思的状态下，很有可能会导致忧虑伤脾情况的发生，造成脾胃不运、消化不良，加重痰湿体质。要做到不忧伤，多与人沟通、交流，培养广泛的兴趣爱好，开阔眼界。

（五）生活保健

不宜居住在潮湿的环境里；在阴雨季节，避免淋雨，要注意湿邪的侵袭。嗜睡者应逐渐减少睡眠时间，多进行户外活动，使得身体机能活跃起来。平时定期检查血糖、血压、血脂。

（六）运动保健

这类体质的人一般不爱运动，越是不动，身体越懒，越会形成恶性循环，所以必须强迫自己动起来。最好能长期坚持体育锻炼，快走、慢跑、球类运动、游泳、武术、八段锦、五禽戏以及各种舞蹈，均可选择。活动量应逐渐增强，让疏松的皮肉逐渐转变成结实、致密的肌肉。气功方面，以站桩功、保健功、长寿功为宜，加强运气功法。

附 痰湿体质的介绍

痰湿体质是指当人体脏腑功能失调时，易引起气血津液运化失调，水湿停聚，聚湿成痰而成痰湿内蕴表现。

一、痰湿体质总体特征：痰湿凝聚，以形体肥胖、腹部肥满、口黏苔腻等表现为主要特征。

二、痰湿体质形体特征：体形肥胖，腹部肥满而松软，四肢浮肿。

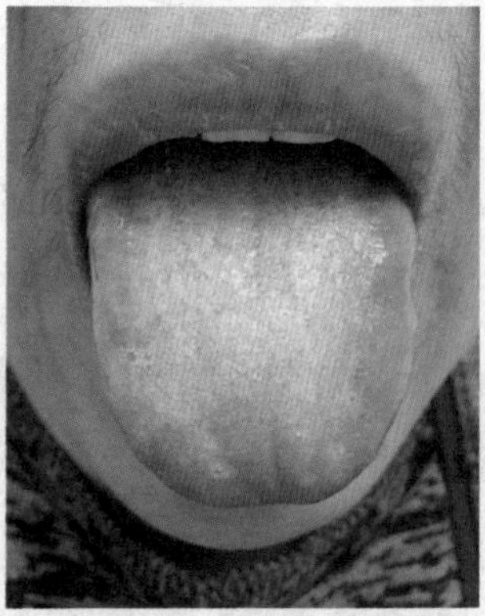

三、痰湿体质舌苔特征：舌体胖大，苔滑腻，舌边常有齿印成排。

四、痰湿体质形成的原因：

（一）先天遗传，如高血糖、高血压、高血脂与痰浊有关，但有明显的家族遗传倾向。

（二）长期口味偏咸，吃盐太多是促

生和加重痰湿体质一个非常重要的因素。

（三）年轻的时候吃太多冰冻寒凉的东西，损伤脾胃运化功能，影响水湿运化，亦可导致痰湿体质。

（四）长期熬夜，影响胆气疏泄。胆气伤则初生之阳损，阳损则水湿不化，而生痰生湿。

（五）缺乏运动，适量运动能化痰通络，化浊利湿。

（六）久居湿地，长期生活于阴冷、潮湿环境中，易导致痰湿体质。

五、痰湿体质心理特征：性格偏温和，稳重恭谦，和达，多善于忍耐。

六、痰湿体质发病倾向：

（一）易患肥胖、高血压、高脂血症、痛风、中风、心肌梗死、脂肪肝等病。

（二）囊肿型痤疮。

（三）月经不调。

（四）慢性咽喉炎。

（五）痰湿体质容易和抑郁症相伴而生。因此，容易得抑郁症。

七、痰湿体质对外界环境适应能力：对梅雨季节及潮湿环境的适应能力差。

第五节 | 气郁体质的养生保健方案

——心情舒畅笑开颜

（一）饮食保健

原则：饮食上宜多吃一些具有疏肝行气、顺气作用的食物。忌食辛辣、咖啡、浓茶等刺激品，少食肥甘厚味的食物。

1. 适宜的食物

水果类：橙子、柑橘、山楂等。

蔬菜类：佛手、大蒜、金针菜、蘑菇、洋葱、香菜、豆芽、生姜、芹菜等。

禽肉水产类：乌鸡、海参、鲫鱼、牡蛎等。

2. 忌食或少食

水果类：石榴、青梅、杨梅、草莓、阳桃、乌梅、酸枣、李子、柠檬等。

蔬菜类：泡菜、辣椒等。

禽肉水产类：狗肉、羊肉、蛇、虾等。

（二）中药保健

宜选用香附、木香、乌药、川楝子、小茴香、青皮、陈皮、柴胡、郁金、佛手、香橼、玫瑰花等疏肝理气解郁的药材。若气郁引起血瘀，应配活血化瘀药。

（三）穴位保健

1. 选穴：膻中、太冲穴。

2. 定位：膻中穴位于胸部，当前正中线上，平第四肋间，相当于两乳头连线的中点；太冲穴位于足背，第一、第二跖骨结合部之前凹陷中。

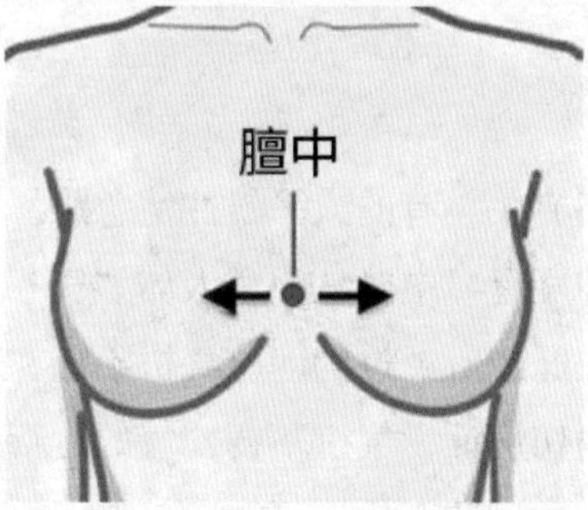

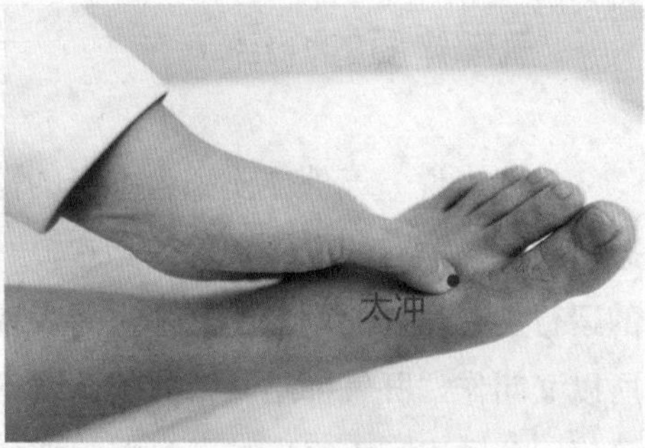

3. 操作：用大拇指按揉膻中和太冲穴，以有酸胀感为度。每次按揉 5~10 分钟，每日 1 次，10 天 1 个疗程。

（四）精神保健

忧思郁怒、精神苦闷是导致气血郁结的原因所在。气郁体质者性格多内向，缺乏与外界的沟通，情志不达时精神便处于抑郁状态。所以，气郁体质者的养生法重在心理和精神调养。可通过以下方式进行精神调摄，如多参加社会活动、集体文娱活动，包括多与人沟通交流，多看喜剧和具有激励意义的电影、电视，多听轻快愉悦的音乐等。同时，保持胸襟开阔，不患得患失，知足常乐。

（五）生活保健

肝气郁结者居室应避免强烈光线刺激，室内温度宜适中。注意劳逸结合，早睡早起，保证有充足的睡眠时间。

（六）运动保健

多参加体育锻炼及旅游活动。既能增强体质，又能愉悦身心。气功方面，以强壮功、保健功、动桩功为宜，着重锻炼呼吸吐纳功法，以开导欲滞之气。

附 气郁体质的介绍

一般来说，气郁体质和人本身的性格有关，有的人平素性情急躁易怒，易激动；有的人经常郁郁寡欢，疑神疑鬼。中医认为，人体“气”的运行主要靠肝的调节，气郁主要表现在肝经所经过的部位气机不畅，所以又叫作“肝气郁结”。气郁，属于内伤病证，气机不畅，气的运行障碍，蕴结聚积不得发越，机能阻滞的一种病理变化，可继发气滞、血瘀、湿郁、痰郁、食郁等病证。

一、气郁体质总体特征：气机郁滞，以神情抑郁、忧虑脆弱等气郁表现为主要特征。多数形体消瘦，面色苍暗或萎黄，平素性情急躁易怒，易于激动，或忧郁寡欢，胸闷不舒，舌淡红，苔白，脉弦。

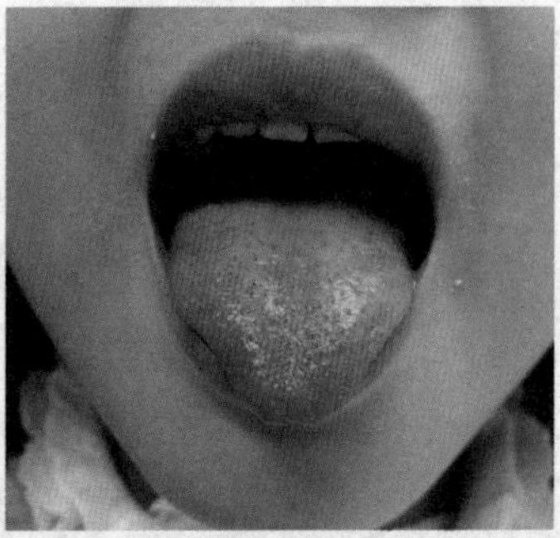

二、气郁体质形体特征：多数偏瘦弱。

三、气郁体质舌苔特征：舌头较瘦，舌质边尖红，中央苔白，或舌苔呈黄色。

四、气郁体质形成的原因：

（一）先天禀赋，与遗传有关系。

（二）生活节奏快，工作压力大。

（三）幼年时期曾经经历过比较大

的生活事件，如父母离异、父母早亡、寄人篱下、自信心受过严重打击等。

（四）过度要求完美，忧思过度，长期的忧虑造成气郁。

五、气郁体质心理特征：郁闷、不开心、经常叹气、内向、不爱说话和内心特敏感。

六、气郁体质的发病倾向：

（一）抑郁症。

（二）狂躁症。

（三）睡眠障碍。

（四）胸痛和肋间神经痛，以胀痛为主。

（五）经前期紧张综合征。

（六）乳腺增生、乳腺炎。

（七）月经不调、月经周期紊乱、痛经。

（八）慢性咽喉炎、梅核气。

（九）甲亢。

（十）偏头痛。

（十一）更年期综合征。

七、气郁体质对外界环境适应能力：对精神刺激适应能力较差；不适应阴雨天气。

第六节 | 湿热体质的养生保健方案

——清热利湿身清爽

（一）饮食保健

原则：饮食宜清淡祛湿，多吃祛湿的食物，多喝水。忌食辛辣燥烈、大热大补、肥甘厚腻的食物，特别要戒除烟酒。

1. 适宜的食物

水果类：西瓜、火龙果、香蕉、猕猴桃、柿子等。

蔬菜类：黄瓜、冬瓜、西洋菜、苦瓜、空心菜、苋菜、马蹄、白菜、丝瓜、葫芦、莲藕等。

禽肉水产类：鸭肉、鲫鱼、鲤鱼、田螺、牡蛎、蚌类等。

2. 忌食或少食

水果类：荔枝、榴梿、龙眼、杧果等。

蔬菜类：韭菜、生姜、芫荽、辣椒、胡椒、花椒等。

禽肉水产类：牛肉、羊肉、狗肉、鹿肉、虾等。

（二）中药保健

适宜选用薏米、土茯苓、赤小豆、木棉花、车前草、溪黄草、鸡骨草、野菊花、玉米须、淡竹叶、扁豆花、茵陈、布渣叶等。

（三）穴位保健

1. 选穴：阴陵泉、三阴交穴。

2. 定位：阴陵泉穴位于小腿内侧，当胫骨内侧髁后下方凹陷处；三阴交穴位于小腿内侧，当足内踝尖上 3 寸，胫骨内侧缘后方。

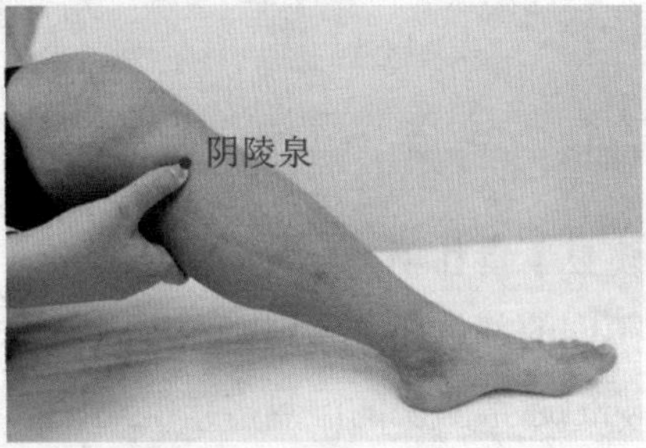

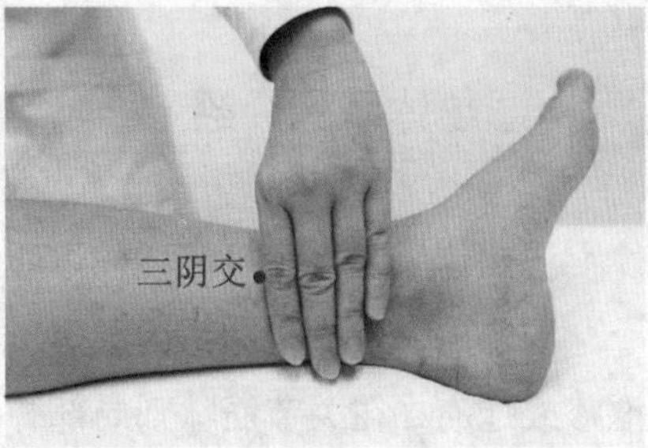

3. 操作：用大拇指按揉阴陵泉和三阴交穴，两侧穴位可同时操作，以有酸胀感为度。每次按揉 5~10 分钟，每日 1 次，10 天 1 个疗程。

（四）精神保健

五志过极，皆可化火，情绪过激耗血伤阴，或助火生热，从而会加重湿热体质中热邪的偏颇，故应注意心理的自我调适。出现不良情绪时，根据情况分别采用节制、疏泄、转移等不同的方法，使不良情绪得到化解或释放，达到心理平衡，提升心理素质。

（五）生活保健

避免居住在低洼潮湿的地方，居住环境宜干燥、通风。盛夏暑湿较重的季节，不要熬夜或过于劳累，必须保持充足而有规律的睡眠。

（六）运动保健

适合做有强度、有一定运动量的锻炼，可消耗体内多余的热量，排泄多余的水分，达到清热除湿的目的。跑步、爬山、打球都很适合湿热体质。

附 湿热体质的介绍

湿热体质是一个过渡性的体质（多见于青壮年）。

湿热的一般表现为：因湿热所在不同的部位而有差别，在皮肉则为湿疹或疔疱；在关节筋脉则局部肿痛。但通常所说的湿热多指湿热深入脏腑，特别是脾胃的湿热，可见脘闷腹满、恶心厌食、尿短赤、脉濡数；其他如肝胆湿热表现为肝区胀痛，口苦食欲差，或身目发黄，或发热怕冷交替，脉弦数；膀胱湿热见尿频、尿急，尿涩少而痛，色黄浊；大肠湿热见腹痛腹泻，甚至里急后重，泻下脓血便，肛门灼热，口渴。

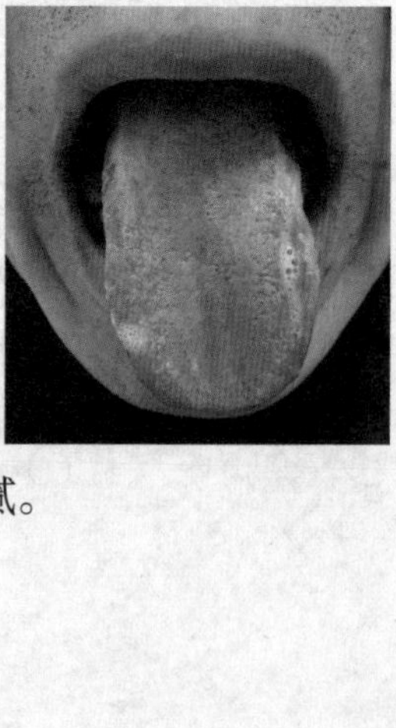

一、湿热体质总体特征：面垢油光，多有痤疮粉刺；常感口干口苦，眼睛红赤，心烦懈怠，身重困倦，小便赤短，大便燥结或黏滞。男性多有阴囊潮湿、瘙痒，女性常有带下增多、色黄、有异味等症。

二、湿热体质形体特征：形体偏胖居多。

三、湿热体质舌苔特征：舌质偏红，舌苔黄腻。

四、湿热体质形成的原因：

（一）先天禀赋，与遗传有关。

（二）嗜烟酒。烟性辛热，酒为熟谷之液，常吸常饮则会酿湿生热。

（三）滋补不当，过食肥甘辛热食物是导致湿热体质形成的主要原因。

（四）长期情绪压抑，气机郁滞。气滞日久会化火，还会引起津液代谢障碍，日久形成湿热体质。

（五）长期处于潮湿闷热的环境下，日久脾胃受困，容易形成或加重湿热体质。

（六）经常熬夜，亦可导致湿热体质。

五、湿热体质心理特征：性情急躁、容易发怒。

六、湿热体质发病倾向：

（一）脂溢性脱发。

（二）泌尿道感染：膀胱炎、尿道炎、肾盂肾炎。

（三）容易出现筋骨肌肉的疲劳，易腰酸背痛，浑身疼得难受。

（四）皮肤特别容易生脓肿疮疡，容易得癣症：皮癣、脚癣、体癣。

（五）肝胆的感染性疾患，如肝炎、黄疸。

（六）带下病（白带色深黄、赤、青、绿，质黏稠，有臭味）。

（七）体味大、汗味大。

七、湿热体质对外界环境适应能力：不能耐受湿、热环境，较难适应湿热交蒸的气候。

第七节 | 血瘀体质的养生保健方案

——维护血管人长寿

（一）饮食保健

原则：适宜食用具有活血化瘀、行气解郁的食物。忌食肥甘厚味、寒凉冰冻的食物。

1. 宜选用的食物

水果类：山楂、橙子、柚子、金橘、胡桃等。

蔬菜类：韭菜、洋葱、大蒜、生姜、黑木耳、油菜、紫皮茄子、菇类、黄花菜、菠菜、芹菜等。

禽肉水产类：猪肉、羊肉、鸡肉、海蜇等。

2. 忌食或少食

水果类：乌梅、柿子、石榴等。

蔬菜类：苦瓜、冬瓜等。

禽肉水产类：鸭肉、蟹等。

（二）中药保健

宜选用：柴胡、香附、丹参、红花、桃仁、鸡血藤、川芎、当归、五加皮、续断、三七、银杏叶等。

（三）穴位保健

1. 选穴：血海穴。

2. 定位：屈膝，在大腿内侧，髌底内侧端上 2 寸，当股四头肌内侧头的隆起处。

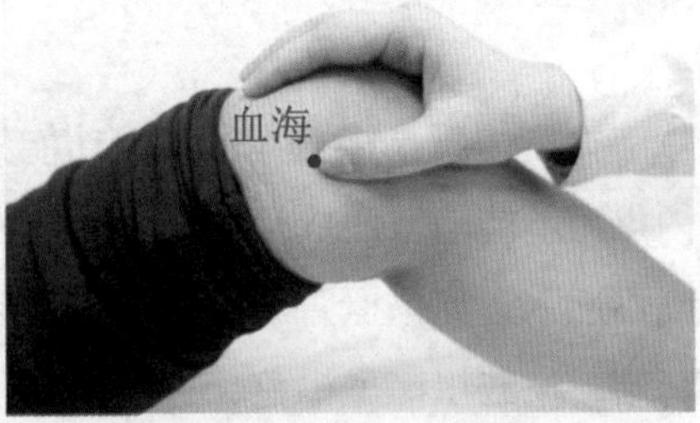

3. 操作：用大拇指按揉血海穴，两侧穴位可同时操作，以有酸胀感为度。每次按揉 5~10 分钟，每日 1 次，10 天 1 个疗程。

（四）精神保健

血瘀体质之人在精神调养上，要注意培养乐观的情绪。精神愉快则气血和畅，有利于血瘀体质的改善。反之，此种体质者若陷入苦闷、忧郁情绪中则会加重血瘀倾向。保持心情的舒适顺畅对血瘀体质者的身体十分有益。

（五）生活保健

起居作息有规律，不要熬夜，保证良好睡眠。居室环境要温暖舒适，要避免寒冷刺激。培养良好的生活习惯，不宜久坐，注意动静结合，不可贪图安逸，以免加重气血瘀滞。

（六）运动保健

多做一些有益于心脏血脉的活动，如各种舞蹈、跑步、游泳、太极拳、八段锦、动桩功、长寿功、内养操、保健按摩术等。总体来说，以全身各部分都能活动，助气血运行为原则。

附 血瘀体质的介绍

血瘀体质是指当人体脏腑功能失调时，易出现体内血液运行不畅或内出血不能消散而成瘀血内阻的体质。中医有一句话是“通则不痛，痛则不通”，如果血管瘀阻不通，就会出现一些瘀阻问题，常表现为面色晦暗，皮肤粗糙呈褐色，色素沉着，或有紫斑，眼眶经常暗黑，口唇暗淡，舌质青紫或有瘀点，脉细涩。

一、血瘀体质总体特征：血行不畅，以肤色晦暗、舌质紫暗等表现为主要特征。

二、血瘀体质形体特征：胖瘦均可。

三、血瘀体质舌苔特征：舌质有黯点、片状瘀斑，舌下静脉曲张。

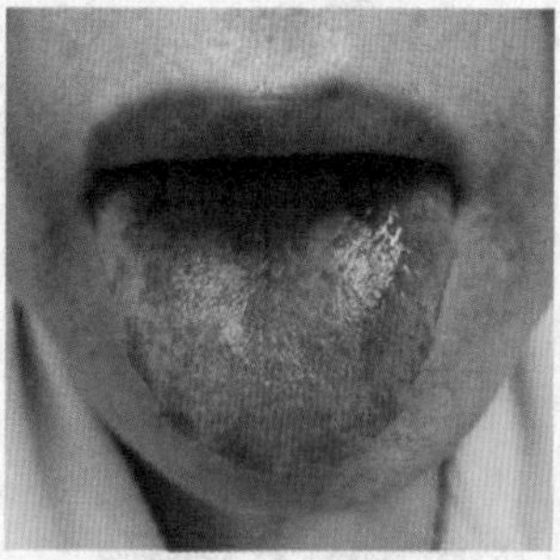

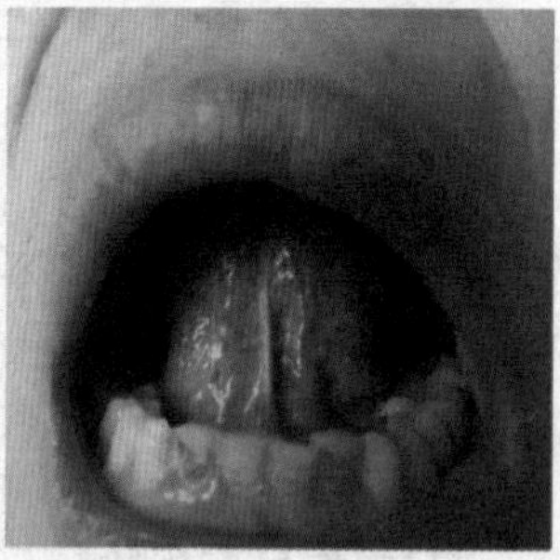

四、血瘀体质形成的原因：

（一）长期服药：加重肝脏的负担，肝脏长期受累。

（二）七情不调：长期抑郁，爱钻牛角尖，容易伤及肝脏，肝脏长期不舒展。

（三）痤疮：常见难以透脓的暗紫小丘疹或结节，痤疮之后的痤疮印（色素沉着）很难消散。

（四）久病不愈：久治不愈，容易使血瘀在微循环系统得到发展，逐渐促生血瘀体质。

（五）身体受到比较严重的创伤：受创伤后，体内会留有难以彻底消融的瘀血，体质就此发生变化，从而促生血瘀体质。

（六）工作生活环境寒冷：血脉遇寒则凝，长期在寒冷的环境中工作生活易生血瘀体质。

五、血瘀体质心理特征：性格内郁，心情不快易烦，急躁健忘。

六、血瘀体质发病倾向：易患症瘕（症：结块有形，固定不移，痛有定处；瘕：结块无常，时聚时散，痛无定处）及血证。

七、血瘀体质对外界环境适应能力：不耐受风邪、寒邪。

第八节 | 特禀体质的养生保健方案

——清淡饮食免烦扰

（一）饮食保健

原则：饮食宜清淡、均衡，粗细搭配适当，荤素配伍合理；不宜食用腥膻发物及含易致敏物质的食物。

忌食或少食

蔬菜类：荞麦、蚕豆、茄子、辣椒等。
禽肉水产类：牛肉、羊肉、鹅肉、鲤鱼、虾、蟹、鳖等。
其他：烟、酒、浓茶、咖啡等。

（二）中药保健

经常吃些灵芝可以起到一定的预防过敏的作用。适当食用益气健脾、祛风解表、清热凉血的中药，如人参、黄芪、党参、白术、山药、红枣、甘草、防风、菊花、薄荷、金银花、蒲公英、紫花地丁、马齿苋、玄参、生地黄、赤芍、紫草、藿香、佩兰、茯苓、薏米等。

（三）穴位保健

1. 选穴：尺泽、章门、血海穴。

2. 定位：尺泽穴位于手臂肘部，取穴时先将手臂上举，在手臂内侧中央处有粗腱，腱的外侧即是；章门穴位于人体的侧腹部，当第 11 肋游离端的下方；血海穴位于髌骨上 2 寸的大腿内侧缘。

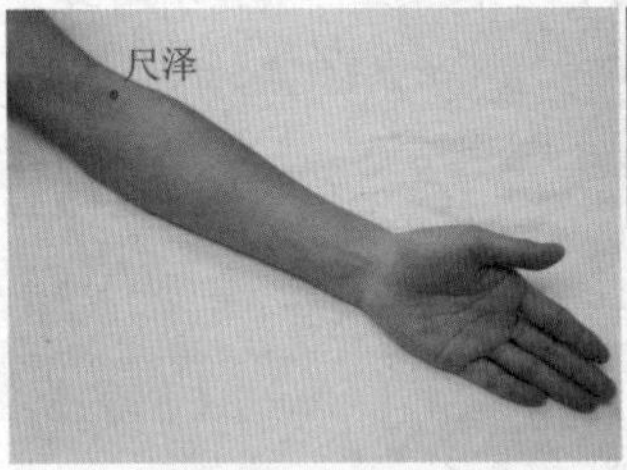

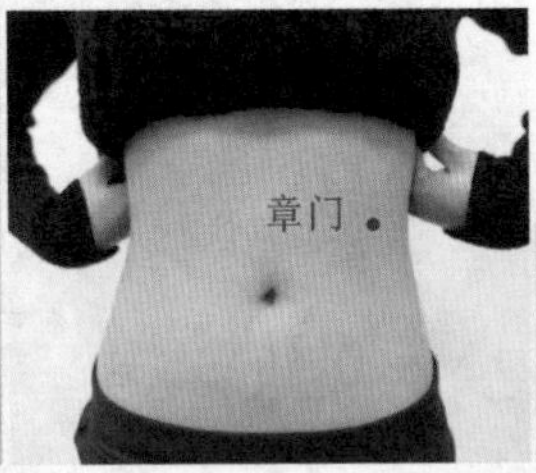

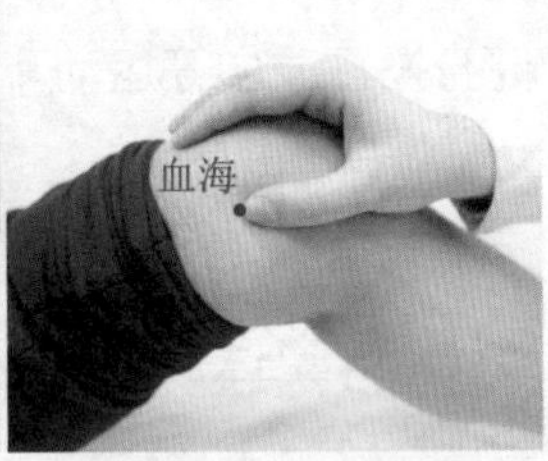

3. 操作：尺泽穴，用拇指或者食指揉按穴位，或者点压穴位 10~15 分钟。章门穴，用大拇指、食指直下掌根处像鱼一样的肉厚处部位，即鱼际，揉按穴位，以有胀痛感为度；左右两侧穴位，每次大约揉按 1~3 分钟，也可以两侧穴位同时按揉。血海穴，以手指的指腹部位按压，每天坚持点揉两侧血海穴 3 分钟，力量不宜太大，能感到穴位处有酸胀感即可，要以轻柔为原则。

（四）精神保健

把自我的防护看作日常生活的一部分，积极寻求解决问题的办法和途径，多与人交往，心胸宽阔，有包容心，保持乐观向上的生活状态。必要时主动告诉别人自己的禁忌，赢得他人的理解和帮助。

（五）生活保健

被褥床单要经常洗晒，可防止对尘螨过敏，要注意保持居室通风和卫生。不宜养宠物，以免对动物皮毛过敏。注意防寒保暖，保证良好的作息习惯，保证睡眠充足，精力充沛，增强自身免疫力和提高对周围环境的适应能力。

（六）运动保健

结合特禀体质人群容易发生过敏反应的体质特点，在过敏源不明确的情况下，应尽量少在或不在户外运动；同时也要避免长时间在花粉、柳絮飘飞的地方活动，以免发生过敏反应。可在室内进行如健身气功、健身操、瑜伽等运动。

附　特禀体质的介绍

特禀体质有多种表现，比如有的人即使不感冒也经常鼻塞、打喷嚏、流鼻涕，容易患哮喘，容易对药物、食物、气味、花粉、季节过敏；有的人皮肤容易起荨麻疹，皮肤常因过敏出现紫红色瘀点、瘀斑，皮肤常一抓就红，与西医所说的过敏体质有些相像。

一、特禀体质总体特征：先天失常，以生理缺陷、过敏反应等为主要特征。

二、特禀体质形体特征：先天禀赋异常者或有畸形，或有生理缺陷。

三、特禀体质舌苔特征：舌象呈多样性、多变。

四、特禀体质形成的原因：孩子出生之前，在母体内会遗传到父母双方的一些特征，表现为较一般人差一点的体质，它包括三种：

第一种是过敏体质，有过敏性鼻炎、过敏性哮喘、过敏性紫癜、湿疹、荨麻疹等过敏性疾病的人大多都属于这一类。

第二种是遗传病体质，即有家族遗传病或者是先天性疾病，这一类大多很难治愈。

第三种是胎传体质，即母亲在妊娠期间所受的不良影响遗传给胎儿所造成的一种体质。

五、特禀体质心理特征：因禀质特异情况而不同。

六、特禀体质发病倾向：过敏体质者易药物过敏，易患花粉病症；

遗传疾病体质易患血友病、先天愚型及中医所称的“五迟”“五软”“解颅”等。

七、特禀体质对外界环境适应能力：适应能力差，易引发宿疾。

第九节 | 平和体质的养生保健方案

——均衡饮食保平安

（一）饮食保健

原则：养生保健宜饮食调理而不宜药补，因为阴阳平和，不需要用药物纠正阴阳之偏，如果用药物补益反而容易破坏阴阳平衡。因此，要“谨和五味”，不宜有偏嗜。

1. 适宜的食物

平和体质的饮食调养关键在于膳食平衡，饮食宜食物多样化，粗细粮食合理搭配，多吃五谷杂粮、蔬菜瓜果。推荐每天“七个一”养生法：

（1）一荤：提供优质蛋白（如蛋、鱼、肉、奶等）

荤类食物含丰富的蛋白质，和蔬菜搭配，除了充分利用蛋白质和荤素互补作用外，还可以得到丰富的维生素和无机盐，荤素搭配还能调整食物的酸碱平衡，有利于身体健康。

（2）一素：提供丰富的维生素、膳食纤维、矿物质（如蔬菜类）

蔬菜是人们日常饮食中必不可少的食物之一，可提供人体所必需的多种维生素和矿物质。

（3）一菇：提高机体免疫功能（如香菇类）

《神农本草》中早就有服食菌类可以“增智慧”“益智开心”的记

载。现代医学认为，菇类含有丰富的精氨酸和赖氨酸等，常吃可健体益智，适合大多数人群。

（4）一豆：提供丰富的植物蛋白，增加身体免疫力（如黄豆、黑豆、青豆、红豆等）

民间自古就有“每天吃豆三钱，何需服药连年”的谚语。

（5）一茶：提供丰富的维生素、茶多酚、氨基酸等（如绿茶、红茶、普洱茶等）

茶有增强人体的免疫能力、除烦恼、增强思维能力、帮助消化、去油腻等功效，既可养生，又可一饱口福。

（6）一（粗）杂粮：提供纤维素与矿物质及丰富的微量元素（如麦子、红薯、玉米等）

《黄帝内经·素问》中就提出了“五谷为养，五果为助，五畜为益，五菜为充，气味合而服之，以补精益气”的饮食调养的原则，同时也说明了五谷杂粮在饮食中的主导地位，属于膳食宝塔的底层，是饮食的基础、健康的基石。

（7）一水果：含有大量的膳食纤维、维生素等（如香蕉、苹果、橘子、红枣、龙眼等）

民间有“一日一苹果，医生远离我”之说。

饮食还应当有较为固定的时间，按照中国传统进食方法是一日三餐，早餐吃好，午餐吃饱，晚餐吃少，长期保持按时进餐对身体大有好处。进食时应当缓和从容，细嚼慢咽。另外，进食的环境应当宁静整洁、气氛轻松愉快，这些都有利于食物的消化和吸收。进食之后，可以做一些调理，如食后散步、食后摩腹、食后漱口，长期坚持也可益脾健胃。依据名医张景岳“春应肝而养生，夏应心而养长，长夏应脾而变化，秋应肺而养收，冬应肾而养藏”的养生理念，平和体质的人宜遵循不同季节的养生原则。

2. 忌食或少食

少食过于油腻及辛辣食品。其次，酸、苦、甘、辛、咸搭配应当兼顾，饮食口味调和不可偏嗜。另外，过饥、过饱、过生、过冷、过热、不洁饮食均不适宜，要讲究冷热适中，过分偏嗜寒热饮食，可导致人体阴阳失调而发生病变。

（二）穴位保健

1. 选穴：涌泉、足三里穴。

2. 定位：涌泉穴位于足底部，卷足时足前部凹陷处，约当足底第二、第三跖趾缝纹头端与足跟连线的前 1/3 与后 2/3 交点上；足三里穴位于小腿前外侧，当犊鼻下 3 寸，距胫骨前缘 1 横指处。

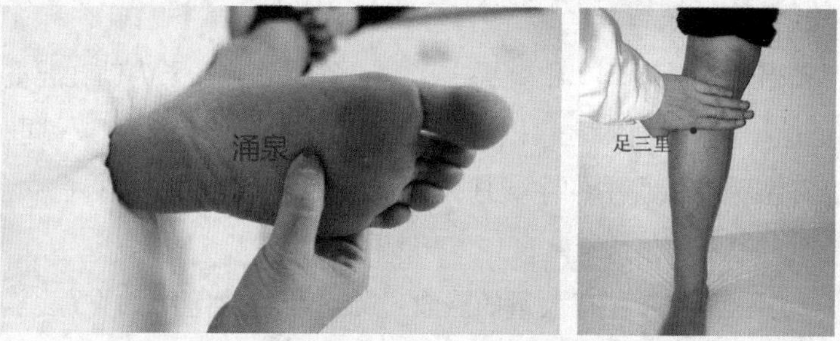

3. 操作：用大拇指或中指指腹按压穴位，做轻柔缓和的环旋活动，以穴位感到酸胀为度。按揉 2~3 分钟，每天操作 1~2 次。

（三）精神保健

宜保持平和的心态。可根据个人爱好，通过弹琴、下棋、书法、绘画、听音乐、阅读、旅游、种植花草等放松心情。

（四）生活保健

生活起居规律，睡眠要充足，劳逸相结合，穿戴求自然。

（五）运动保健

平和体质要形成良好的运动健身习惯，日常可根据个人爱好、自己的年龄、身体健康情况和耐受程度来选择运动健身项目（如在体质上升期：0~28 岁可参加体育锻炼，如羽毛球、乒乓球、马拉松、游泳等活动；体质下降期：28~49 岁就不要参加竞技项目的运动了，进行体质锻炼；到老年体质衰退期：49 岁后就要进行功能锻炼，保持功能正常）。要做到适可而止，坚持运动，切忌过量运动。

附 平和体质的介绍

“身体倍儿棒，吃也嘛嘛香”，再加上睡眠好、性格开朗、社会和自然适应能力强，就是典型的平和体质。平和体质又叫作“平和质”，是最让人羡慕、最健康的体质！拥有这种体质的原因一般是先天禀赋良好，后天调养得当。平和体质是以体态适中、面色红润、精力充沛、脏腑功能状态强健壮实为主要特征的一种中医体质养生状态。所占人群比例约为 32.75%，也就是 1/3 左右。男性多于女性，且年龄越大，平和体质的人越少。

一、平和体质总体特征：阴阳气血调和，以体态适中、面色红润、精力充沛等为主要特征。

二、平和体质形体特征：体形匀称健壮。常见表现为面色、肤色润泽，头发稠密有光泽，目光有神，鼻色明润，嗅觉通利，唇色红润，不易疲劳，精力充沛，耐受寒热，睡眠良好，胃纳佳，二便正常，脉和缓有力。

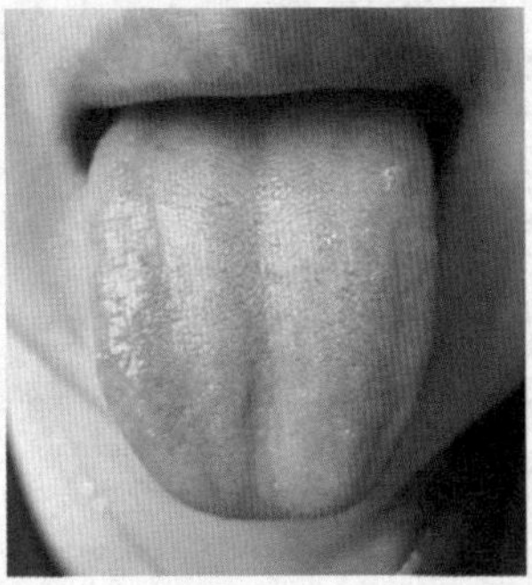

三、平和体质舌苔特征：六个字——“淡红舌，薄白苔”。

四、平和体质心理特征：情绪稳定，性格随和开朗，遇到困难和挫折，很容易开解自己。

五、平和体质发病倾向：平素患病较少。

六、平和体质对外界环境适应能力：对自然环境和社会环境适应能力较强。

参考文献

［1］吕桂兰，战文翔．方剂学［M］．北京：中国中医药出版社，2010.

［2］曹建春，闫剑坤，郑硕．体质与饮食［M］．北京：金盾出版社，2012.

［3］程金生，陈文滨．客家图鉴及民间验方［M］．北京：中国医药科技出版社，2016.

［4］健康中国名家论坛编委会．黄帝内经体质食疗养生经［M］．长春：吉林出版集团有限责任公司，2012.

［5］杨志敏．每日一膳——秋令节气养生篇［M］．广州：广东科技出版社，2017.

［6］宋敬东．《黄帝内经》和《本草纲目》中的养生经［M］．天津：天津科学技术出版社，2017.

［7］孙宏伟．健康方略——体质与饮食［M］．北京：中国中医药出版社，2013.

［8］彭炜．社区中医诊疗实用教程［M］．北京：人民卫生出版社，2006.

[9] 刘长喜 . 生态养生诠论：生态养生 1236 健康新法则 [M]. 北京：中国中医药出版社，2011.

[10] 张俊莉 .《本草纲目》对症养生饮食宜忌大全 [M]. 西安：西安交通大学出版社，2016.

[11] 谢宇霞. 体质养生攻略：不同体质人群的保健养生 [M]. 北京：中国中医药出版社，2015.

[12] 北京电视台《养生堂》栏目组 . 养生堂之养生厨房 2 [M]. 北京：化学工业出版社，2017.

[13] 谭兴贵 . 中医药膳学 [M]. 北京：中国中医药出版社，2003.

后 记

“医理万千，莫衷一是”，在每日的辨证施膳过程中，稍有不慎恐有“害人”之嫌。因此《养生药膳自己开》完稿后，我的心情并未随着书稿的即将付梓而放松，这只是开始。

中医强调防大于治，药膳养生必将成为一大特色。对于不健康或亚健康的人们而言，与其每天重复吃药、看病，痛苦生活，不如在日常生活当中做好规划，先读懂自己的身体，再掌握一些简单易行、实用有效的药膳养生知识，当自己的健康顾问。《养生药膳自己开》一书中所介绍的养生药膳贴近生活，普通的食材与平常的几味中药合理搭配，便成了“治未病”的家常膳食，如此既可以不辜负美食，又可以用最简单、最自然的方式享受健康，这是书上所要阐释的药膳养生理念。

“三人行，必有我师焉。”本书在撰写编辑过程当中，得到了我的恩师——国医大师李佃贵的悉心指导与大力支持，恩师还亲自为本书作序，另外国医大师李佃贵学术传承人刘小发老师亲自为此书审稿。恩师、同行的关注、参与与付出，让我十分的感动，在此一并致以我最真诚的谢意！

本书参考著作较多，重点参考的相关专著均列入参考文献项下。由于时间匆忙，水平有限，挂一漏万，书中难免会有纰漏，与尽善尽美还有差距，敬请专家学者和广大读者大力批评斧正，以便再版时修订提高。

是为后记。

陈文滨

2018 年 8 月